Tiefe Hirnstimulation

Tiefe Hirnstimulation

Grundlagen, Indikationen, Verfahren

Herausgegeben von
Jürgen Voges und Lars Timmermann

DE GRUYTER

Herausgeber
Prof. Dr. med. Jürgen Voges
Universitätsklinik für Stereotaktische Neurochirurgie
Leibniz Institut für Neurobiologie
Otto-von Guericke-Universität
Magdeburg

Prof. Dr. med. Lars Timmermann
Klinik und Poliklinik für Neurologie
Universitätsklinikum Gießen und Marburg GmbH
Philipps-Universität
Marburg

ISBN: 978-3-11-045876-3
e-ISBN (PDF): 978-3-11-045971-5
e-ISBN (EPUB): 978-3-11-045896-1

Library of Congress Cataloging-in-Publication data
A CIP catalog record for this book has been applied for at the Library of Congress.

Bibliografische Information der Deutschen Nationalbibliothek
Die Deutsche Nationalbibliothek verzeichnet diese Publikation in der Deutschen
Nationalbibliographie; detaillierte bibliografische Daten sind im Internet
über http://dnb.d-nb.de abrufbar.

© 2017 Walter de Gruyter GmbH, Berlin/Boston
Einbandabbildung: yodiyim/iStock/Thinkstock
Satz: Meta Systems Publishing & Printservices GmbH, Wustermark
Druck und Bindung: CPI Books GmbH, Leck
♾ Gedruckt auf säurefreiem Papier
Printed in Germany

www.degruyter.com

Vorwort

Die Tiefe Hirnstimulation (THS) wird seit 30 Jahren überwiegend zur Behandlung von Patienten mit Bewegungsstörungen (M. Parkinson, Tremor, primäre generalisierte oder segmentale Dystonie) eingesetzt. Bei Drucklegung dieses Buches waren weltweit für diese Indikationen etwa 130.000 THS-Systeme implantiert worden. Weiterhin wurden zusätzlich schätzungsweise bisher 3.500–4.000 Patienten mit anderen neuropsychiatrischen Erkrankungen im Rahmen klinischer Studien behandelt. Aufgrund der guten Studienlage ist die THS inzwischen fester Bestandteil von Leitlinien zur Diagnostik und Therapie der hier genannten Bewegungsstörungen. Die Etablierung dieser Methode ist nicht zuletzt das Ergebnis einer über viele Jahre guten und gedeihlichen Zusammenarbeit von Neurochirurgen und Neurologen die sich nach wie vor auch außerhalb von klinischen Studien jeden Tag in THS-Zentren abbildet.

Über die vergangenen Jahre wurde immer wieder von interessierten Ärztinnen und Ärzten verschiedener Fachdisziplinen, aber auch von Studierenden, Pflegepersonal oder Physiotherapeutinnen und -therapeuten die Frage gestellt, wo denn in vergleichsweise allgemeinverständlicher und komprimierter Form das Hintergrundwissen zu „stereotaktischer Neurochirurgie" bzw. „Tiefer Hirnstimulation" oder den damit behandelten Erkrankungen nachzulesen sei. Als Antwort konnte nur auf englischsprachige Literatur, sehr ausführliche Fachbücher und eine Vielzahl von Übersichtsarbeiten verwiesen werden, die nur Einzelaspekte der komplexen Thematik abbildeten, so dass sich Interessierte den kompakten Überblick immer selbst erarbeiten mussten. Dies war die eigentliche Motivation für dieses Buch, in dem sämtliche Bereiche, die nach Ansicht der Herausgeber relevant für die Thematik sind, so dargestellt werden, das nur wenige oder keine fachspezifischen Vorkenntnisse erforderlich sind. Wir hoffen, dass dieses Buch damit die bisher bestehende Fortbildungslücke ausfüllen wird und damit hilft die Behandlung unserer Patienten mit Tiefer Hirnstimulation zu verbessern.

https://doi.org/10.1515/9783110459715-202

Inhalt

E Elektrophysiologie – intraoperatives Monitoring

F Komplikationen

I Ausblick

Autorenverzeichnis

Dr. Michael Barbe
Klinik und Poliklinik für Neurologie
Uniklinik Köln
Kerpener Straße 62
50937 Köln

Dr. Lars Büntjen
Universitätsklinik für Stereotaktische Neuro-
chirurgie
Otto-von-Guericke-Universität
Leipziger Straße 44
39120 Magdeburg

Dr. Haidar Salimi Dafsari
Klinik und Poliklinik für Neurologie
Uniklinik Köln
Kerpener Straße 62
50937 Köln

Dr. Dipl.-Biomath. Judith Dams
Institut für Gesundheitsökonomie und
Versorgungsforschung
Universitätsklinikum Hamburg-Eppendorf
Martinistraße 52
20246 Hamburg

Dr. Matthias Deliano
Leibniz Institute for Neurobiology
Brenneckestraße 6
39118 Magdeburg

Till A. Dembek
Klinik und Poliklinik für Neurologie
Uniklinik Köln
Kerpener Straße 62
50937 Köln

Prof. Dr. Richard Dodel
Geriatrie-Zentrum Haus Berge
Contilia GmbH
Germaniastraße 3
45356 Essen
Universität Duisburg-Essen
Universitätsstraße 2
45141 Essen

Jun.-Prof. Dr. habil. Esther Florin
Institut für klinische Neurowissenschaften und
medizinische Psychologie
Heinrich-Heine-Universität Düsseldorf
Moorenstraße 5
40225 Düsseldorf

Dr. Imke Galazky
Universitätsklinik für Neurologie
Otto-von-Guericke-Universität
Universtitäsklinikum Magdeburg
Leipziger Straße 44
39120 Magdeburg

Dr. Fabienne Jung
Boston Scientific Medizintechnik GmbH
Daniel-Goldbach-Straße 17
40880 Ratingen

Dr. Franziska Maier
Universitätsklinikum Marburg
Baldingerstraße
35033 Marburg

M. Sc. Carina Oehrn
Klinik und Poliklinik für Neurologie
Universitätsklinikum Gießen und Marburg
Standort Marburg
Baldingerstraße
35043 Marburg

Prof. Dr. Frank W. Ohl
Leibniz Institute for Neurobiology
Brenneckestraße 6
39118 Magdeburg

Dr. Amande Pauls
Klinik und Poliklinik für Neurologie
Uniklinik Köln
Kerpener Straße 62
50937 Köln

Dr. Jens-Peter Reese
Institut für Versorgungsforschung und
klinische Epidemiologie
Koordinierungszentrum für Klinische Studien
(KKS)
Philipps-Universität Marburg
Karl-von-Frisch-Straße 4
35043 Marburg

Dr. Paul Reker
Klinik und Poliklinik für Neurologie
Uniklinik Köln
Kerpener Straße 62
50937 Köln

https://doi.org/10.1515/9783110459715-204

Dr. Sharmili Edwin Thanarajah
Klinik und Poliklinik für Neurologie
Uniklinik Köln
Kerpener Straße 62
50937 Köln

Prof. Dr. Lars Timmermann
Universitätsklinikum Gießen und Marburg
Standort Marburg
Baldingerstraße
35033 Marburg

Prof. Dr. Jürgen Voges
Universitätsklinik für
Stereotaktische Neurochirurgie
Leibniz-Institut für Neurobiologie
Universitätsklinikum Magdeburg
Leipziger Straße 44
39120 Magdeburg

Dipl-Biol. Immo Weber
Klinik und Poliklinik für Neurologie
Universitätsklinikum Gießen und Marburg
Standort Marburg
Baldingerstraße
35033 Marburg

A Stereotaktische Grundlagen

J. Voges

1 Grundlagen

Der Begriff „Stereoaxie" setzt sich aus den beiden griechischen Worten „stereon" (στερεὸν) und „taxis" (τάχισ) zusammen. Dabei wird nach allgemein üblicher Lesart „stereon" mit der Bedeutung „dreidimensional" oder „räumlich" und „taxis" im Sinne von „Platzieren" oder „Ortung" übersetzt und beschreibt dadurch eigentlich ideal die Tatsache, dass mit Hilfe dieser neurochirurgischen Operationsmethode dünne Instrumente präzise innerhalb eines dreidimensionalen Koordinatensystems bewegt und in das Gehirn bis zu einem zuvor definierten Punkt eingebracht werden. Grunert et al. wiesen in einem linguistischen Beitrag darauf hin, dass im Altgriechischen „stereon" mit „fest, kompakt, solide" übersetzt und für das Substantiv „Raum" der Begriff „choron" (χῶρον) verwendet wurde. Die Autoren führten weiterhin aus, dass im antiken Griechenland „stereon" auch als mathematisch-technischer Terminus gebraucht wurde, um dreidimensionale geometrische Festkörper wie z. B. Pyramiden oder Würfel zu kennzeichnen. Im Laufe der Zeit durchlief das Wort „stereon" eine semantische Modifikation und wird aktuell eingesetzt, wenn ganz allgemein etwas als „räumlich" oder „dreidimensional" bezeichnet werden soll [1].

Im Jahr 1908 wurde von Horseley und Clarke das Wort „Stereotaxie" erstmalig in Zusammenhang mit einem rahmenbasierten Zielsystem verwendet, das sie für tierexperimentelle Untersuchungen am Gehirn von Primaten entwickelt hatten. Zielpunkte zur präzisen Platzierung von kleinen Gewebeläsionen im Zerebellum bzw. tief liegenden Kleinhirnkernen wurden mit Hilfe eines Raumkoordinatensystems über ihren Abstand zu drei orthogonal aufeinander stehenden Ebenen definiert, die sich an externen anatomischen Landmarken orientierten (Horizontalebene: Unterrand der Orbitae und beide äußere Gehörgänge; Frontalebene: orthogonal zur Horizontalebene mit Verlauf durch beide Gehörgänge; Sagittalebene: senkrecht auf den vorgenannten stehend und den Kopf in zwei gleiche Hälften teilend) Der Kopf des Versuchstieres war in einem Rahmen fixiert, an dem wiederum ein beweglicher Bügel mit einer Halterung für Elektroden befestigt war [2].

Angelehnt an diese mechanische Anordnung konstruierte etwa um das Jahr 1918 herum der britische Neuroanatom und Neurophysiologe A. T. Mussen einen stereotaktischen Rahmen, der für eine Anwendung bei Patienten gedacht war. Dieser Rahmen kam möglicherweise deshalb nicht zum Einsatz, da zu dieser Zeit kein Neurochirurg von der Stereotaxie als Operationsmethode und den sich daraus ergebenden therapeutischen Implikationen überzeugt werden konnte [3].

https://doi.org/10.1515/9783110459715-001

Im Jahr 1947 beschrieben der Neurologe E. A. Spiegel und der Chirurg H. T. Wycis in der renommierten Zeitschrift „Science" ein patiententaugliches Stereotaxiesystem, mit dem sie bereits kleinvolumige läsionelle psychochirurgische Eingriffe im medialen Thalamuskern (mediale Thalamotomie) durchführten. Die Autoren konnten dadurch bei gleicher Effektivität die desaströsen Nebenwirkungen der zu dieser Zeit üblicherweise vorgenommenen Leukotomie wie z. B. einen Verlust der emotionalen Schwingungsfähigkeit erheblich reduzieren. Während die erste Version dieses Gerätes noch mit Hilfe eines individuell angepassten Gipsverbandes an die äußere Kopfkontur des Patienten angepasst wurde, sahen verbesserte Versionen dieses Stereotaxiesystems eine starre Fixierung an der Kalottte über Metallstifte vor [4].

Die praktische Umsetzung des stereotaktischen Prinzips setzt voraus, dass räumliche Information mathematisch quantifiziert wird. Dies beinhaltet die Identifikation anatomischer Strukturen mit Hilfe eines stereotaktischen Hirnatlas und/oder hochauflösender 3D-Bildgebung (Computertomographie [CT] und Kernspintomographie [MRT]) bzw. die Darstellung pathologischer Prozesse durch 3D-Bildgebung. Durch Übertragung der bildbasierten Information in ein definiertes Koordinatensystem, können die als Zielregion oder Zielpunkt definierten Strukturen mit chirurgischen Instrumenten punktgenau erreicht werden. Dabei werden verschiedene Koordinatensysteme – Atlas-bezogen, CT- oder MRT-basiert bzw. das Raumkoordinatensystem eines stereotaktischen Zielgerätes – miteinander fusioniert.

Nahezu zeitgleich beschrieben bereits im 17. Jahrhundert die beiden französischen Wissenschaftler Pierre de Fermat und René Descartes, dass mit Hilfe eines Systems, das aus zwei senkrecht aufeinander stehenden Linien besteht (bezeichnet als x-Achse und y-Achse), jeder Punkt innerhalb einer Ebene eindeutig identifiziert werden kann. Durch Definition des Schnittpunktes dieser zwei Linien als „0" können entlang dieser Linien die Koordinatenpaare für einen Punkt als Abstände abgelesen werden. Dieses in Erinnerung an Descartes als „kartesianisch" bezeichnete Koordinatensystem" wurde um die z-Achse erweitert und zur Identifikation von Punkten im 3D-Raum genutzt [5] (Abb. 1.1).

Alternativ dazu kann zur Lokalisation eines Punktes auch ein Polarkoordinatensystem verwendet werden. Bei diesem zweidimensionalen Koordinatensystem wird ein Punkt in einer Ebene durch Abstand und Richtung relativ zu einem Bezugspunkt (Pol) beschrieben. Dabei wird in der Regel der Abstand d. h. der Radius mit r und der Winkel mit Θ oder Ψ bezeichnet. Für die dreidimensionale Erweiterung des Polarkoordinatensystems bieten sich ein zylindrisches Koordinatensystem oder ein sphärisches Koordinatensystem an. Im zuerst genannten Fall wird ein Abstand entlang einer zusätzlichen Z-Achse definiert, die senkrecht auf der Ursprungsebene steht. Bei der zweiten Variante werden zur Beschreibung der Richtung ein Radius und zwei zusätzliche Winkel definiert, die wiederum senkrecht zueinander stehen (Abb. 1.2).

Nahezu alle stereotaktischen Hirnatlanten sowie CT- bzw. MRT-Bilddatensätze verwenden ein kartesianisches Koordinatensystem. Die räumliche Information aus

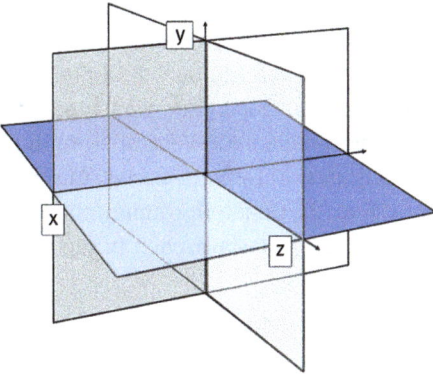

Abb. 1.1: Schematische Darstellung eines sog. „kartesianischen, dreidimensionalen Koordinatensystems (Bezeichnung der drei senkrecht aufeinander stehenden Achsen und der dazu gehörigen Ebenen durch die Buchstaben x, y, und z).

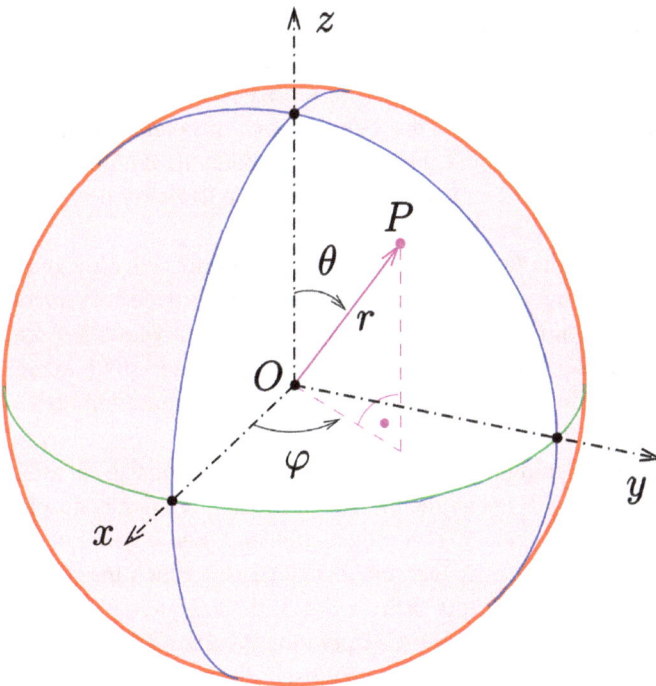

Abb. 1.2: Schematische Darstellung eines polaren Raumkoordinatensystem („Kugelkoordinaten"). Abkürzungen: 0, Nullpunkt des Raumkoordinatensystems; x, y, z, senkrecht aufeinander stehende Achsen bzw. Ebenen; P, Zielpunkt; r, Radius bzw. Abstand des Zielpunktes P von 0; φ, θ, Winkel des Vektors, der den Zielpunkt P mit dem Nullpunkt 0 verbindet relativ zu einer der Raumebenen.

konventionellen Röntgenbildern, zu denen auch die nicht mehr gebräuchlichen Ventrikulographien oder konventionelle Angiographiebilder gehören, ist grundlegend zweidimensional. Für eine 3D-Information ist es erforderlich die Daten aus mindestens zwei Bildern zu integrieren, die das gleiche Objekt aus verschiedenen Perspektiven abbilden. Weiterhin sind dabei Fehlerquellen wie Vergrößerung und Parallaxe zu korrigieren. Stereotaxiesysteme basieren auf einem kartesianischen und/oder polaren Raumkoordinatensystem (s. Kap. 2). Generell können mit Hilfe von Sinus- und Cosinusfunktionen Koordinaten eines kartesianischen in die eines polaren Systems überführt werden und umgekehrt.

1.1 Registrierung – Transformation von Bilddaten in das patienteneigene Koordinatensystem

Die Durchführung stereotaktischer Eingriffe ist ohne die Bildinformation aus verschiedenen neuroradiologischen Untersuchungsverfahren nicht möglich. Somit hat bei stereotaktischen Eingriffen die Verknüpfung zwischen einem Koordinatensystemen, das durch ein bildgebendes Verfahren definiert wird, und dem intraoperativen, stereotaktischen Koordinatensystem eine zentrale Bedeutung. Dieser Vorgang wird „Registrierung" oder „stereotaktische Transformation" genannt. Da – bis auf das wenig verbreitete intraoperative stereotaktische Röntgen oder die kaum noch genutzte Darstellung des Ventrikelsystems des Gehirns nach intraventrikulärer Injektion von Kontrastmittel (Ventrikulographie) – ausschließlich 3D-Bilddatensätze (CT, MRT, PET) genutzt werden, wird im Folgenden nur auf die Registrierung dieser bildgebenden Verfahren eingegangen werden.

Grundsätzlich werden für die Registrierung Marker verwendet, die eine genau definierte räumliche Beziehung zu dem Kopf des Patienten aufweisen und die gleichzeitig durch die Bildgebung visualisiert werden. Prinzipiell wären für eine 3D-Registrierung drei in verschiedenen Ebenen lokalisierte Markerpunkte ausreichend. Theoretisch erhöht sich bei zunehmender Zahl von Markerpunkten die Genauigkeit des Registrierungsprozesses.

Im Falle der klassischen, rahmenbasierten Stereotaxie werden, wie in Abbildung 1.3 exemplarisch dargestellt, am stereotaktischen Grundring Lokalisatorplatten fixiert, in denen Kontrast-gebende Marker eingebettet sind. Bei diesem Beispiel handelt es sich um einen Lokalisator für stereotaktische CT-Untersuchungen. Jede Lokalisatorplatte enthält drei Drähte, die sich in der Mitte des stereotaktischen Grundrings und damit im Nullpunkt des für die Operation genutzten Koordinatensystems treffen. Für die Durchführung einer stereotaktischen MRT- bzw. PET-Untersuchung können die kontrastgebenden Drähte gegen kleinvolumige Schläuche ausgetauscht werden, die Kontrastmittel bzw. einen radioaktiven Beta-Strahler enthalten [6].

Werden mit diesem Lokalisator z. B. CT-Untersuchungen mit axialer Schichtführung durchgeführt, dann bilden sich die Drähte auf jedem Bild als Punkte ab

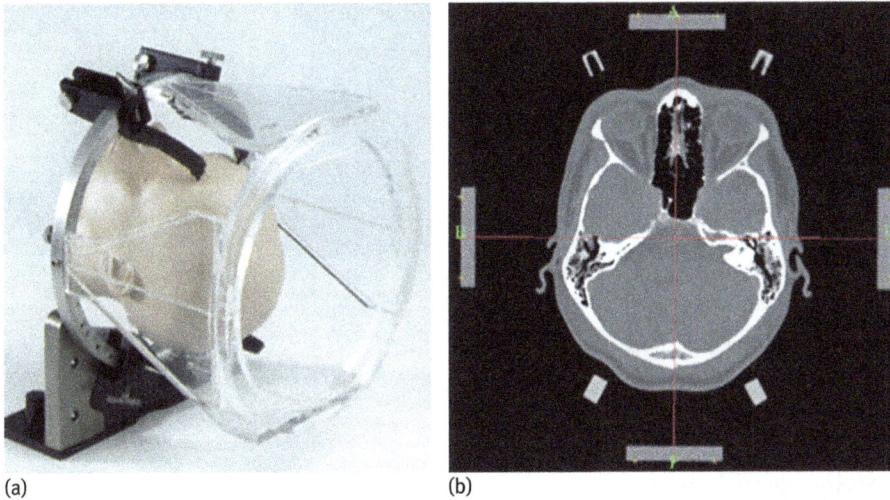

(a)   (b)

Abb. 1.3: (a) Stereotaktischer Grundring mit daran befestigten Lokalisatorplatten für stereotaktische CT-Untersuchungen. In die Lokalisatorplatten sind jeweils ein Mitteldraht und am Rand zwei weitere Drähte integriert. (b) Rekonstruktion eines CT-Bildes mit Schichtführung parallel zu dem Grundring. Im Knochenfenster bilden sich neben den angeschnittenen Haltekloben (im vorderen und hinteren Kopfbereich) die in den vier Lokalisatorplatten intergierten Drähte als Punkte ab.

(Abb. 1.3, rechts). Dies bedeutet, dass bei dem hier gezeigten Lokalisatortyp 12 Messpunkte pro Bild generiert werden. Bei einem Bilddatensatz mit z. B. 70 CT-Bildern resultieren daraus 840 Markerpunkte. Diese Markerpunkte können am Planungsrechner z. B. mit Schwellwertverfahren automatisch detektiert werden (im Falle der CT durch Detektion unterschiedlicher Houndsfield-Einheiten für den Draht und die daneben liegende Luft). Bei bekannter Geometrie der Lokalisatoren im stereotaktischen Koordinatensystem ist es mit Hilfe geeigneter Algorithmen möglich die Bilder stereotaktisch zu registrieren, d. h. die räumliche Hin- und Rücktransformation zwischen stereotaktischen Koordinaten und Bildkoordinaten zu berechnen [7, 8].

Zur Registrierung für „rahmenlose" Stereotaxie stehen grundsätzlich drei Verfahren zur Verfügung: (i) Punktpaartransformation (paired-point transformation), (ii) Oberflächenkonturabgleich (surface contour matching) und (iii) Hybride Transformation (hybrid transformation). Die Punktpaartransformation nutzt charakteristische Punkte am Kopf des Patienten wie z. B. geeignete Marker, die vor Durchführung einer CT- oder MRT-Untersuchung meist in Form von fest im Knochen verankerten Schrauben auf der Schädeloberfläche angebracht werden. Diese Oberflächenmarker werden auf CT- oder MRT-Bildern dargestellt und im OP-Saal mit Hilfe eines Pointers berührt und für die Registrierung verifiziert. Der Oberflächenkonturabgleich nutzt nicht einzelne, miteinander korrespondierende Punkte, sondern bringt charakteristische, dreidimensional betrachtete Oberflächen wie z. B. die Gesichtskontur zur Deckung. Die Hybride Transformation wiederum verknüpft Punktpaartransformation und Oberflächenkonturabgleich [9] (Abb. 1.4).

präoperative 3D-
Bildregistrierung

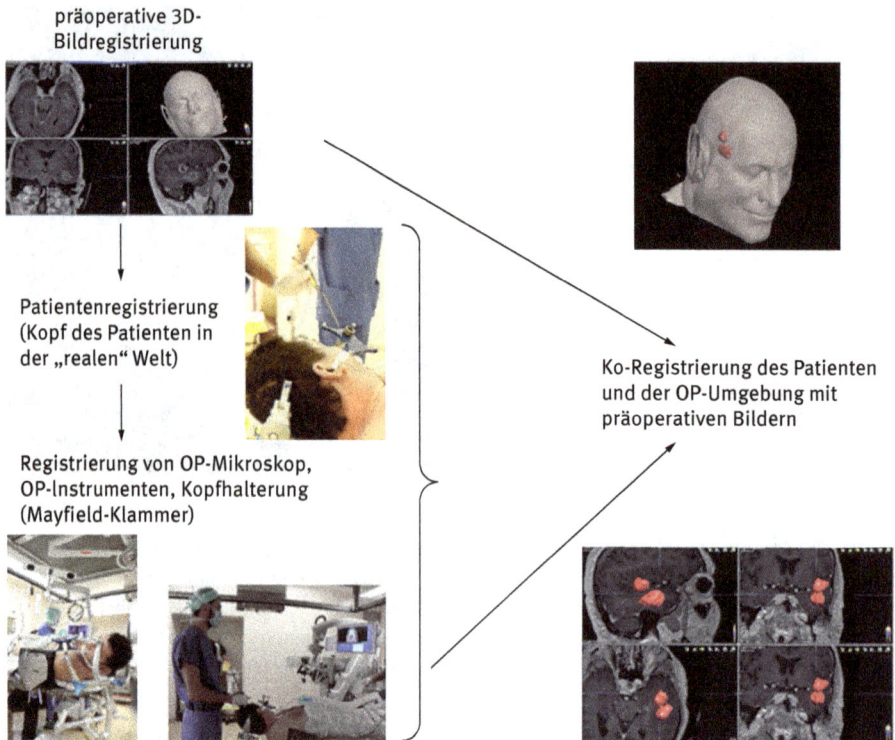

Patientenregistrierung
(Kopf des Patienten in
der „realen" Welt)

Registrierung von OP-Mikroskop,
OP-Instrumenten, Kopfhalterung
(Mayfield-Klammer)

Ko-Registrierung des Patienten
und der OP-Umgebung mit
präoperativen Bildern

Abb. 1.4: Typischer Ablauf eines Registrierungsprozesses vor Durchführung einer Neuronavi-
gations-gesteuerten neurochirurgischen Tumorresektion. Das Koordinatensystem des Patienten
(intrakranieller Raum = physikalischer Raum, dargestellt durch CT- und/oder MRT-Bilddaten) wird
über eine virtuell räumliche Verknüpfung mit der „realen" Welt (Operationssaal bzw. das im
Operationssaal befindliche Instrumentarium) verbunden. Durch Fixierung des Patientenkopfes in
einer Kopfhalterung (Mayfield-Klammer) ist gewährleistet, dass sich nach der Registrierung die
Lagebeziehung nicht mehr verändert. (Mit freundlicher Genehmigung von: Marco Corniola, Adrien
May, Lima Sottaz & Andrea Bartoli, Neurochirurgische Klinik, Universitätsklinikum Genf, Schweiz).

Ein umfassender Vergleich der beiden Registrierungstechniken „rahmenbasiert"
vs. „nicht-rahmenbasiert" zeigte, dass die rahmenbasierte Transformation genauer
ist als die rahmenlose Technik [10].

Wird zur stereotaktischen Registrierung eine CT-Untersuchung durchgeführt,
dann werden Bilddatensätze mit verzerrungsfreier Abbildungsgeometrie generiert.
Bei einer stereotaktischen Transformation auf der Basis von MRT-Bildern ist die
Möglichkeit der geometrischen Verzeichnung oder Bildverzerrung durch Grund-
feldinhomogenitäten, nichtlineare Gradientenfelder, Wirbelströme und Suszeptibilitätsartefakte zu berücksichtigen. Diese Quellen für Bildverzerrungen werden
wesentlich durch Faktoren wie Feldstärke des MRT-Scanners, das Geräte- bzw. Spu-
lendesign und Inhomogenität des Magnetfeldes determiniert.

Feldinhomogenitäten werden z. B. durch Materialien oder Gewebe mit unterschiedlichen Suszeptibilitäten ausgelöst. (Anm.: Mit magnetischer Suszeptibilität wird eine einheitenlose physikalische Größe bezeichnet, die die Magnetisierbarkeit von Materie in einem externen Magnetfeld angibt. Meist handelt es dabei um eine für den jeweiligen Stoff charakteristische Proportionalitätskonstante, d. h. das Verhältnis der Magnetisierung zur magnetischen Feldstärke.) Suszeptibilitätsartefakte bilden sich an Grenzschichten (Luft–Wasser, Luft–Knochen) aus oder treten in massiver Form dann auf, wenn der Patient im Kopfbereich Metall wie z. B. eine Zahnspange trägt. Treten diese Artefakte im Bereich der Lokalisatorplatten bzw. der Marker auf, führt dies zu einer Fehlkalibrierung des stereotaktischen Koordinatensystems. Weiterhin induzieren nicht-lineare Gradienten im Besonderen am Rand des Messfeldes und damit im Bereich der Marker bzw. Lokalisatorplatten korrekturbedürftige Verzerrungen, die ebenfalls ursächlich zu einer mit Fehlern behafteten Registrierung beitragen können. Ungenauigkeiten aufgrund magnetischer Feldinhomogenitäten und Nicht-Linearität des Gradientenfeldes können prinzipiell durch Phantommessungen quantifiziert und dadurch bis zu einem gewissen Grad korrigiert werden [11, 12]. Auch bieten die Hersteller von MRT-Geräten Algorithmen zur Korrektur von Bildverzerrungen an.

Soll primär verzerrungsfrei, d. h. CT-basiert, registriert werden und gleichzeitig die Bildinformation aus MRT-Bildern genutzt werden, dann kann ein nicht-stereotaktischer MRT-Bilddatensatz mit einem stereotaktischen CT-Bilddatensatz durch Ko-Registrierung verbunden werden. Auch dafür werden verschiedene Softwarelösungen angeboten. Untersuchungen zur Positionierungsgenauigkeit von MRT-basierter Registrierung gegenüber der Fusion eines nicht-stereotaktischen MRT-Bilddatensatzes mit einem CT-basierten Bilddatensatz (Voxelgröße: 0,54 × 0,54 × 1,0 mm) unter Verwendung eines Messphantoms zeigten, dass bereits die CT-MRT-Bildfusion den Einfluss geometrischer Verzerrungen deutlich reduziert (MRT-Sequenzen: VIBE-Sequenz [volumetric interpolated breath-hold examination], MPRAGE-Sequenz [magnetization-prepared rapid aquisitions with gradient echo], Voxelgröße von 1,0 × 1,0 × 1,0 mm). Wurden die MRT-Sequenzen zunächst mit einem Algorithmus bearbeitet, der Bildverzerrungen korrigiert, verbesserte sich die Positionierungsgenauigkeit der allein auf MRT-Bildern basierenden Transformation.

Im Falle der bereits per se präziseren CT-MRT-Bildfusion führte in Abhängigkeit von der Feldstärke (1,5 T oder 3 T) und/oder der Bildsequenz (VIBE oder MPRAGE) der Korrekturalgorithmus zu einer zusätzlichen Reduktion des Positionierungsfehlers um 6 %–60 % [13]. Die direkte Übertrag der Ergebnisse dieser Untersuchungen, für die ein Messphantom verwendet wurde, in eine klinische Untersuchung ist allerdings nicht unproblematisch, da das Untersuchungsobjekt „Mensch" im MRT-Scanner Suszeptibilitätsartefakte und damit Bildverzerrungen generiert, die durch Phantommessungen nicht abgebildet werden [14].

Ein anderer Ansatz, bei dem zur Reduktion der geometrischen Verzerrung durch CT-MRT-Bildfusion rigide anatomische Landmarken verwendet werden, wurde von Hunsche et al. an Patienten in einem 1,5T MRT-Scanner auf der Basis von T1- und T2-gewichteten Standardsequenzen evaluiert. Für jeden Studienpatienten wurde mit Hilfe des gleichen Lokalisators sowohl eine CT-basierte als auch eine MRT-basierte stereotaktische Registrierung durchgeführt. Weiterhin wurden für die Fusion stereotaktischer CT-Bilder mit einem nicht-stereotaktischen MRT-Bilddatensatz manuell in beiden Bildmodalitäten, paarweise mindestens 10 identische anatomische Landmarken definiert. Dabei handelte es sich im Regelfall um Gefäßverzweigungen und charakteristische Gefäßanschnitte, die sowohl auf T2-gewichteten MRT-Bildern als auch auf Kontrastmittel-angereicherten CT- und T1-gewichteten MRT-Bildern gut erkennbar waren. Visuell beurteilt führte bei T1-Bildern die anatomische Landmarken-basierte Transformation zu einem deutlich besseren Ergebnis als die Lokalisator-basierte Registrierung. Bei T2-gewichteten Spin-Echo Bildern lieferten beide Methoden ein in etwa gleichwertiges Ergebnis. Nach mathematischer Quantifizierung der Abweichung einzelner Punktepaare innerhalb der Bildmatrix war für T1-Bilder die anatomische Transformation signifikant besser als die Lokalisator-basierte Transformation. Im Falle von T2-Bildern war wiederum die Lokalisator-basierte Transformation überlegen [15].

Generell ist in der Fachliteratur die Bewertung der Lokalisationsgenauigkeit, die mit den einzelnen Registrierungsverfahren erreicht werden kann, schwierig, da in den einzelnen Untersuchungen unterschiedliche Bildparameter, Lokalisatortypen und Softwarealgorithmen oder auch unterschiedliche Messmethoden und Auswerteverfahren verwendet wurden. Am Ende bleibt die Empfehlung, dass – ganz im Sinne der Qualitätskontrolle – jeder Anwender mit Hilfe von Phantommessungen und klinischen Daten für die von ihm gewählte Vorgehensweise und die dabei eingesetzten Hard- und Softwarelösungen mögliche Kalibrierungsfehler verifizieren und, soweit möglich, korrigieren sollte.

Referenzen

[1] Grunert P Sr., Keiner D, Oertel J. Remarks upon the term stereotaxy: a linguistic and historical note. Stereotact Funct Neurosurg. 2015;93(1):42–9.

[2] Horsley VC, Clarke RH. The structure and function of the cerebellum investigated by a new method. Brain. 1908;31:45–124.

[3] Picard C, Olivier A, Bertrand G. The first human stereotaxic apparatus. The contribution of Aubrey Mussen to the field of stereotaxis. J Neurosurg. 1983;59(4):673–6.

[4] Spiegel EA, Wycis HT, Marks M, Lee AJ. Stereotaxic Apparatus for Operations on the Human Brain. Science. 1947;106(2754):349–50.

[5] West BHG EN, Taylor JD, Taylor, LT. The Prentice-Hall Encyclopedia of Mathematics. NJ: Prentice-Hall: Englewood Cliffs; 1982. p. 119–26.

[6] Schad LR, Boesecke R, Schlegel W, Hartmann GH, Sturm V, Strauss LG, et al. Three dimensional image correlation of CT, MR, and PET studies in radiotherapy treatment planning of brain tumors. J Comput Assist Tomogr. 1987;11(6):948–54.

[7] Siddon RL, Barth NH. Stereotaxic localization of intracranial targets. Int J Radiat Oncol Biol Phys. 1987;13(8):1241–6.

[8] Dai J, Zhu Y, Qu H, Hu Y. An algorithm for stereotactic localization by computed tomography or magnetic resonance imaging. Phys Med Biol. 2001;46(1):N1–7.

[9] Grunert P, Darabi K, Espinosa J, Filippi R. Computer-aided navigation in neurosurgery. Neurosurg Rev. 2003;26(2):73–99; discussion 100–1.

[10] Alp MS, Dujovny M, Misra M, Charbel FT, Ausman JI. Head registration techniques for image-guided surgery. Neurol Res. 1998;20(1):31–7.

[11] Yu C, Apuzzo ML, Zee CS, Petrovich Z. A phantom study of the geometric accuracy of computed tomographic and magnetic resonance imaging stereotactic localization with the Leksell stereotactic system. Neurosurgery. 2001;48(5):1092–8; discussion 8–9.

[12] Karger CP, Hipp P, Henze M, Echner G, Hoss A, Schad L, et al. Stereotactic imaging for radiotherapy: accuracy of CT, MRI, PET and SPECT. Phys Med Biol. 2003;48(2):211–21.

[13] Neumann JO, Giese H, Biller A, Nagel AM, Kiening K. Spatial Distortion in MRI-Guided Stereotactic Procedures: Evaluation in 1.5-, 3- and 7-Tesla MRI Scanners. Stereotact Funct Neurosurg. 2015;93(6):380–6.

[14] Jezzard P, Balaban RS. Correction for geometric distortion in echo planar images from B0 field variations. Magn Reson Med. 1995;34(1):65–73.

[15] Hunsche S, Sauner D, Maarouf M, Hoevels M, Luyken K, Schulte O, et al. MR-guided stereotactic neurosurgery – comparison of fiducial-based and anatomical landmark transformation approaches. Phys Med Biol. 2004;49(12):2705–16.

J. Voges

2 Stereotaxiesysteme

Formal wird zwischen „rahmenbasierten" und „rahmenlosen" Stereotaxiesystemen unterschieden. Moderne, rahmenbasierte Stereotaxiesysteme haben mit den Komponenten Grundring (bzw. Rahmen) und einer Mechanik zur Führung von Instrumenten im Prinzip einen ähnlichen Aufbau wie das erstmalig von Horseley und Clark entwickelte System. Der stereotaktische Rahmen wird im Regelfall über vier Schrauben mit Metallspitzen durch die Kopfhaut hindurch fest an der Tabula externa der Kalotte angebracht. Solange die Lagebeziehung zwischen Schädel und Ring nicht verändert wird, definieren rahmenbasierte Systeme, unabhängig von ihrer Bauweise, eine stabile Beziehung zwischen dem Kopf des Patienten und damit zwischen dem Gehirn und dem außerhalb des Schädels gelegenen Raum (Abb. 2.1).

Der Grundring dient als Referenzstruktur für ein stereotaktisches, patientenbezogenes dreidimensionales Koordinatensystem. Weiterhin wird am Grundring in speziell dafür vorgesehenen Buchsen ein Zielbügel angebracht, über den Instrumente, Kanülen oder Elektroden mechanisch stabil geführt werden. Abhängig von der Bauweise des Stereotaxiesystems ist der Zielbügel über eine, zwei oder drei Buchsen mit dem stereotaktischen Rahmen verbunden. Theoretisch ist eine Mehr-

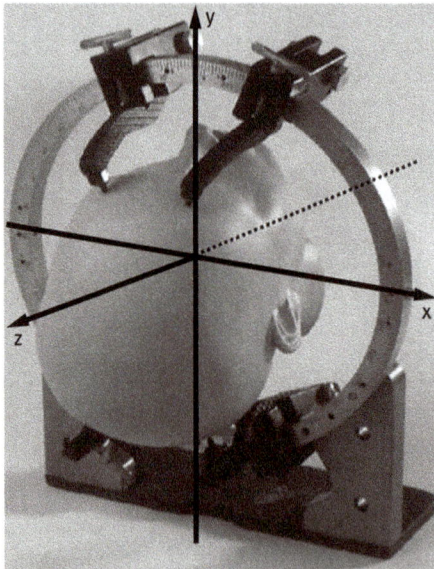

Abb. 2.1: Fixierung eines Modellkopfes in einem stereotaktischen Grundring mit Darstellung des dreidimensionalen, stereotaktischen Raumkoordinatensystems. Bezogen auf die Mitte des Grundrings werden die einzelnen Achsen wie folgt bezeichnet: x, rechts–links; y, anterior–posterior; z, cranio–caudal.

https://doi.org/10.1515/9783110459715-002

punktverbindung mit dem Grundring mechanisch stabiler und somit bezogen auf die Instrumentenführung präziser. Untersuchungen bzw. Messungen zur Präzision verschiedener Zielbügeladaptionen liegen jedoch nicht vor.

Der Begriff „rahmenlose" Stereotaxie (auch bekannt unter dem Begriff „Neuronavigation") subsummiert Systeme, bei denen der Kopf des Patienten nicht notwendigerweise in einem Grundring fixiert werden muss, da die Kalibrierung in das 3D-Raumkoordinatensstem d. h. die Registrierung – wie bereits ausgeführt – über am Kopf des Patienten befestigte Marker oder die Oberflächenkontur des Schädels erfolgt. Wenn zur Instrumentenführung ein am OP-Tisch angebrachter, mehrgelenkiger mechanischer Führungsarm oder ein Operationsroboter eingesetzt werden, ist auch hier eine invasive Fixierung des Kopfes erforderlich, um zu verhindern, dass sich Patientenkopf und von außen mechanisch in das Gehirn eingeführte Instrumente oder eine Elektrode unkontrolliert gegeneinander verschieben (s. Kap. 1, Abb. 1.4). Wird die Neuronavigation mit einer direkt am Schädelknochen oder im Bohrloch verankerten Instrumentenführung kombiniert, ist keine Fixierung des Patientenkopfes erforderlich, da bei Bewegungen des Patienten die von außen eingeführten Instrumente automatisch der Bewegung folgen (s. Kap. 2.2.1).

2.1 Rahmenbasierte Stereotaxiesysteme

Aufgrund ihrer Konstruktion können Stereotaxiegeräte formal drei Kategorien zugeordnet werden: (i) Systeme mit einer linear angeordneten Verschiebemechanik („translational" oder „rectilinear systems"), (ii) Systeme mit einem Kreissegment („arc systems") bzw. Systeme, die mehrere, miteinander verbundene Kreissegmente enthalten („interlocking arcs") und (iii) Bohrloch-adaptierte Geräte.

Beispiele für die erste Kategorie sind das Gerät von Horseley und Clark sowie ein von Talairach zur Behandlung von Patienten entwickeltes System [1]. Leksell führte 1949 mit dem von ihm entwickelten Gerät das Kreissegmentprinzip in die Stereotaxie ein [2]. Diese in der Folgezeit sehr populäre Konstruktionsweise förderte die Entwicklung weiterer Geräte wie z. B. das Todd-Wells Stereotaxisystem oder das Riechert-Mundinger Stereotaxiesystem [3, 4]. Ein auch heute noch häufig genutztes Gerät mit „interlocking arcs" wurde in den 1970er Jahren von Roberts und Wells entwickelt [5]. Bohrloch-adaptierte Systeme wurden bereits in den 1950er Jahren eingesetzt und zeichneten sich dadurch aus, dass sie im Vergleich zu den aufwändigeren rahmenbasierte Geräten preiswert herzustellen waren. Der große Nachteil war jedoch ihre Ungenauigkeit aufgrund einer Einpunktfixierung innerhalb des Bohrlochs.

Eine umfassende Darstellung sämtlicher bisher gebauter, und bei Patienten eingesetzter Stereotaxiesysteme würde den Rahmen dieses Buchen sprengen. Es werden deshalb im Folgenden nur die am weitesten verbreiteten Systeme beschrieben. Für weiterreichende Informationen bieten sich z. B. die entsprechenden Kapitel in dem von Gildenberg & Tasker herausgegebenen „Textbook of Stereotactic and Functional Neurosurgery" an [6].

2.1.1 Leksell – Stereotaxiesystem

Dieses System basiert auf einem polaren und einem rechtwinkligen Koordinatensystem. Die Fixierung des rechtwinkligen Basisrahmens (Dimensionen: 190 × 210 mm) am Kopf des Patienten erfolgte ursprünglich über drei Stifte, die jedoch sehr bald in eine Fixierung über vier Punkte abgeändert wurde. Zur Fixierung werden Aluminiumschrauben mit einer harten Metallspitze, Titanschrauben oder Einweg-Aluminiumschrauben unterschiedlicher Länge verwendet. Eine Besonderheit ist die Vorfixierung über Ohrstöpsel, so dass eine symmetrische Anbringung des Basisrahmens mit dem Patienten in sitzender Position erleichtert wird.

Die Zielpunktkoordinaten für die x-, y-, und z-Richtung werden über translationale Schieber eingestellt, die ein fester Bestandteil des Basisrahmens sind. Weiterhin wird über zwei Aufnahmebuchsen an dem Basisrahmen ein 180° Kreissegment mit einem Radius von 190 mm angebracht, das die Halterung für die mechanische Instrumentenführung enthält (Arbeitsabstand zum Zentrum des Kreises somit 190 mm). Das 180° Kreissegment folgt dem sogenannten konzentrischen Prinzip (center-of-the-arc), d. h. der vorgegebene intrazerebrale Zielpunkt befindet sich immer innerhalb des Zentrums dieses Kreisbogens. Dadurch kann die Winkeleinstellung und damit der Eintrittspunkt an der Oberfläche des Gehirns beliebig verändert werden ohne dass sich der voreingestellte Zielpunkt verändert. Die mechanische Präzision für das Erreichen eines vorgegebenen Zielpunktes wird mit ± 0,7 mm angegeben.

Über die vergangenen 50 Jahre wurde das System immer wieder optimiert (aktuell wird das Modell G angeboten). Im Besonderen betreffen die Modifikationen Verbesserungen der Instrumentenhalterung, der Anordnung zur Koordinateneinstellung und die Verwendung nicht-ferromagnetischer Materialien, so dass das Leksellsystem auch MRT-tauglich ist. Weiterhin wurden für die Registrierung unterschiedlicher neuroradiologischer Untersuchungsverfahren (CT, MRT, Angiographie) individuelle Markersysteme entwickelt. Mit dem Leksell Stereotaxiesystem Modell G können nicht nur die fronto-parietalen operativen Standardzugänge sondern auch extrem laterale, subokzipitale und transsphenoidale Zugangswege realisiert werden. Weiterhin kann das Kreissegment links-rechts oder anterior-posterior ausgerichtet angebracht werden.

2.1.2 Riechert–Mundinger (RM) Stereotaxiesystem und Zamorano-Dujovny (ZD) Stereotaxiesystem

Das RM-System kombiniert das translationale Prinzip mit einem polaren Koordinatensystem. Das ZD-System als Weiterentwicklung des RM-Systems, das im Besonderen eine größere Flexibilität bei der Wahl operativer Zugänge erlaubt, ist ein Center-of-the-arc-System. Beide Stereotaxiesysteme nutzen einen Kreisbogen (Grundring) zur Fixierung des Patientenkopfes. Für die Vierpunkt-Fixierung des

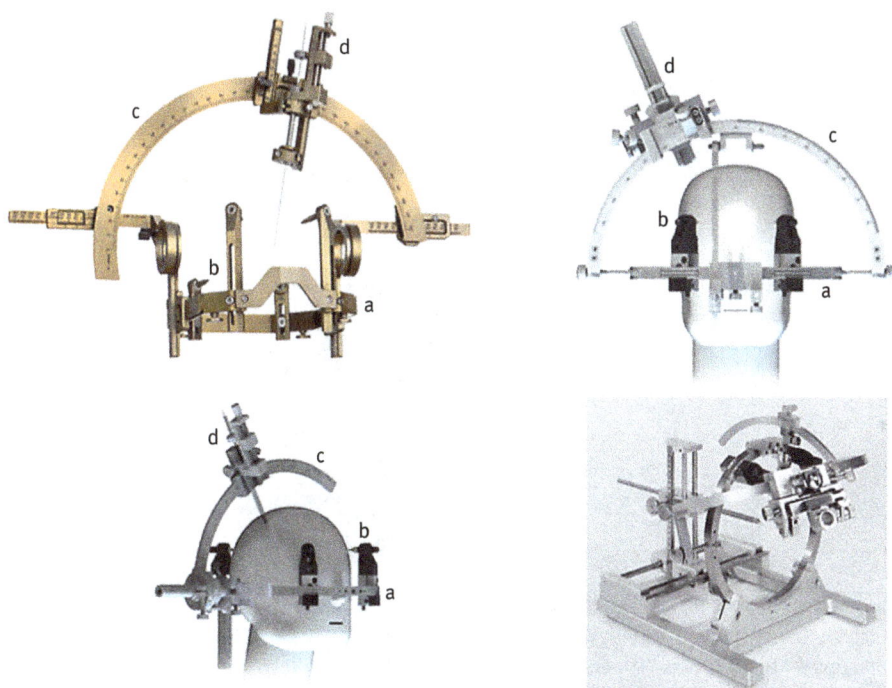

Abb. 2.2: Verschiedene Systeme zur Durchführung rahmen-basierter stereotaktischer Operationen. Oben links: Leksell-System; unten links: ZD-System; oben rechts: RM-System; unten rechts: RM-System, das an dem Zielpunktsimulator fixiert ist. (a) Basisring, (b) Stifte zur Fixierung des Basisrings an der Kalotte des Patienten, (c) Zielbügel mit Skalierungen zur Einstellung von Winkeln, (d) mechanische Instrumentenführung. (Mit freundlicher Genehmigung von: Leksell-Rahmen: Elekta GmbH, Borsteler Chaussee 49, D-22453 Hamburg; ZD-Rahmen und RM-Rahmen inklusive Zielpunktsimulator: inomed Medizintechnik GmbH, Im Hausgrün 29, D-79312 Emmendingen.)

Grundrings (Edelstahl, Titan oder Keramik) stehen Kohlefaserschrauben mit einer Stahlspitze oder Plastik-Schrauben mit Titanspitzen und unterschiedlichen Längen zur Verfügung. Weiterhin wurde ein sogenannter „offener" Grundring (²⁄₃ Kreissegment) für Patienten mit großem Kopfumfang und/oder prominentem Mittelgesicht bzw. größerer Nase konzipiert.

Der Zielbügel des RM-Systems besteht aus einem 180° Kreissegment zur Adjustierung des Seitenwinkels und einem senkrecht dazu befestigten zweiten Kreissegment zur Adjustierung des Höhenwinkels, das in verschiedenen Längen (60°, 90°, > 90°) angeboten wird. Der Zielbügel ist mit dem Grundring über drei Befestigungsschrauben verbunden, so dass eine maximal hohe mechanische Stabilität erreicht wird. Die Instrumentenführung ist entlang des 180° Seitenwinkelsegmentes verschiebbar und beinhaltet zusätzlich eine Vorrichtung mit integriertem Nonius zur Feinjustierung des Winkels eines Instrumentes relativ zu dem Winkel des Zielpunktes in zwei senkrecht aufeinander stehenden Ebenen (Nadel seitlich und Nadel vertikal). Die effektive Genauigkeit des RM-Systems beträgt ± 0,5 mm [7].

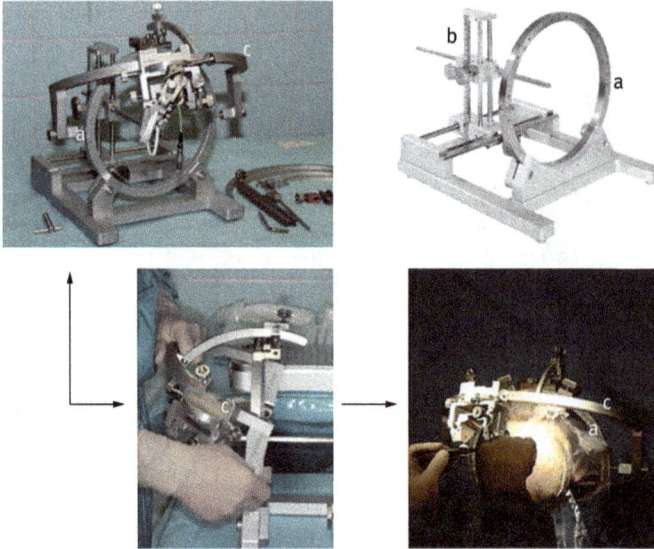

Abb. 2.3: Zielpunktsimulator für die mechanische Überprüfung der Übereinstimmung von berechneten stereotaktischen Zielpunktkoordinaten mit den für die Trajektorie berechneten Winkelkoordinaten (rechts oben). RM-Zielbügel auf dem Zielpunktsimulator (links oben). (untere Bildreihe) Übertrag des Zielbügels vom Basisring des Zielpunktsimulators auf den Basisring des Patienten. a: Basisring, b: caliper sliper zur Einstellung der Zielpunktkoordinaten, c: Zielbügel mit Skalierungen zur Einstellung von Winkeln. (Abbildung rechts oben mit freundlicher Genehmigung der Firma inomed Medizintechnik GmbH, Im Hausgrün 29, D-79312 Emmendingen.)

Im Gegensatz zu dem RM-System besteht der Zielbügel des ZD-Systems aus einem einzigen Kreissegment ($^3/_8$ Kreisbogen, Arbeitsabstand zum Zentrum 190 mm), auf dem eine modifizierte, vereinfachte Instrumentenführung bewegt wird. Die Fixierung des Zielbügels am Grundring über lediglich einen Punkt ist jeweils lateral bei 90° oder 270° oder frontal d. h. bei 0°/360° möglich. Bei lateraler Fixierung reduzieren sich für Zielpunkte in der kontralateral dazu gelegenen Hirnhälfte die Möglichkeiten der Einstellung des Eintrittswinkels auf und der Adjustierung des x-Wertes. Diese Einschränkungen werden von der Planungssoftware berücksichtigt und entsprechende Lösungen für eine adäquate Zielbügelfixierung angegeben [8].

Eine Besonderheit beider Stereotaxiesysteme ist die Verwendung eines Zielpunktsimulators. Dieser besteht aus dem gleichen Grundring, der bereits am Patientenkopf befestigt ist sowie aus translationalen Schiebern zur Einstellung der Zielpunktkoordinaten in x-, y-, und z-Richtung. Weiterhin sind die Buchsen zur Befestigung des Zielbügels am Grundring des Simulators identisch mit denen des Patientengrundrings. Nachdem mit Hilfe dieses Phantoms Berechnungsfehler ausgeschlossen bzw. Abweichungen aufgrund von minimalen Instrumentenbiegungen mechanisch korrigiert wurden, kann somit abschließend eine validierte Einstellung auf das Patientenhirn übertragen werden (Abb. 2.2, Abb. 2.3).

2.1.3 Brown-Robert-Wells (BRW) / Cosman-Robert-Wells (CRW) Stereotaxiesystem

Das auf dem polaren Koordinatensystem basierende BRW-Stereotaxiesystem wurde initial mit der Absicht entwickelt, Zielpunkte direkt d. h. noch unmittelbar im CT-Scanner auf den Bildern eines stereotaktischen CT-Datensatzes festzulegen. Der Grundring des BRW-Systems wird zur Vermeidung von Bildartefakten über vier Kohlenstoff-Epoxy-Halterungen am Schädel des Patienten befestigt. Auf dem Grundring wird ein zweiter drehbarer Ring aufgesetzt, an dem über zwei Punkte ein ebenfalls beweglicher Kreissegment-Zielbügel mit der darauf gleitenden Instrumentenhalterung befestigt ist. Die Fixierung des Grundrings am Schädelknochen des Patientenkopfes wird durch einen sog. Kopfring-Positionierer unterstützt, d. h. über einen Ring, der im ersten Arbeitsschritt mit Hilfe von drei sich kreuzenden Klettbändern symmetrisch auf der Kopfoberfläche ausgerichtet wird und über den dann im zweiten Arbeitsschritt die Schrauben für die Befestigung des Grundrings angesetzt werden. Weiterhin wird das BRW-Systems durch ein Zielphantom bestehend aus einem Grundring, der mit dem am Patientenkopf befestigten Rahmen identisch ist, und linearen Schiebern für die x-, y- und z-Richtung ergänzt [5].

Bedingt durch das polare Koordinatensystem waren wesentliche Nachteile des BRW die zeitaufwändige Einstellung von vier Winkelfunktionen am Zielbügel und die Notwendigkeit der Neuberechnung für jeden weiteren Eintrittspunkt. Weiterhin erschwerte der kreisförmige Grundring operative Zugänge zur hinteren Schädelgrube. Die Weiterentwicklung dieses BRW-Stereotaxiesystems durch Wells und Cosman zu dem CRW-Stereotaxiesystem enthält jetzt einen center-of-the-arc-Zielbügel (130° Kreissegmentbügel, Arbeitsabstand zum Zentrum: 160 mm) sowie einen rechteckigen Grundring [9].

2.2 Schädelfixierte Stereotaxiesysteme

Diese Systeme, die im Grunde aus einer Basisplatte und einer daran befestigten Instrumentenführung bestehen, werden entweder im Lumen einer Bohrloch-Trepanation befestigt oder am Rand der Trepanation über mehrere Knochenschrauben am Schädelknochen fixiert. Theoretisch erhöhen zusätzlich an der Instrumentenführung angebrachte mechanische Komponenten, die – wie z. B. ein Mikrometervorschub zur gleichzeitigen Führung mehrerer Ableitungselektroden – ein relativ hohes Eigengewicht besitzen, das Risiko für ein Ausbrechen dieser Stereotaxiesysteme aus der Knochenfixierung. Wesentliche Argumente für den Einsatz bohrlochadaptierter Stereotaxiesteme sind eine mögliche Verkürzung der OP-Zeit sowie größere Flexibilität bei der Wahl operativer Zugänge und der Lagerung des Patienten.

Im Wesentlich werden diese Systeme für Gewebeentnahmen bzw. für die Aspiration von Zysteninhalt oder von Hämatomen genutzt. Zwei Systeme mit einer sehr stabilen Fixierungsplattform (Nexframe® und STarFix) verfügen auch über mechanische Komponenten zur stereotaktischen Implantation von THS-Hirnelektroden.

2.2.1 Nexframe® (Medtronic, Minneapolis, USA)

Diese bohrlochadaptierte stereotaktische Instrumentenführung wird in Kombination mit einem Neuronavigationssystem eingesetzt und ist nur für den Einmalgebrauch zugelassen. Das System besteht einmal aus einer Basis in Form einer ringförmigen Grundplatte, die über drei Titanschrauben am Schädel fixiert wird und an der auch das Referenzsystem befestigt wird, sowie aus einem Aufbau, der nach Aufschrauben auf die Basis z. B. einen Mikrometervorschub zum parallelen Einführen und Positionieren von Ableitungs- bzw. Hirnelektroden aufnehmen kann. Die Instrumentenführung läßt sich auf der Basis um 360° rotieren. Auch kann ihre Position relativ zur Basis bis zu einem Winkel von 25° verändert werden [10].

2.2.2 micro-Targeting™ Plattform (MTP) mit integrierter STarFix (surgical targeting fixture) Führung (FHC Inc., Bowdoin, Maine, USA)

Das System beinhaltet die Planungssoftware, Knochenmarker und die Herstellung eines nach Maß gefertigten Miniatur-Stereotaxierahmens. Zunächst wird eine Planungsbildgebung mit Knochenmarkern (Messpunkten) durchgeführt und zur Produktion der individuell angepassten, nach Maß gefertigten micro-Targeting™ Plattform (MTP) an den Hersteller verschickt. Die MTP wird innerhalb von drei Tagen nach Einsenden der individuellen Bildplanungsdaten mit Hilfe von Rapid-Prototyping Technologie hergestellt.

Bei der Produktion der MTP werden vier essentielle Informationen integriert: (i) Position der im Knochen verankerten Messpunkte, (ii) räumliche Orientierung dieser Messpunkte, (iii) der vorgegebene Zielpunkt und (iv) die bereits geplante Trajektorie, die nach Wahl eines Eintrittspunktes zu dem Zielpunkt führt. Weiterhin wird die Orientierung der Trajektorie relativ zur Interkommissurallinie und der Mittellinie berücksichtigt, so dass die geplante Trajektorie parallel oder orthogonal zur Mittellinie bewegt werden kann. Intraoperative Modifikationen der Trajektorie sind allerdings nur innerhalb eines Areals mit einem maximalen Durchmesser von 22 mm möglich. Am Operationstag wird die MTP an den bereits implantierten Knochenmarkern befestigt und das STarFix-System zur Instrumentenführung aufgesetzt, das ebenfalls die Knochenmarker nutzt, die bereits mit dem maßgefertigten MTP verbunden sind.

Zusammengefasst wird also im Gegensatz zu der Vorgehensweise bei Verwendung eines konventionellen Stereotaxiesystems die Verankerung für einen „stereotaktischen Rahmen" (MTP) bereits vor seiner Fertigstellung angebracht. Mit Hilfe der Knochenmarker überträgt die Software für die Produktion der MTP den 3D-

Bildraum in den physikalischen Raum des Patienten. Weiterhin werden auch die Zielpunktkoordinaten relativ zur Lokalisation der gleichen Marker definiert. Die in den Knochen eingeschraubten Marker haben somit nicht nur die Funktion von Referenzpunkten für die Bildgebung sondern werden auch als Verankerungen für den maßgeschneiderten stereotaktischen Miniaturrahmen genutzt [11].

2.3 Robotergestützte Stereotaxiesysteme

Allgemein übernehmen Roboter in der Chirurgie entweder komplett die Durchführung operativer Eingriffen oder sie dienen der präzisen Führung von Operationsinstrumenten während bestimmter Phasen eines komplexeren operativen Arbeitsschrittes. Die für stereotaktische Eingriffe bisher in der klinischen Anwendung eingesetzten, assistierenden Robotersysteme sind der zuletzt genannten Gruppe zuzurechnen. Seit Publikation eines ersten Prototyps für stereotaktische Operationen im Jahr 1988 [12] wurden im besonderen an Universitäten vergleichsweise viele, unterschiedliche Lösungsvorschläge zur Nutzung von Robotern in der Neurochirurgie entwickelt. Nur wenige dieser Systeme erreichten überhaupt die Marktreife. Lediglich für zwei Geräte – NeuroMate und ROSA™ Robotic-System – ist in der Fachliteratur die Anwendung im Kontext „Tiefe Hirnstimulation" beschrieben [13–15].

2.3.1 NeuroMate® Stereotaxieroboter (Renyshaw-Mayfield, Nyon, Schweiz)

NeuroMate® war das erste neurochirurgische Roboter-gestützte System, das eine CE-Zertifizierung für Europa sowie eine FDA-Zulassung für die USA erhielt (1997 für stereotaktische Neurochirurgie und 1999 für rahmenlose neurochirurgische Interventionen) und wurde in Grenoble durch Benabid und Mitarbeiter entwickelt [16].

Grundelement ist ein Industrieroboter (5 Rotationsachsen, 5 Freiheitsgrade), der bis zu einer Tragkraft von 7 kg stabil arbeitet und auf einem Gehäuse sitzt, das Elektronik und Software für Registrierung, Bewegung und Positionierung sowie stereotaktische Planung enthält. Sämtliche Gelenke des Robotarms enthalten Druckaufnehmer, die dem Rechner, der die Bewegungen kontrolliert, Angaben über die räumliche Position des Arms übermitteln.

Es sind zwei Anwendungen – rahmenbasiert und rahmenlos – möglich. Bei rahmenbasiertem Einsatz werden zunächst mit stereotaktischem Grundring und Lokalisatoren stereotaktische Bilddaten erhoben und Trajektorien berechnet. Für die Übertragung des berechneten operativen Zugangs in das Patientenhirn wird der Robotarm über eine speziell dafür vorgesehene Schnittstelle mit dem Grundring verbunden. Danach kann das Ende des Robotarms, das den Instrumentenhalter führt, analog zu dem berechneten Plan bewegt werden.

Für rahmenlose Stereotaxie muss zunächst eine Basisplatte invasiv an der Schädelkalotte verschraubt werden, an der dann ein Markersystem (Ultraschall-

Empfänger) angebracht wird, das mit Hilfe eines Ultraschallsenders das System über die räumliche Position des Patientenkopfes informiert. Erstellung eines 3D-Bilddatensatzes, Registrierung und Eingriffsplanung erfolgen analog zu der im Kap. 1.1 (Bilddatenregistrierung bei rahmenloser Stereotaxie) beschriebenen Vorgehensweise. Anschließend wird der Patientenkopf in einer Mayfieldklammer fixiert und die räumliche Position des Patienten durch Messungen mit dem Robotarm in verschiedenen Positionen ermittelt. Nach diesem Registrierungsschritt erfolgt die Transformation der Bilddaten in das System [13, 17]. Häufige geäußerte Kritikpunkte an diesem System sind die klobige Struktur des Roboters und die hohen Anschaffungskosten [18].

2.3.2 ROSA™ Robotic-System (MedTech SAS, Montpellier, Frankreich)

ROSA™ ist eine relativ neue Entwicklung (CE-Zertifizierung: Mai 2008, FDA-Genehmigung: November 2009) [19]. Der Industrieroboter mit sechs Freiheitsgraden ist im Gegensatz zu dem NeuroMate® Roboter auf einer beweglichen Plattform installiert. Darin befindet sich die Software für die Eingriffsplanung, Registrierung und Führung des Robotarms. Die bildgestützte Eingriffsplanung basiert auf einem nicht-stereotaktischen MRT-Bilddatensatz. Die stereotaktische Registrierung erfolgt mit Hilfe einer zeitnah zur OP durchgeführten CT-Untersuchung, in die dann die präoperative, MRT-basierte Planung überführt wird.

Weiterhin sind eine feste Fixierung des Patientenkopfes am OP-Tisch über einen klassischen stereotaktischen Rahmen (rahmenbasiert) oder eine Mayfieldklammer (rahmenlos) sowie eine starre Verbindung des Robotersystems mit dem OP-Tisch oder der Patientenfixierung erforderlich. Zur Registrierung im Raumkoordinatensystem wird ein Laserscanner am Ende des Robotarms angebracht. Der Laserscanner bestimmt wiederholt den Abstand zwischen Roboter und Patientenkopf und erstellt dadurch eine 3D-Darstellung der Kopfoberfläche. Diese wird mit dem präoperativen 3D-Bild des Patientenkopfes abgeglichen, so dass für die Registrierung keine invasiv am Patientenkopf angebrachten Marker erforderlich sind. Instrumente oder Elektroden können entweder vom Operateur selbst in einem reinen manuellen Modus oder unterstützt durch ein Sensorsystem mit haptischer Kontrollfunktion in das Gehirn des Patienten eingeführt werden.

Trotz der insgesamt großen Flexibilität dieses Systems werden von den Anwendern die vergleichsweise hohe Lernkurve und die großen Abmessungen des Roboters kritisiert [18]

2.4 Genauigkeit und Präzision stereotaktischer Systeme und Operationen

Genauigkeit misst die Übereinstimmung von wiederholt durchgeführten Messungen oder Einstellungen und wird durch den Mittelwert der Abweichungen ausge-

Systemgenauigkeit (Zielpunkt-Registrierungsfehler)	Knochenmarker/STX-Rahmen ↓ 3D-Bildgebung ↓ STX-Bild-zu-Patienten-Registrierung
chirurgische Genauigkeit (Zielpunkt-Positionierungsfehler) ermittelt mit Hilfe von: • Phantommessungen • Patientenanwendungen	Zielpunktberechnung ↓ Übertrag in den Patienten (mechanische Führung/Registrierung chirurgischer Instrumente) ↓ Dokumentation der Instrumentenlage

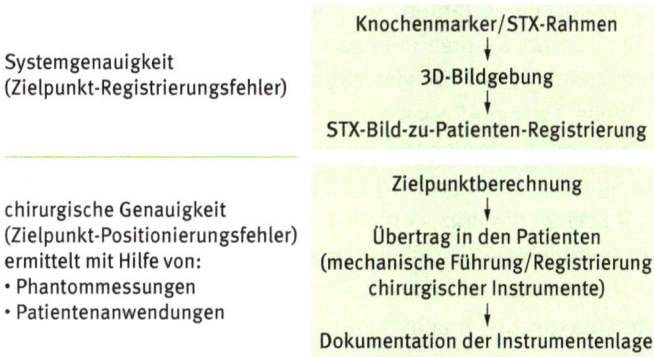

Abb. 2.4: Verschiedene Faktoren mit Einfluss auf die Systemgenauigkeit und die chirurgische Genauigkeit der stereotaktischen Neurochirurgie (STX, stereotaktisch; 3D, dreidimensional).

drückt (kleiner Mittelwert = genaues Verfahren). Präzision wird durch die Streuung der Abweichungen angegeben (kleine Streuung = hohe Präzision). Weiterhin ist zu berücksichtigen, dass im dreidimensionalen Raumkoordinatensystem eine hohe Genauigkeit nur dann gegeben ist, wenn in jeder Raumrichtung gleichermaßen eine hohe Präzision erreicht wird. Die Genauigkeit stereotaktischer Systeme und Operationen kann entweder durch Phantommessungen, Kadaverstudien oder durch Untersuchungen an Patienten bestimmt werden.

Genauigkeit und Präzision stereotaktischer Systeme werden durch ihre mechanischen und baulichen Eigenschaften determiniert. Die Genauigkeit und Präzision stereotaktischer Operationen wird, wie in Abbildung 2.4 dargestellt, durch eine Reihe verschiedener Faktoren beeinflusst. Formal kann zwischen einer technischen Komponente, die den Einfluss von Patientenfixierung und Registrierung (Bildgebung, Markersysteme) erfasst (in vitro Präzision) und einer chirurgischen Komponente (Einfluss von Planungsbildgebung, Instrumentenführung, Registrierung von Instrumenten und Verifikation des Implantationsergebnisses) unterschieden werden. Die chirurgische oder in vivo Präzision d. h. die Differenz zwischen geplantem und tatsächlich im Patienten erreichten Zielpunkt wird häufig als 3D-vektorielle Abweichung (Zielpunkt-Positionierungsfehler) angegeben.

Auf die Problematik bei der Bewertung der Lokalisationsgenauigkeit in Abhängigkeit von den einzelnen Registrierungsverfahren wurde bereits in Kap. 1.1 hingewiesen. Bei Patientenstudien ist zu berücksichtigen, dass verschiedene individuelle Faktoren wie z. B. Liquorabfluss während der OP und eine daraus resultierende Verlagerung von Hirnparenchym (brain shift) das Messergebnis beeinflussen können, so dass streng genommen diese Untersuchungen keine Aussage zu der technischen Genauigkeit oder Systemgenauigkeit machen können sondern lediglich die sog. Zielpunkt-Positionierungsgenauigkeit beschreiben. Weiterhin beziehen sich methodisch die Untersuchungen an Patienten auf verschiedenste diagnostische und therapeutische stereotaktische Verfahren. Dies ist unbedingt zu berücksichtigen, wenn die Ergebnisse einzelner Studien miteinander verglichen werden sollen.

Maciunas et al. untersuchten 1994 für vier stereotaktische center-of-the-arc-Systeme (Brown-Robert-Wells, Cosman-Robert-Wells, Kelly-Goerss COMPASS, Leksell) die in vitro Präzision auf der Basis einer CT-Untersuchung mit 1 mm Schichtdicke und unter Verwendung eines anthropomorphen Messphantoms. In dieser Arbeit wurde für das Leksell-System die Präzision mit 1,7 ± 1,0 mm und für den CRW-Rahmen mit 1,8 ± 1,1 mm (mittlerer Gesamtfehler) angegeben [20]. Treuer et al. untersuchten die klinische Zielpunktgenauigkeit, die bei der Implantation von Jod-125 Seedkathetern zur stereotaktischen Brachytherapie von Hirntumoren unter Verwendung des Riechert-Mundinger Stereotaxierahmens und einer intraoperativen CT-Untersuchung mit 2 mm Schichtdicke erreicht wird. Die mittlere räumliche Abweichung zwischen geplantem Zielpunkt und tatsächlicher Seedkatheterposition betrug in dieser Arbeit 1,97 ± 0,9 mm [21].

Die hier besprochenen Schädel-adaptierten Stereotaxiesysteme Nexframe und das StarFix-MTP System erreichten eine in vitro Präzision von 1,25 ± 0,6 mm (Bereich: 0–4,0 mm) bzw. von 0,42 ± 0,15 mm [22, 23].

Vergleichende Untersuchungen zur in vivo Präzision bei der Implantation von THS-Hirnelektroden mit Hilfe rahmenloser Stereotaxie (Nexframe) und rahmenbasierter Stereotaxie (CRW-System oder Leksell-System) zeigten ein heterogenes Bild. Zwei klinische Studien ergaben keinen statistisch signifikanten Unterschied zwischen diesen beiden Modalitäten (vektorielle Fehler: 2,78 ± 0,25 mm bzw. 3,2 ± 1,4 mm für die rahmenlos durchgeführte Implantation; 2,65 ± 0,22 mm bzw. 3,2 ± 1,4 mm für die rahmenbasierte Vorgehensweise) [24, 25]. In der von Bjartmatz et al. durchgeführten Analyse hingegen war die vektorielle Abweichung nach Implantation von THS-Hirnelektroden mit einem Leksell-Rahmen mit 1,2 ± 0,6 mm statistisch signifikant kleiner (p < 0,01) als bei Implantation mit dem Nexframe System (Abweichung: 2,5 ± 1,4 mm) [26].

Wurde die Implantation mittels rahmenloser Stereotaxie durch ein StarFix-System unterstützt lag der durchschnittliche vektorielle Fehler bei 1,99 ± 0,9 mm [11]. Nach Unterteilung der dabei ausgewerteten Patientenkohorte anhand der Variablen „Brainshift" reduzierte sich der Fehler für Patienten, die nur wenig oder keine Brainshift hatten auf 1,24 mm ± 0,4 mm [27].

In einer ersten präklinischen Untersuchung zur in vitro Genauigkeit des Neuro-Mate® Stereotaxieroboters betrugen im Durchschnitt die Fehler abhängig von der Schichtdicke der dabei verwendeten CT-Untersuchung 1,29 mm (1,5 mm Schichtdicke) bzw. 2,27 mm (3 mm Schichtdicke) [13]. In einer zweiten Analyse wurde das Robotsystem mit den Standards rahmenbasierte und rahmenlose Stereotaxie verglichen. Hierbei war die durchschnittliche Fehlerdifferenz zwischen berechnetem und erreichtem Zielpunkt bei Kombination des Roboters mit einem ZD-Stereotaxiering (rahmenbasiert) mit 0,86 ± 0,32 mm statistisch signifikant (p > 0,01) niedriger als bei rahmenloser Anwendung (1,95 ± 0,44 mm) [17].

Das ROSA™ Robotic-System erreichte in vitro eine Präzision von < 1 mm für rahmenbasierte Registrierung unter Verwendung von Oberflächenmarkern sowie eine Präzision von 1,22 mm wenn rahmenlos und ohne Marker über die Kopfoberfläche registriert wurde [28]. Von Langsdorff und Mitarbeiter gaben für die rahmenbasierte Registrierung eine mittlere in vitro Präzision von 0,44 ± 0,23 mm an (maximaler Lokalisierungsfehler: 1,0 mm) [29].

Die klinische Präzision des NeuroMate® Stereotaxieroboters wurde bei rahmenbasierter Implantation von Elektroden zur Ableitung von Tiefen EEGs mit 2,04 ± 1,1 mm für den Zielpunkt und 0,86 ± 0,54 mm für die Trepanation angegeben [30]. Mit Hilfe des ROSA™ Robotic-Systems konnten THS-Hirnelektroden mit einem mittleren Zielpunkt-Positionierungsfehler von lediglich 0,86 ± 0,32 mm (maximaler Fehler: 1,55 mm) implantiert werden [29].

Zusammenfassend zeigen die vorliegenden Daten eine vergleichsweise große Streuung zwischen einzelnen Untersuchungen und den dabei verwendeten Stereotaxiesystemen. Dies impliziert, dass jedes THS-Zentrum sinnvollerweise eigene Messungen zur technischen Präzision und zur Positionierungsgenauigkeit der am Standort verwendeten Systemkomponenten durchführen sollte.

Referenzen

[1] Talairach J, Hécaen H, David M, Monnier M, Ajuriaguerra J de. Recherches sur la coagulation thérapeutique des structures sous-corticales chez l'homme. Revue Neurologique. 1949;81:4–24.

[2] Leksell L. A stereotaxic apparatus for intracerebral surgery. Acta Chirurg Scand. 1949;99:229–33.

[3] Riechert T, Mundinger F. [Description and use of an aiming device for stereotactic brain surgery (II. model)]. Acta Neurochir Suppl (Wien). 1955;3:308–37.

[4] Riechert T, Wolff M. [A new stereotactic instrument for intracranial placement of electrodes]. Arch Psychiatr Nervenkr Z Gesamte Neurol Psychiatr. 1951;186(2):225–30.

[5] Brown RA, Roberts TS, Osborn AG. Stereotaxic frame and computer software for CT-directed neurosurgical localization. Invest Radiol. 1980;15(4):308–12.

[6] Gildenberg PLT, RR. Textbook of Stereotactic and Functional Neurosurgery. New York, USA: McGraw-Hill; 1998.

[7] Riechert T. Development of human stereotactic surgery. Confin Neurol. 1975;37(4):399–409.

[8] Zamorano L, Martinez-Coll A, Dujovny M. Transposition of image-defined trajectories into arc-quadrant centered stereotactic systems. Acta Neurochir Suppl (Wien). 1989;46:109–11.

[9] Cosman E . Development and technical features of the Cosman-Roberts-Wells (CRW) stereotactic system. In: Pell FT, DGT., editor. Handbook of Stereotaxis Using the CRW Apparatus. Baltimore: Williams & Wilkins; 1994. p. 1–52.

[10] Medtronic [Internet]. Manual. [cited 2017 Aug 16]. Available from: http://professional.medtronic.com/pt/neuro/dbs-md/prod/procedure-solutions/.

[11] Konrad PE, Neimat JS, Yu H, Kao CC, Remple MS, D'Haese PF, et al. Customized, miniature rapid-prototype stereotactic frames for use in deep brain stimulator surgery: initial clinical methodology and experience from 263 patients from 2002 to 2008. Stereotact Funct Neurosurg. 2011;89(1):34–41.

[12] Kwoh YS, Hou J, Jonckheere EA, Hayati S. A robot with improved absolute positioning accuracy for CT guided stereotactic brain surgery. IEEE Trans Biomed Eng. 1988;35(2):153–60.

[13] Varma TR, Eldridge P. Use of the NeuroMate stereotactic robot in a frameless mode for functional neurosurgery. Int J Med Robot. 2006;2(2):107–13.

[14] Vadera S, Chan A, Lo T, Gill A, Morenkova A, Phielipp NM, et al. Frameless Stereotactic Robot-Assisted Subthalamic Nucleus Deep Brain Stimulation: Case Report. World Neurosurg. 2015.

[15] Lefranc M, Le Gars D. Robotic implantation of deep brain stimulation leads, assisted by intra-operative, flat-panel CT. Acta Neurochir (Wien). 2012;154(11):2069–74.

[16] Benabid AL, Cinquin P, Lavalle S, Le Bas JF, Demongeot J, de Rougemont J. Computer-driven robot for stereotactic surgery connected to CT scan and magnetic resonance imaging. Technological design and preliminary results. Appl Neurophysiol. 1987;50(1–6):153–4.

[17] Li QH, Zamorano L, Pandya A, Perez R, Gong J, Diaz F. The application accuracy of the NeuroMate robot – A quantitative comparison with frameless and frame-based surgical localization systems. Comput Aided Surg. 2002;7(2):90–8.

[18] Faria C, Erlhagen W, Rito M, De Momi E, Ferrigno G, Bicho E. Review of Robotic Technology for Stereotactic Neurosurgery. IEEE Rev Biomed Eng. 2015;8:125–37.

[19] Medtech [Internet]. Rosa neurosurgery robot. Technical report [Press Publication]. 2011. [cited 2017 Aug 16]. Available from: http://www.medtechsurgical.com/Products/ROSA.

[20] Maciunas RJ, Galloway RL, Jr., Latimer JW. The application accuracy of stereotactic frames. Neurosurgery. 1994;35(4):682–94; discussion 94–5.

[21] Treuer H, Klein D, Maarouf M, Lehrke R, Voges J, Sturm V. Accuracy and conformity of stereotactically guided interstitial brain tumour therapy using I-125 seeds. Radiother Oncol. 2005;77(2):202–9.

[22] Henderson JM, Holloway KL, Gaede SE, Rosenow JM. The application accuracy of a skull-mounted trajectory guide system for image-guided functional neurosurgery. Comput Aided Surg. 2004;9(4):155–60.

[23] Balachandran R, Mitchell JE, Dawant BM, Fitzpatrick JM. Accuracy evaluation of microTargeting Platforms for deep-brain stimulation using virtual targets. IEEE Trans Biomed Eng. 2009;56(1):37–44.

[24] Holloway KL, Gaede SE, Starr PA, Rosenow JM, Ramakrishnan V, Henderson JM. Frameless stereotaxy using bone fiducial markers for deep brain stimulation. J Neurosurg. 2005;103(3):404–13.

[25] Kelman C, Ramakrishnan V, Davies A, Holloway K. Analysis of stereotactic accuracy of the cosman-robert-wells frame and nexframe frameless systems in deep brain stimulation surgery. Stereotact Funct Neurosurg. 2010;88(5):288–95.

[26] Bjartmarz H, Rehncrona S. Comparison of accuracy and precision between frame-based and frameless stereotactic navigation for deep brain stimulation electrode implantation. Stereotact Funct Neurosurg. 2007;85(5):235–42.

[27] D'Haese PF, Pallavaram S, Konrad PE, Neimat J, Fitzpatrick JM, Dawant BM. Clinical accuracy of a customized stereotactic platform for deep brain stimulation after accounting for brain shift. Stereotact Funct Neurosurg. 2010;88(2):81–7.

[28] Lefranc M, Capel C, Pruvot AS, Fichten A, Desenclos C, Toussaint P, et al. The impact of the reference imaging modality, registration method and intraoperative flat-panel computed tomography on the accuracy of the ROSA(R) stereotactic robot. Stereotact Funct Neurosurg. 2014;92(4):242–50.

[29] von Langsdorff D, Paquis P, Fontaine D. In vivo measurement of the frame-based application accuracy of the Neuromate neurosurgical robot. J Neurosurg. 2015;122(1):191–4.

[30] Cardinale F, Cossu M, Castana L, Casaceli G, Schiariti MP, Miserocchi A, et al. Stereoelectroencephalography: surgical methodology, safety, and stereotactic application accuracy in 500 procedures. Neurosurgery. 2013;72(3):353–66; discussion 66.

J. Voges, L. Büntjen

3 Operative Standards

Während der vergangenen 25 Jahre hat sich die THS zu einem festen Bestandteil der Behandlung von Bewegungsstörungen entwickelt. Damit einhergehend wird diese Therapieform zunehmend an verschiedenen Standorten in Deutschland angeboten. Trotz dieser insgesamt positiven Entwicklung gibt es bisher keine allgemeinverbindlich vorgeschriebenen Standards für die Ausbildung in der funktionellen Stereotaxie. Einzig eine im Jahr 2009 von der ESSFN (European Society for Stereotactic and Functional Neurosurgery) in Zusammenarbeit mit der UEMS (Union Européenne des Médicins Spécialistes) formulierte Empfehlung nimmt Bezug auf wesentliche Richtgrößen wie Mindestzahl von Patienten, die pro Jahr für die operative Ausbildung vorhanden sein sollten, Mindestzahl der unter Aufsicht durchzuführenden stereotaktischen Operationen, Dauer dieser speziellen neurochirurgischen Ausbildung, etc. [1].

Weiterhin sind auch apparative Standards oder prozedurale Vorschriften, die bei der Durchführung funktionell stereotaktischer Operationen eingehalten werden sollten, bisher nicht eindeutig definiert. Dies ist teilweise dadurch bedingt, dass die wissenschaftlichen Daten, die zu diesem Thema publiziert wurden, ein vergleichsweise niedriges Evidenzniveau (im Regelfall Klasse IV) aufweisen, so dass daraus abgeleitete Vorgaben lediglich den Status einer Expertenmeinung haben können. Hinzu kommt, dass eine „optimale" technische Ausstattung für funktionell stereotaktische Eingriffe häufig mit hochpreisigen Neuanschaffungen verbunden ist, für die im Gesundheitswesen aufgrund stetig wachsender Ausgaben zunehmend weniger Mittel vorhanden sind. Daher wird häufig bei der Durchführung stereotaktischer Operationen Technologie genutzt, die ohnehin bereits am jeweiligen Standort vorhanden ist.

Die folgenden Abschnitte berücksichtigen hauptsächlich Literatur, die sich mit der Behandlung von Patienten mit Bewegungsstörungen befasst. Im Besonderen sind die hier formulierten spezifischen Anforderungen an die Bildgebung (Kap. 3.1) auf die drei Zielregionen Thalamus, Globus pallidus internus (GPi) und Nucleus subthalamicus (STN) fokussiert.

J. Voges

3.1 Bildgebung

Ganz allgemein dient die Bildgebung der Zielpunktbestimmung, Zugangsplanung, Registrierung und Zielpunktverifikation. Für diese unterschiedlichen Fragestellungen werden spezifische Anforderungen an die Bildgebung gestellt, auf die im weiteren Kontext falls erforderlich hingewiesen wird.

https://doi.org/10.1515/9783110459715-003

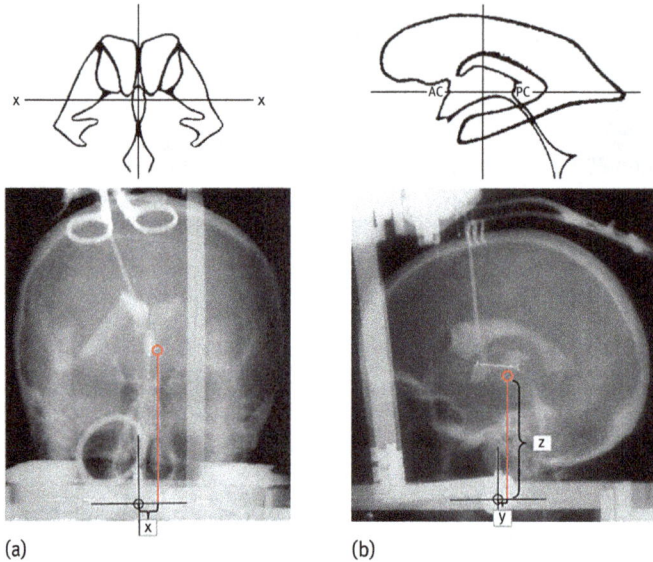

(a)   (b)

Abb. 3.1: Darstellung der Hirnkammern (Ventrikelsystem) als Schema und dazu korrespondierend – nach intraventrikulärer Injektion jodhaltigen Kontrastmittels – auf Röntgennativaufnahmen des Schädels (Ventrikulographie) im anterioren-posterioren Strahlengang (a) sowie im lateralen Strahlengang (b). Weiße Linie: Mitte des III. Ventrikels (links) bzw. Verbindung zwischen vorderer und hinterer Kommissur, die sog. Interkommissurallinie (rechts); roter Kreis und rote Linie: vorgegebener Zielpunkt und seine senkrechte Projektion auf die Mitte des stereotaktischen Rahmens; schwarze Linien und Klammern: Abstand des Zielpunktes relativ zur Mitte des stereotaktischen Koordinatensystems (Ringmitte) in mm, daraus ergeben sich die stereotaktischen Koordinaten (x, y, und z).

Bis in die 1990er Jahre war die *Ventrikulographie,* ein zweidimensionales bildgebendes Verfahren, der Goldstandard für die Zielpunktdefinition. Dies war im Wesentlichen dadurch begründet, dass historisch die Koordinaten für einzelne Zielregionen aus einem stereotaktischen Hirnatlanten abgelesen wurden. Diese Atlanten wie z. B. der Schaltenbrandt-Wahren Atlas orientieren sich an dem anatomischen Bezugssystem „Interkommissurallinie" (Verbindung zwischen vorderer und hinterer Kommissur) sowie an den Konturen des III. Ventrikels [2]. Mit Ausnahme der vom Objekt-Filmabstand abhängigen Vergrößerung können mit Hilfe der Ventrikulographie verzerrungsfrei die Grenzen des III. Ventrikels, die vordere und hintere Kommissur, die Mittellinie, sowie der Boden der Seitenventrikel dargestellt werden. Wesentliche Nachteile dieses Röntgen-Summenbildes sind seine Zweidimensionalität und das Fehlen zusätzlicher anatomischer Detailinformationen, so dass z. B. eine Planung des operativen Zugangsweges mit gleichzeitiger Darstellung von Hirnparenchym nicht möglich ist.

Apparativ ist für die Durchführung stereotaktischer Ventrikulographien eine im OP ortsfest installierte Röntgenanlage erforderlich. Weiterhin muss für die intra-

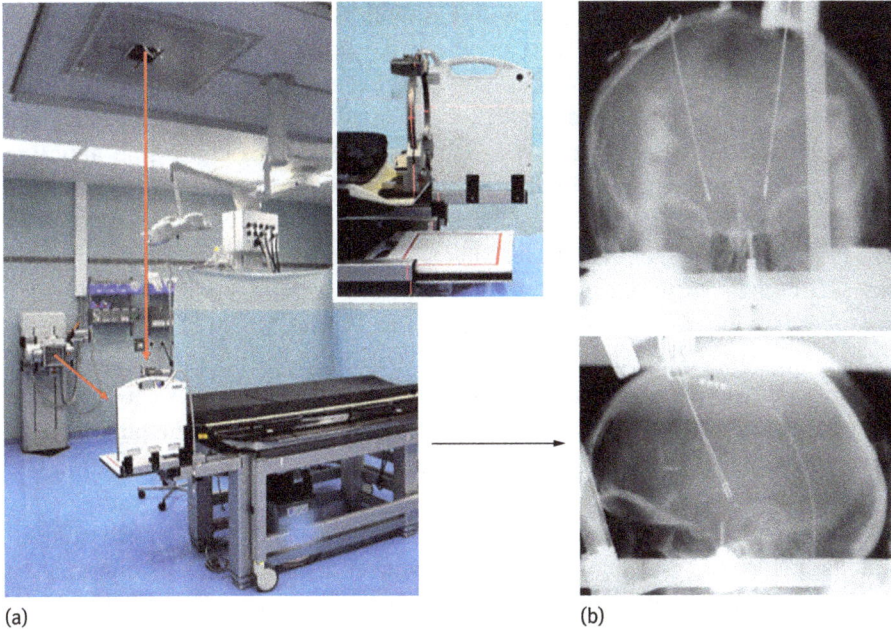

(a)   (b)

Abb. 3.2: (a) Stereotaktischer Operationssaal mit fest installierter Röntgenanlage (Klinik für Stereotaktische Neurochirurgie, Universitätsklinikum Magdeburg). Der OP-Tisch befindet sich immer in der gleichen Position, so dass der Zentralstrahl der Röntgenröhren (rote Linien) durch die Mitte des stereotaktischen Rahmens verläuft. (b) Stereotaktisches Röntgen zur intraoperativen Lageverifizierung stereotaktisch implantierter Stimulationselektroden (anteriorer-posteriorer Strahlengang, oben; lateraler Strahlengang, unten).

ventrikuläre Injektion jodhaltigen Kontrastmittels der Seitenventrikel punktiert werden. Dies bedeutet in Einzelfällen auch eine weitere Bohrlochtrepanation sowie immer ein zusätzliches Risiko für z. B. intrazerebrale Blutungen oder unkontrollierten Abfluss von Liquor.

Moderne Stereotaxie basiert auf einem 3D-Bilddatensatz, der mit einem der beiden Schichtbildverfahren CT und/oder MRT erstellt wird. Dieser Bilddatensatz muss eine präzise stereotaktische Lokalisation zulassen. Dazu gehören z. B. Berücksichtigung und Abgleich der Koordinaten in Relation zum Zentrum des Scanners und zum stereotaktischen Raum, bzw. der automatische Abgleich über Marker unter Verwendung einer entsprechenden kommerziell erhältlichen Software. Stereotaktische CT- und MRT-Untersuchungen beginnen mindestens im Bereich der Fossa interpeduncularis und werden, bei kontinuierlicher axialer Schnittführung, bis zum Kortexrelief der Mantelkante fortgeführt.

Die CT wird üblicherweise ausschließlich zur verzerrungsfreien stereotaktischen Registrierung eingesetzt. Mindestanforderung an diese Untersuchung sind 2 mm Schichtdicke bei 2 mm Schichtabstand. Bei einer Schichtdicke von < 2 mm erhöht sich die Anzahl der einzelnen Scans und damit die Strahlenbelastung des

Patienten. Dieser Nachteil ist gegen den Vorteil der höheren Bildauflösung abzuwägen. Die Eingriffsplanung wird bei dieser Vorgehensweise durch einen nicht-
stereotaktischen MRT-Bilddatensatz unterstützt, der mit der stereotaktischen CT
ko-registriert wird. Einige wenige THS-Zentren planen auch ausschließlich auf
dünnschichtigen CT-Bilddaten (1 mm Schichtdicke). Daraus ergibt sich aufgrund
der verzerrungsfreien Darstellung nur theoretisch ein Vorteil für die CT. Nachteil
einer ausschließlich CT-basierten Eingriffsplanung ist der im Vergleich zur MRT
schlechtere Weichteilkontrast dieser Bilder. Mit Blick auf die Zugangsplanung lassen sich mittels CT im Bes. venöse Blutgefäße schlechter darstellen. Für die Zielpunktbestimmung relevant ist, dass CT-Bilder im Vergleich zu MRT-Bildern vordere
und hintere Kommissur mit reduzierter Auflösung darstellen bzw. bestimmte Zielregionen (z. B. STN, Binnenstruktur des Pallidum) nicht oder deutlich schlechter
kontrastieren. Insgesamt setzt eine ausschließlich CT-basierte Zielpunktberechnung sehr viel Erfahrung des Operateurs voraus und bleibt speziellen Zentren vor-
behalten.

Die alleinige Anwendung der MRT für Eingriffsplanung und Registrierung ist
weit verbreitet. Auf die Möglichkeit der Bildverzerrung wurde bereits hingewiesen
(s. Kap. 1). Generell sind für die MRT-Bilddatenakquisition kontinuierliche, dünn-
schichtige Bilder (mind. 2 mm Schichtendicke bzw. kleinstmögliche Voxelgröße) in
axialer Schichtführung sinnvoll. Als Minimalanforderung werden meist eine T2-
gewichtete sowie eine T1-gewichtete axiale Serie (letztere mit intravenöser Kont-
rastmittelgabe zur Gefäßkontrastierung) erstellt.

Moderne Rechner sind ausreichend leistungsstark, um die zur Eingriffsplanung
erforderlichen 3D-Bilddatensätze zu verwalten. Auch kann eine Planungssoftware
von verschiedenen Anbietern erworben werden, die sämtliche für die Planung
funktionell stereotaktischer Eingriffe erforderlichen Optionen enthält. Dazu gehören die simultane, koordinierte Darstellung axial, koronar und sagittal rekonstru-
ierter Bilder, die Definition und Kontrolle der Koordinaten für vordere Kommissur
(AC) und hintere Kommissur (PC) in allen drei Abbildungsebenen, die Möglichkeit
der Darstellung bzw. Verifikation und ggf. Korrektur des gewählten Zielpunktes in
Hinblick auf benachbarte Risikostrukturen bzw. anatomische Landmarken und
eine multiplanare Darstellungsmöglichkeit für die Zugangsplanung. Idealerweise
wird die Planung durch eine Option zur Bildrekonstruktion nicht nur entlang der
Standardebenen (axial, coronal, sagittal) sondern auch parallel und perpendikulär
zur Trajektorie wesentlich unterstützt. Weiterhin ist eine *kontinuierliche* Darstellung, Kontrolle und ggf. Änderung des operativen Zugangs, mindestens in axialer
Schnittführung, im optimalen Fall auch in sämtlichen anderen, hier genannten
Rekonstruktionsebenen hilfreich.

J. Voges

3.2 Zielpunktberechnung und Trajektorienplanung

Bei der Zielpunktbestimmung bzw. -berechnung wird grundlegend zwischen einer indirekten und einer direkten Vorgehensweise unterschieden

3.2.1 Indirekte Zielpunktbestimmung

Die indirekte ZP-Bestimmung erfolgt auf der Basis einer von Talairach eingeführten Verbindungslinie zwischen vorderer und hinterer Kommissur (AC-PC Linie bzw. Interkommissurallinie) [3]. Dies impliziert, dass auf der für die Planung verwendeten Bildgebung eine sichere Darstellung beider Referenzpunkte (z. B. mittels MRT in sagittaler Schnittführung) gegeben sein muss. Die indirekte Zielpunktberechnung mit Hilfe der Ventrikulographie wurde durch eine CT- oder MRT-basierte Planung ersetzt. Für die indirekte Zielpunktbestimmung sind, wie bereits erwähnt, Angaben aus einem stereotaktischen Hirnatlas erforderlich. Diese Atlanten beinhalten makroskopische und mikroskopische Hirnschnitte. Die Schnitte kontrastieren mit Hilfe unterschiedlicher Färbemethoden die Binnenstruktur bestimmter Hirnregionen wie Thalamus, Basalganglien oder Hirnstamm. Zusätzlich bieten schematische Tafeln oder transparente Deckblätter eine vom Bildkontrast unabhängige anatomische Information [2, 4–6]. In den meisten Atlanten orientiert sich die Schnittführung an dem bereits erwähnten anatomischen Bezugssystem „Interkommissurallinie" [2, 4, 6]. Dementsprechend verlaufen axiale und sagittale Schnitte parallel, coronale Schichten senkrecht zu dieser Linie. Beim Übertrag von Atlas-basierten Koordinaten in das individuelle Patientenhirn sind zwei grundlegende methodische Probleme zu berücksichtigen: (i) Hirnatlanten basieren auf den Gehirnen nur weniger Spender. (ii) Bildet ein Atlas alle drei Raumebenen ab, können aus dem Gehirn eines einzigen Individuums maximal die Schnitte für zwei Ebenen (eine Ebene pro Hemisphäre) angefertigt werden. Für die dritte Ebene ist ein weiteres Spenderhirn erforderlich [2]. (iii) Aufgrund des zum Haltbarmachen des Gewebes erforderlichen Fixierungsvorgangs der Gehirne und dem damit verbundenen Wasserentzug kommt es zur Schrumpfung des Organs und einer im Vergleich zum vitalen Gehirn veränderten Lage von Zielpunkten.

Diese Fehlerproblematik bedingt, dass die Positionen von Zielpunkten, die einem stereotaktischen Hirnatlas entnommen wurden, im Grunde genommen nur orientierende Werte darstellen können. Trotz der genannten methodischen Einschränkungen unterstützt auch in Zeiten hochauflösender MRT-Bilder die indirekte Zielpunktberechnung die anatomische Orientierung. Da von wenigen Ausnahmen abgesehen Untereinheiten von Thalamus oder Hypothalamus auf MRT-Bildern schlecht zu kontrastieren sind, basiert die Berechnung von Zielpunkten, die innerhalb dieser HirnregionenBurst liegen, nach wie vor auf der indirekten Methode.

Tab. 3.1: Zusammenfassung von Koordinaten aus stereotaktischen Hirnatlanten für verschiedene funktionell-relevante Zielpunkte. Die Vorzeichen bezeichnen die Lage relativ zum Referenzpunkt.

Zielpunkt	Atlaskoordinaten (Abstand in mm relativ zum Referenzpunkt)			Referenzpunkt (Atlas)
	y-Richtung anterior (+) posterior (−)	x-Richtung rechts (+) links (−)	z-Richtung dorsal (+) ventral (−)	
STN	− 1,7	+/− 10,5	− 4	MCP (SCH)
GPi	+ 2	+/− 21	− 4	MCP (SCH)
V.im.	+ 7,0	+/− 13,5	+/− 0	PC (SCH)
A. pr.	+ 2,5	+/− 5,5	+ 12,0	MCP (SCH)
NAc	+ 4,0	+/− 6,0	− 4,5	AC (MAI)

Legende: Vorzeichen: (+): anterior, rechts bzw. dorsal relativ zum Referenzpunkt; STN: Nucleus subthalamicus; GPi: Globus pallidus internus; V.im. Nuclei ventro-intermedii; A. pr.: Nucleus antero-principalis thalami; NAc: Nucleus accumbens; AC: vordere Kommissur; PC: hintere Kommissur; MCP: Midcommussuralpunkt (Mitte der Verbindungslinie zwischen AC und PC); SCH: Schaltenbrand & Wahren Atlas; MAI: Atlas von Mai et al.

Koordinaten für in der Routine häufig berechnete Zielpunkte sind in Tabelle 3.1 zusammengestellt.

3.2.2 Direkte Zielpunktbestimmung

Voraussetzung für die direkte Zielpunktbestimmung sind MRT-Bilder mit hoher Auflösung (Voxelgröße < 1,5 mm^3) und einem hohen Kontrast zwischen weißer und grauer Substanz, der durch bestimmte T1- und T2-gewichtete Sequenzen erreicht werden kann. Dafür wurden in den vergangenen Jahren verschiedene Bildmodalitäten untersucht und empfohlen, die grundlegend mit Hilfe von Spin-Echo (SE) basierten und Suszeptibilitäts-basierten Untersuchungstechniken generiert werden. Als Nachteile der Suszeptibilitäts-basierten Darstellung sind Signalverlust, Verzerrung und lokale Feldinhomogenitäten zu erwähnen, die sich besonders bei höheren Feldstärken bemerkbar machen und, z. B. an Kerngrenzen, Unschärfe oder Überstrahlung des Bildsignals induzieren (in: [7]). Weiterhin kann grundsätzlich zwischen nativen oder rekonstruierten MRI-Pulssequenzen unterschieden werden. Häufig verwendete oder bei Drucklegung dieses Buches in der Fachliteratur untersuchte Sequenzen sind in Tabelle 3.2 gelistet. Ihre Eignung für die Darstellung bestimmter Zielregionen wird Kap. 3.2 diskutiert. Die gesamte hierfür relevante Fachliteratur konnte an dieser Stelle nicht vollständig berücksichtigt werden, so dass nur für das Verständnis erforderliche Daten selektiv zitiert wurden.

Generell können die folgenden Punkte einen erheblichen Einfluss auf die Datenqualität haben und wurden bei Durchsicht der Literatur kritisch hinterfragt: (i) Handelte es sich um Probandenmessungen, Bilddaten von Patienten oder post-

Tab. 3.2: Zusammenstellung von häufig in der Routine verwendeten bzw. in der Literatur gut untersuchten MRT-Sequenzen.

native Spin-Echo (SE) basierte Sequenzen		native Suszeptibilitäts-basierte Sequenzen	
T2-Weighted Imaging	(T2WI)	Alle Suszeptibilitätssequenzen basieren auf	
– T2 Fast-SE	(T2-FSE)	suszeptibilitätsgewichteten Bildern (SWI), d. h.	
Inversion Recovery	(IR)	erstellt mittels 3D-velocity compensated gradient	
multiple IR Sequenzen:		echo (GRE) Sequenzen. Durch *Nachbearbeitung*	
		können aus einer einzigen SWI-Datenerfassung	
		drei unterschiedliche Bilddatensätze generiert	
		werden:	
– Fluid-Attenuated IR	(FLAIR)	T2-weighted Magnitude Imaging	(T2*WI)
		T2*-Fast Low-Angle Shot	(T2*FLASH)
– Phase-Sensitive IR	(PSIR)	Suszeptibility-Weighted Phase Imaging	(SWPI)
– Short-Tau IR	(STIR)	Suszeptibility-Weighted Imaging	(SWI)
– Fast Gray Matter Aquisition T1 IR	(FGATIR)	Quantitative-Suszeptibility Mapping	(QSM)

mortem durchgeführten Untersuchungen? (ii) Wurden die MRT-Untersuchungen ohne oder mit stereotaktischem Grundring durchgeführt? (iii) Wurde die für einen bestimmten Zielpunkt erreichte Bildqualität nur deskriptiv oder auch quantitativ erfasst? (vi) Wurden wichtige Bilddetails wie z. B. die Grenzen einer Zielpunktregion oder seine Binnenstruktur mit den Ergebnissen elektrophysiologischer Messungen korreliert?

3.2.3 Zielpunktbestimmung unterstützt durch Diffusionstraktographie (DTI)

Auch wenn der genaue Wirkmechanismus der THS noch nicht verstanden ist, geht man aufgrund der bisher vorliegenden Daten übereinstimmend davon aus, dass der therapeutische Effekt über eine Modulation komplexer neuronaler Netzwerke erreicht wird. Einzelne Regionen oder Funktionseinheiten eines solchen Netzwerkes werden durch die Axone efferenter oder afferenter Neurone miteinander verbunden, die damit auch das anatomische Korrelat für die Informationsübertragung innerhalb eines Netzwerkes sind. Somit erhalten die großen Faserverbindungen innerhalb der weißen Substanz zunehmend eine Bedeutung als potentielle Zielstrukturen für die THS. Erste klinische Anwendungen diese Konzeptes basieren nicht nur auf der Annahme, dass THS im Wesentlichen über eine Netzwerkmodulation wirkt, sondern es wird dabei auch vorausgesetzt, dass durch eine direkte und gezielte Stimulation von Faserverbindungen im Vergleich zur elektrischen Stimulation grauer Substanz das klinische Ergebnis verbessert werden kann.

Coenen und Mitarbeiter explorierten unter diesen Annahmen systematisch die Bedeutung des dentato-rubro-thalamischen Traktes (DRT) für die THS-Therapie von Tremor. Dieses erstmalig in den 1980er Jahren durch Tracerstudien im Gehirn von Makaken definierte Faserbündel, das zu einem großen Teil den oberen Kleinhirnstil bildet, enthält axonale Fasern, die ihren Ursprung im N. dentatus des Kleinhirns haben und die nach Kreuzung eines Großteils der Fasern auf Höhe der oberen Pons zu einem geringen Teil im N. ruber und zum größten Teil in Kernarealen des ventro-lateralen Thalamus enden. Letztere entsprechen nach der Hasslerschen Nomenklatur dem N. ventralis oralis posterior und dem N. ventralis intermedius (eine genauere Beschreibung der Binnenstruktur des Thalamus und der dabei verwendeten Nomenklaturen ist weiter unten im Kap. 3.2.6 zu finden) [8]. In einer ersten klinischen Untersuchung analysierten Coenen und Mitarbeiter bei 11 Patienten die Beziehung zwischen der relativen Lage aktiver Elektrodenkontakte bzw. des durch diesen Kontakt elektrisch stimulierten Gewebevolumens und der individuell erreichten Tremorsuppression. Dabei waren Kontakte von Patienten mit suboptimalem klinischem Ergebnis durchschnittlich 1 mm weiter vom DRT entfernt als die Kontakte von Patienten mit vollständiger Tremorsuppression. Dieser Unterschied war allerdings statistisch nicht signifikant [9]

Weitere kritische Punkte eines auf der Faserdarstellung basierenden TSH-Konzeptes sind die fehlende Standardisierung bei der Erstellung von DTI-Bildern und ihre Validierung. Im Kontext Zielpunktplanung für funktionell-stereotaktische Eingriffe und den hohen Ansprüchen, die dabei an die Präzision der Abbildung von Zielregionen gestellt werden, ist die Frage der anatomischen Präzision im Besonderen in Hirnregionen, die sich durch eine große neuronale Komplexität auszeichnen (die meisten Zielregionen, die für die THS-Therapie interessant oder validiert sind erfüllen diese Voraussetzung) von zentraler Bedeutung.

Goldstandard für die Visualisierung von Faserverbindungen sind anatomische Tracerstudien an Gehirnen von Versuchstieren. Durch MRT-Untersuchung der Gehirne dieser Versuchstiere mit DTI-Darstellung der gleichen Faserverbindungen und Vergleich mit den Ergebnissen der Tracerstudien kann die anatomische Präzision dieses bildgebenden Verfahrens quantifiziert werden. Mit dieser Vorgehensweise konnten zwei Arbeitsgruppen bei einer MRT-Bilddatenakquisition unter optimalen Bedingungen (postmortem Untersuchungen, lange Untersuchungszeiten von > 200 Stunden mit optimaler Scannereinstellung für diffusionsgewichtete Bilder, Scanner mit den Feldstärken 7 T oder 9,4 T, etc.) erhebliche Abweichungen der DTI-Bilder von der anatomischen Realität nachweisen [10, 11].

Unabhängig von den genannten Einschränkungen kann bei kritischer Anwendung DTI-Bildgebung möglicherweise die Zielpunktdefinition bei etablierten Indikationen optimieren bzw. zur Definition neuer Zielregionen beitragen.

3.2.4 Nucleus subthalamicus (STN)

Diese im Mittelhirn gelegene anatomische Struktur hat eine bikonvexe Form, ist bezogen auf die drei Raumebenen schräg ausgerichtet und mit etwa $9 \times 11 \times 3$ mm (Länge (A–P) × Breite (R–L) × Höhe (D–V)) vergleichsweise klein [2, 6, 12]. Das Volumen des STN beträgt etwa 2,4 ml [13]. Der STN ist dorsal, anterior und medial von weißer Substanz umgeben, die zur Zona incerta, dem Fasciculus lenticularis oder Forelschen Feld gehören und grenzt lateral an Fasertrajekte der Pyramidenbahn. Ventral und antero-medial zum STN liegt die Substantia nigra (SN).

Bereits ältere Arbeiten zeigten, dass die direkte Zielpunktbestimmung einer auf Koordinaten basierenden, indirekten Berechnung überlegen ist [14]. Neben der allgemeinen bereits erwähnten Problematik des Transfers von Koordinaten aus Hirnatlanten in Patienten kommt hinzu, dass der STN bezüglich seiner Größe, Form und Position erhebliche interindividuelle Schwankungen aufweist [12]. Für die MRT gestützte Visualisierung des STN wird im Regelfall eine stark T2-gewichtete Bildgebung (z. B. eine T2-FSE, s. Tab. 3.2) mit geeigneter Schichtführung, d. h. axial und/oder koronal, verwendet. Da die direkte Darstellung des STN mittels MRT auf dem Eisengehalt dieses Kernareals basiert, kann die Abgrenzung zur SN, die ebenfalls einen hohen Eisengehalt aufweist, erschwert sein. Dies wiederum bedingt, dass im Wesentlichen die korrekte Darstellung der antero-medialen und ventralen STN-Grenzen kritisch ist (Übersicht in: [7]).

Die Kontrastierung kann durch die Verwendung eines Scanners mit höherer Feldstärke verbessert werden (eine höhere Feldstärke verbessert das Verhältnis von Signal zu Rauschen). Patil und Mitarbeiter dokumentierten bei 20 Parkinson-Patienten, dass mit einer 3T-MRT T2WI-Untersuchung im Vergleich zu den elektrophysiologisch bestimmten Kerngrenzen, dem sog. „Goldstandard", eine ausreichend präzise Visualisierung des STN möglich ist [12]. Weiterhin bieten sich für eine bessere Kontrastierung Suszeptibilitäts-gewichtete (SWI) Bilder an, die Strukturen mit hohem Eisengehalt sehr gut darstellen. Zwei Untersuchungen zeigten, dass sowohl in einem 1,5 T Scanner (Studienkohorte: neun Probanden, zehn Patienten) als auch in einem 3T MRT-Gerät (Studienkohorte: neun Probanden, ein Patient) die STN-Grenzen auf SWI-Bildern deutlich besser gegenüber der SN als auch gegenüber der umliegenden weißen Substanz kontrastiert waren als auf T2-Bildern (besseres Verhältnis von Kontrast zu Rauschen für SWI-Bilder). Weiterhin war die SWI besser als eine T2*-FLASH Sequenz und lieferte bei höherer Feldstärke einen ähnlich guten Kontrast wie eine T2*-Mapping Sequenz [15, 16]. In einer weiteren Untersuchung, durchgeführt an neun Probanden und zehn Patienten mit einer auf Nachbereitung von GRE-Phasenbildern basierenden Technik (Quantitative Susceptibility Mapping, QSM), war die Kontrastierung – d. h. das Verhältnis von Kontrast zu Rauschen – um den Faktor 6,4 besser als bei sämtlichen anderen, in dieser Untersuchung verwendeten Sequenzen (T2-WI, SWI, T2*-WI) [17].

Aufgrund von Phasenänderungen bei der Bildgenerierung, die abhängig sind von Gewebeorientierung, Geometrie und Feldstärke, und die dazu führen, dass Signaländerungen nicht präzise die Grenzen einer Zielregion darstellen, sind SWI-Bilder generell anfällig für subtilere Zielpunktfehler. Bot und Mitarbeiter korrelierten die Position des für den STN von Parkinson-Patienten charakteristischen neuronalen Entladungsmusters, das intraoperativ durch Mikroelektrodenableitungen (microelectrode-recording, MER) aufgezeichnet wurde, mit dem MRT-Signal der Kernkontur. Danach lagen unabhängig von der Feldstärke des MRT-Scanners auf konventionellen T2-gewichteten Bildern 99 % (1,5 T) bzw. 100 % (3 T) der insgesamt analysierten 165 MER-Trajektorien mit charakteristischen Potentialen innerhalb der STN-Kontur. Für SWI-Bilder hingegen konnte nur in 79 % der Fälle eine Übereinstimmung zwischen elektrophysiologischem Muster und Bildinformation nachgewiesen werden [18]. Für QSM-Bilder liegen bisher keine Ergebnisse von Untersuchungen zu möglichen Fehlern infolge von Bildartefakten vor [7], so dass in diesem Kontext die SWI-Bildgebung insgesamt kritisch zu bewerten ist.

Aufgrund der Ergebnisse von Tracerstudien an Primatenhirnen wird innerhalb des STN funktionell zwischen einem senso-motorischen (dorso-lateraler STN), assoziativen (ventro-medialer STN) und einem limbischen Anteil (rostro-medialer STN) unterschieden [19]. Zur THS-Behandlung motorischer Störungen bei Parkinson-Patienten werden die Stimulationselektroden in den dorso-lateralen STN-Anteil implantiert. Eine bewährte Vorgehensweise für die direkte Zielpunktbestimmung auf axialen Rekonstruktionen (Schichtführung parallel zur Interkommissurallinie) ist die Definition des Zentrums des STN, das auf Höhe der größten Ausdehnung des medial zur STN-Kontur gelegenen N. ruber identisch ist mit dessen rostraler Spitze [20]. Für eine Art indirekter Zielpunktberechnung mit der Kontur des N. ruber als anatomischer Landmarke sind die folgenden Werte hilfreich: x-Wert: 3 mm lateral der lateralen Grenze des N. ruber auf axialen MRT-Schichten; y-Wert: entspricht dem y-Wert der rostralen/anterioren Spitze des N. ruber auf axialen MRT-Schichten; z-Wert: 2 mm ventral der cranialen Kerngrenze des N. ruber auf koronalen MRT-Schichten. Nach den Daten einer retrospektiv durchgeführten Untersuchung von Pallavaram et al. war diese Vorgehensweise mit einer mittleren Euklidischen Abweichung zwischen geplantem Zielpunkt und Lage des klinisch effektivsten Elektrodenkontaktes von 2,75 ± 1,49 mm präziser als die Atlas-basierte und damit auf die Interkommissurallinie bezogene, indirekte Zielpunktberechnung (Fehler: 3,4 ± 1,70 mm), bzw. präziser als die direkte Zielpunktbestimmung auf MRT Bildern (Fehler: 3,4 ± 1,49 mm) [21]. Weiterhin scheinen nach Unterteilung der STN-Kontur in vier Quadranten bei Patienten mit M. Parkinson aktive Elektrodenkontakte innerhalb der beiden lateralen Quadranten klinisch effektiver zu sein als solche in den medialen Kernarealen [22].

3.2.5 Globus pallidus internus (GPi)

Das innere oder mediale Pallidum ist mit einer antero-posterioren Ausdehnung von 16,0 ± 1,0 mm und einem Volumen von 9,57 ± 2,09 ml deutlich größer als der

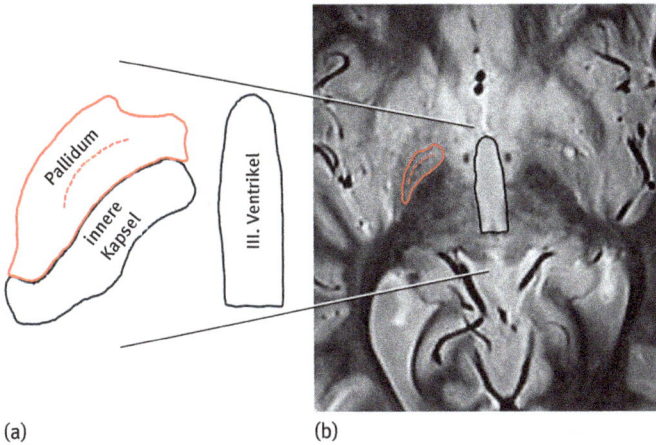

(a)   (b)

Abb. 3.3: (b) Axiales MRT-Bild (Inversion-Recovery Sequenz, 3 Tesla Scanner) 2 mm unterhalb der Interkommissurallinie zur Visualisierung des Globus pallidus (Pallidum, rote Linie). Die gestrichelte Linie zeigt die Position der Lamina medullaris interna, durch die das Pallidum in einen lateralen und medialen Anteil unterteilt wird. (a) Schematische Darstellung der Lagebeziehung des Globus pallidus (Pallidum, rote Linie) zur Capsula interna (innere Kapsel) und der 3. Hirnkammer (III. Ventrikel).

STN [13]. Von dem lateral dazu gelegenen Globus pallidus externus (GPe), der auch als laterales Pallidum bezeichnet wird, ist der GPi durch eine Schicht weißer Substanz abgegrenzt (Lamina medullaris interna bzw. Lamina pallidi medialis). Eine weitere Lamelle innerhalb des GPi, die Lamina pallidi incompleta, unterteilt das mediale Pallidum zusätzlich in einen internen und externen Anteil [2]. Nach medial grenzt der GPi über eine lange Strecke an den posterioren Schenkel der inneren Kapsel und damit an motorische Faserverbindungen an.

Für die direkte Darstellung des GPi und seiner Binnenstruktur werden in der Routine Protonen-gewichtete-FSE (PD-W-FSE) oder IR-FSE Sequenzen verwendet (Übersicht in: [16]). Bezogen auf IR-Sequenzen ist die direkte GPi-Zielpunktbestimmung der indirekten, Atlas-basierten Berechnung offensichtlich überlegen [23]. Prinzipiell bieten sich zur besseren Kontrastierung des GPi auch SWI-Sequenzen an, die jedoch in einer Untersuchung mit einem 1,5 T MRI-Scanner (Studienkohorte: neun Probanden, zehn Patienten) bezogen auf die Darstellung der Lamina medullaris interna bzw. die Abgrenzung zur inneren Kapsel ein deutlich schlechteres Kontrast-zu-Rauschen-Verhältnis hatten als eine Standardsequenz (PD-W FSE). Weiterhin wurden für Abbildungen, die aus SWI-Phasenbildern berechnet wurden, interindividuell unterschiedliche Schwankungen der dorso-ventralen Ausdehnung von Nucleus ruber und Pallidum nachgewiesen. Im Vergleich zu einer nicht auf Phasenbildern basierenden Standard SWI-Sequenz betrugen die Abweichungen auf SWI-Phasenbildern bis zu 2,5 mm [16].

Nach anatomischen und funktionellen Untersuchungen an Primatenhirnen liegt der für die THS-Behandlung von Bewegungsstörungen relevante senso-motorische Anteil des GPI ventral und posterior (VPL-GPi) [24, 25]. Trotz verschiedener methodischer Herangehensweisen konnte bisher innerhalb des VPL-GPi kein funktionell optimaler Zielpunkt für z. B. die THS-Therapie von Dystonie definiert werden (Literatur in: [26]).

Die in Tabelle 3.1 für die indirekte Zielpunktberechnung empfohlenen Koordinaten werden auf axialen MRT-Bildern mit Hilfe des Traktus optikus als anatomischer Landmarke individuell soweit modifiziert, bis sich die Spitze der Trajektorie auf das laterale Drittel oder die Mitte dieser Struktur projiziert. Weiterhin wird für die Elektrodenimplantation eine Trepanation unmittelbar vor oder auf Höhe der Kranznaht und, soweit wie möglich, in Nähe der Mittellinie empfohlen. Daraus resultiert ein operativer Zugangsweg relativ zur räumlichen Ausrichtung der Zielregion, der es im günstigsten Fall ermöglicht, aller vier Kontakte einer Hirnelektrode im GPi zu platzieren.

3.2.6 Thalamus

Der Thalamus erstreckt sich in a.–p. Richtung vom Foramen Monroi bis zur hinteren Kommissur. Die mediale Fläche des Thalamus bildet somit die laterale Wand des 3. Ventrikels, die laterale Fläche grenzt an die innere Kapsel. Aufgrund der direkten Lagebeziehung von Thalamus und drittem Ventrikel hat sich als Referenzlinie für die thalamische Kartographie und stereotaktische Zielpunktberechnung die kürzeste Verbindung zwischen dem Vorderrand der hinteren Kommissur und dem Hinterrand der vorderen Kommissur – die schon erwähnte Interkommissuralline – etabliert. Diese hat bei Patienten, d. h. auf Ventrikulographien, CT- oder MRT-Bildern, im Durchschnitt eine Länge von etwa 23 mm [27]. Bei 70 % Prozent der humanen Gehirne lässt sich in einem Abstand von etwa 17 mm rostral zur hinteren Kommissur eine Gewebebrücke zwischen beiden Thalami nachweisen (Adhäsio thalami oder massa intermedia).

Percheron weist darauf hin, dass die Beschreibung von Untereinheiten des Thalamus im Wesentlichen durch zwei Probleme kompliziert wird [27]. (i) Die Hauptachse des Thalamus bildet einen Winkel von 30° zur Mittellinie und damit zur anterio-posterioren Hauptachse des Gehirns. Zusätzlich hat die laterale Begrenzung oder „Achse" des Thalamus einen bogenförmigen Verlauf, so dass sie am rostralen Ende des Thalamus beinahe rechtwinklig auf seine Hauptachse trifft. Dies bedeutet, dass auf anatomischen Schnitten, die transversal zur Hauptachse des Gehirns oder zur Hauptachse des Thalamus verlaufen, immer Areale mit abgebildet werden, die funktionell nicht unbedingt zur der auf dem Schnitt im wesentlichen dargestellten Thalamusregion gehören. (ii) Morphologische Funktionseinheiten des Gehirns werden über anatomische Tracerstudien definiert. Diese Untersuchungen sind am menschlichen Gehirn nicht möglich, so dass die Übertragung der tierexperimentell erhobenen Daten auf die Situation in einem Patientenhirn grundsätzlich mit Fehlern behaftet sein kann.

3.2.6.1 Thalamische Binnenstruktur – phylogenetische Herangehensweise

Grundsätzlich haben sich zur Beschreibung der thalamischen Binnenstruktur zwei Nomenklaturen etabliert, die jeweils auf einer eigenen phylogenetischen Herangehensweise basieren. Die sogenannte Vogt-Schule, die später hauptsächlich durch Hassler fortgeführt wurde, untersuchte primär den Thalamus des menschlichen Gehirns und verwendete dabei die Daten von Untersuchungen an Primatenhirnen. Diese Einteilung wurde im stereotaktischen Schaltenbrand-Atlas berücksichtigt [2]. Die sogenannte „Michigan School" hingegen, die sich methodisch an der „vergleichenden Neurologie" orientierte, begann ihre Untersuchungen am Gehirn von entwicklungsgeschichtlich frühen Primaten bzw. dem Gehirn von Nicht-Primaten und übertrug am Ende die dabei gefundene Einteilung und Nomenklatur auf das Gehirn von Makaken. Diese Nomenklatur wurde durch Talairach, Morel oder Pacinos & Mai in stereotaktische Atlanten des menschlichen Gehirns aufgenommen [3, 4, 6].

Das klassische Modell zur anatomischen Beschreibung thalamischer Regionen basiert auf der Lamina medullaris interna, einer myelinen Substruktur, durch die der Thalamus in einen lateralen, medialen und superioren (anterioren) sowie teilweise in eine posterioren (Pulvinar) Abschnitt unterteilt wird. Für die lateral gelegenen Untereinheiten wurde in älteren Arbeiten zwischen „dorsalen" und „ventralen" Kernen unterschieden. Nach aktuelleren Tracerstudien ist diese Unterscheidung nicht durchgehend zutreffend, so dass der Terminus „ventral" im Wesentlichen aus historischen Gründen verwendet wird [27]. Zur Vertiefung der Problematik unterschiedlicher Nomenklaturen für thalamische Kerne ist auch eine von Macchi & Jones publizierte Übersichtsarbeit hilfreich [28].

Territorien, die im Wesentlichen für stereotaktisch-funktionelle Operationen interessant sind, befinden sich im lateralen Segment des Thalamus. Auf Basis ihrer spezifischen afferenten Verbindungen werden von posterior nach rostral/anterior in diesem Segment die folgenden funktionellen Abschnitte unterschieden: somatosensibel, zerebellär, pallidal und nigral. Wesentliche Zielregionen innerhalb dieser Abschnitte sind für die THS-Behandlung von Tremores die Nuclei ventrointermedii (v.im. nach Hassler entspricht in etwa dem ventralen lateralen posterioren Nucleus [VLp] n. Jones) und zur neuromodulatorischen Therapie refraktärer Schmerzen der N. caudalis parvozellularis (v.c.pc. n. Hassler, der in etwa dem ventralen posterioren lateralen Nucleus [VPL] n. Jones entspricht) [2, 28].

Die seit dem Jahr 2001 auch in Europa zugelassene THS-Behandlung therapierefraktärer Epilepsie wird über Hirnelektroden vorgenommen, die innerhalb des superioren Thalamus im anterioren Kern (anterior thalamic nucleus [ANT] oder N. antero-principalis [n. a. pr.]) implantiert werden. Der ANT erhält als Teil des Papezschen Schaltkreises im Wesentlichen Afferenzen aus dem Hippokampus und dem anterioren cingulären Kortex [27].

Die Berechnung von Zielpunkten innerhalb des Thalamus erfolgt im Regelfall indirekt und damit Atlas-basiert. Zur Vereinfachung und besseren Individualisierung der Übertragung von Koordinaten in einen CT- oder MRT-Bilddatensatz von Patienten wurden deformierbare 3D-Atlanten entwickelt. Diese Atlanten basieren wie auch die klassischen stereotaktischen Atlanten auf einem postmortem fixierten Gehirn, so dass, wie bereits oben erwähnt, hier die gleiche Problematik bezüglich möglicher Fehler bei der Übertragung von anatomischer Information in das Patientenhirn bestehen (Übersicht in [29]).

Die Visualisierung der thalamischen Binnenstruktur bei Patienten mittels MRT ist nach wie vor nur sehr eingeschränkt möglich. Grundsätzlich werden dabei zwei Lösungsansätze verfolgt. Ziel ist entweder eine direkte, strukturelle Darstellung oder eine Visualisierung mit Hilfe anatomischer Landmarken, die eine feste Lagebeziehung zu einer bestimmten Untereinheit besitzen. Strukturell ist z. B. der v.im. sowohl auf 3T-FSE, 3T-FLASH und 7T-SWI-Bildern von Probanden als hypointenses Band vor dem hyperintensen V.c.-Kernkomplex zu sehen [30–32]. Eine kanadische Arbeitsgruppe wählte für die auf Landmarken basierende Definition des v.im die Faserdarstellung von Pyramidenbahn und Lemniscus medialis (3T-DTI), die dieses Kernareal lateral bzw. dorsal begrenzen und validierten diese Herangehensweise durch intraoperative elektrophysiologische Untersuchungen [33].

Der ANT ließ sich sowohl mit Hilfe von 3T-T1-MPRAGE Bildern (Probandenmessungen) als auch mittels 3T-IR-STIR Bildern (Patientenmessungen) als hyperintense Struktur darstellen, die durch die ebenfalls gut sichtbare benachbarte myelinisierten Laminae gut von der Umgebung demarkiert ist [34, 35]. Diese bildmorphologisch sichtbaren Kerngrenzen wurden ebenfalls durch intraoperative elektrophysiologische Untersuchungen bei Patienten bestätigt [35].

J. Voges
3.3 Trajektorienplanung und Zielpunktverifikation

Unter dem Begriff „Trajektorie" versteht man die Strecke, die eine Kanüle oder eine Elektrode vom Eintrittspunkt (Trepanationspunkt) bis zum Erreichen des Zielpunktes innerhalb des Hirnparenchyms zurücklegt. Die Anforderungen an die Bildgebung, die zur sicheren Planung des operativen Zugangs verwendet wird, sind grundlegend vergleichbar mit denen, die bereits im Kap. 3.2 definiert wurden. Dementsprechend sind primär MRT-Bilder mit höherer Auflösung und Bildinformation anstelle von CT-Bildern zu empfehlen.

Um eine Verletzung von Blutgefäßen oder funktionell kritischen Hirnstrukturen wie z. B. des senso-motorischen Anteils der inneren Kapsel zu vermeiden, werden Trajektorien in kontinuierlich aufeinander folgenden axialen Bildrekonstruktionen oder auf Schnittebenen parallel bzw. perpendikulär dazu dargestellt und falls erforderlich solange verändert, bis ein komplikationsloser operativer Zugangsweg gefunden wurde. Dabei ist der Zielpunkt unveränderbar vorgegeben, so dass zur Vermeidung von Risikostrukturen nur der Trepanationspunkt verändert werden kann. Im ersten Arbeitsschritt orientiert sich die Eintrittsstelle in das Hirnparenchym üblicherweise an der Hauptachse oder der größten longitudinalen Ausdehnung einer bestimmten Zielregion, so dass z. B. im besten Fall sämtliche Kontakte einer vierpoligen THS-Hirnelektrode innerhalb der Zielregion verlaufen. Grundsätzlich wird bei der Planung darauf geachtet, dass die Trajektorie bereits an der Hirnoberfläche innerhalb von Parenchym also innerhalb eines Gyrus und nicht in einem Sulcus des kortikalen Reliefs verläuft. Auch wird wann immer möglich eine Penetration der Seitenventrikel vermieden.

Eine abschließende Bilddokumentation der Elektrodenlage zusammen mit stereotaktischer Referenzierung zur Zielpunktverifikation ist ein wesentlicher Bestandteil zur Qualitätssicherung stereotaktisch funktioneller Operationen zur THS-Therapie. Diese kann intraoperativ oder postoperativ unter Verwendung der der folgenden bildgebenden Verfahren vorgenommen werden:

– Stereotaktisch-intraoperatives Röntgen (STX-Röntgen): Eine fest im Operationssaal installierte Röntgenanlage steht nur in wenigen klinischen Einrichtungen zur Verfügung. Damit können in zwei Abbildungsebenen und in Echtzeit Hirnelektroden innerhalb des stereotaktischen Koordinatensystems verzerrungs- und artefaktfrei dargestellt werden. Entsprechende Fiducials korrigieren eine Vergrößerung, die bei einem zu kurzen Film-Fokusabstand auftritt. Die Übertragung der durch STX-Röntgen ermittelten Koordinaten in den stereotaktischen 3D-Bilddatensatz (CT oder MRT) erlaubt die Darstellung der Elektrodenlage in Relation zur individuellen Anatomie. Nach Abnahme des stereotaktischen Rahmens vom Kopf des Patienten kann durch einfaches Nativröntgen des Schädels in zwei Ebenen die Position von Stimulationselektroden nicht mehr stereotaktischen Koordinaten zugeordnet werden.

– 3D-Bildwandler: Nach Akquisition mehrerer 2D-Bilder in verschiedenen Positionen oder kontinuierlich auf einer fest definierten Kreisbahn werden aus den dabei erhobenen Daten CT-ähnliche 3D-Bilder berechnet. Moderne Geräte verwenden für die Datenerfassung Flat-Panel Technologie. Röntgenröhre und Detektionseinheit werden entweder starr auf einer Kreisbahn oder flexibel über einen Robotik-Arm um den Patientenkopf herum geführt. Wenn Grundvoraussetzungen wie reproduzierbare Positionierung des Gerätes bezogen auf den Kopf des Patienten, ein ausreichend großer Bildausschnitt mit Darstellung nicht nur des Schädels sondern auch des stereotaktischen Grundrings und eine verzerrungsfreie Darstellung erfüllt sind, ist diese Technologie sehr gut für die intraoperative Dokumentation der Elektrodenlage innerhalb des stereotaktischen Koordinatensystems geeignet. Die Präzision liegt im Bereich anderer Bildmodalitäten wie intraoperatives STX-Röntgen bzw. CT [36, 37]. Da Weichteilgewebe nicht mit ausreichend hoher Auflösung abgebildet wird, können damit allerdings keine chirurgischen Komplikationen ausgeschlossen werden.

– CT- oder MRT-Untersuchungen ermöglichen nach Registrierung mit den Planungsdaten die Zuordnung der Elektrodenlage zu stereotaktischen Koordina-

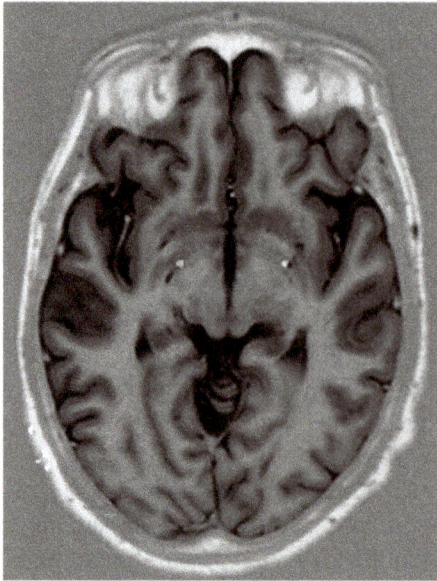

Abb. 3.4: Lagekontrolle stereotaktisch zur Tiefen Hirnstimulation implantierter Hirnelektroden nach Fusion einer postoperativen CT-Untersuchung mit der präoperativen nicht-stereotaktischen Planungs-MRT (Inversion-Recovery Sequenz). Die Grauwertskala der CT-Bilder ist auf ein „halbes" Knochenfenster eingestellt, so dass sich die Elektrodenspitzen in der linken und rechten Hirnhälfte als scharf begrenzte Metallartefakte auf den medialen Globus pallidus projizieren.

ten und zur Anatomie. Zusätzlich zur Elektrodenlage bilden diese Untersuchungsmodalitäten auch intrakranielle Blutungen oder andere chirurgisch bedingte Veränderungen ab. Bei CT-Untersuchungen oder MRT-Untersuchungen mit Fixierung des Patientenkopfes im stereotaktischen Rahmen, die intra- und postoperativ durchgeführt werden, wird das gleiche Raumkoordinatensystem genutzt, in dem der Planungsbilddatensatz bereits registriert ist. Eine abschließende CT-/MRT-Kontrolluntersuchung ohne das stereotaktische Bezugssystem d. h. nach Abnahme des stereotaktischen Grundrings erfordert erneut eine Transformation der Bilddaten in die stereotaktische 3D-Planungsbildgebung.

Intraoperativ werden auch nach wie vor 2D-Bildwandler eingesetzt. Ein 2D-Bildwandler kann in Echtzeit lediglich eine Abbildungsebene darstellen. Eine Abbildung von Hirnelektroden innerhalb des stereotaktischen Koordinatensystems und damit die Definition der Elektrodenlage über stereotaktische Raumkoordinaten sind damit streng genommen nicht möglich. Weitere Problempunkte sind der Positionsverlust bei geringsten Bewegungen des Bildwandlers sowie das Auftreten möglicher Bildverzerrungen.

L. Büntjen, J Voges

3.4 Technik der Elektrodenimplantation

3.4.1 Einleitung

Die Implantation eines Systems zur Tiefen Hirnstimulation stellt spezifische Herausforderungen an den Operateur. Im Gegensatz zu anderen neurochirurgischen Eingriffen kann der Operateur aus den unmittelbaren visuellen Eindrücken kaum Entscheidungen, zum Beispiel die Wahl der Trajektorie ableiten. Vielmehr muss der Chirurg in der Lage sein, aufgrund unterschiedlicher funktioneller Informationen, wie den Daten der Mikroelektrodenableitungen sowie den neurologischen Untersuchungsergebnissen, mental die Kartographie des Zielgebietes zu erstellen, bzw. die auf den strukturellen kernspintomografischen Daten basierende Planung zu komplettieren.

Die Qualität der Elektrodenimplantation kann jenseits allgemeinchirurgischer Prinzipien, wie der strikten Einhaltung der Sterilität, schonender Tunnelierung und peniblem Wundverschluss, anhand von drei Aspekten definiert werden. Der wichtigste Aspekt lässt sich als mechano-visuelle Präzision der Eingriffsdurchführung beschreiben. Sie bezeichnet die Exaktheit des Zusammenspiels von fusionierten Bildgebungsmodalitäten mit dem stereotaktischen Rahmen und ggf. der intraoperativen Bildgebung (stereotaktisches Röntgen oder MRT), also die Möglichkeit eine auf dem MRT-Datensatz festgelegte Trajektorie am Patienten mit höchstmöglicher mechanischer Präzision zu realisieren.

Die zweite Komponente besteht aus der intraoperativen elektrophysiologischen Untersuchung, d. h. der Ableitung von Einzelzellpotentialen, welche in ihrer Gesamtheit eine physiologische Kartierung der Zielregion ermöglichen, bzw. Rückschlüsse auf die Kerngrenzen und günstigste Implantationsachse zulassen.

Die intraoperative neurologische Untersuchung auf Wirkung und Nebenwirkungen der Stimulation komplettiert die physiologischen Daten und stellt den dritten Aspekt dar, auf dem die Eingriffsqualität beruht.

3.4.2 Vorbereitung zur Operation

Zur Vermeidung operativ bedingter Blutungen ist die Erfassung von Antikoagulantien und Thrombozytenaggregationshemmern, bzw. deren rechtzeitiges Pausieren oder Überbrücken obligat [38]. Ferner sollte präoperativ ein Hypertonus ausgeschlossen oder ggf. streng eingestellt sein, um intraoperative Entgleisungen zu vermeiden. Im Falle latenter oder manifester Infekte wird der elektive Eingriff bis zum Abklingen desselben verschoben.

Es empfiehlt sich den Patienten in der Vorbereitungsphase mit dem operativen Ablauf vertraut zu machen. Dieses erhöht das Vertrauen und mindert den subjektiven Kontrollverlust während der Prozedur. Wir haben den Ablauf schriftlich festgelegt und gehen die Prozedur mündlich im Rahmen des Aufklärungsgespräches mit dem Patienten durch.

Der Patient erhält Antithrombosestrümpfe, eine Knierolle, sowie einen Blasenkatheter. Intermittierende krankengymnastische Betreuung unter der OP erhöht den Patientenkomfort enorm. Darüber hinaus ist es durch die Montage eines Videomonitors möglich, einen Film zu Ablenkung zu präsentieren. Insbesondere leicht klaustrophobe Patienten scheinen hiervon zu profitieren. Alternativ können seitens der Anästhesie Suggestivtechniken oder geführte Phantasiereisen die psychische Belastung reduzieren.

3.4.3 Operatives Prozedere

3.4.3.1 Checkliste

Ein „Team Time out" gewährleistet, dass alle Teammitglieder über das operative Vorgehen informiert sind. Besprochen werden neben den üblichen Angaben zum Patienten und zur Operationsdauer, den Möglichkeiten bzw. Einschränkungen zum Einsatz von Analgosedierung, die Anforderungen an die Blutdruckregulation vor der Elektrodenimplantation, sowie Bestätigung des Vorhandenseins der zu implantierenden Hardware. Bei dem Einsatz wieder aufladbarer Geräte ist bei manchen Herstellern eine Vorab-Ladung des Impulsgebers sicherzustellen.

3.4.3.2 Lokalanästhesie

Empfehlenswert ist für Wacheingriffe die Mischung eines rasch wirksamen (z. B. Xylonest 1%) mit einem langwirkenden Lokalanästhethikum (z. B. Bupivacain 0,75%).

Vor Anlage des Grundrings werden entsprechende lokale Blöcke am N. supraorbitalis, N. occipitalis major und minor, sowie an den Eintrittsstellen der Befestigungsdorne gesetzt. Weitere Infiltrationen erfolgen entsprechend der Schnittführung.

Mit der zusätzlichen Verwendung von Anageltika und Sedativa sollte zur Vermeidung intra- und postoperativ deliranter Zustände sparsam verfahren werden. Zuwendung und Ansprache des Patienten helfen Medikamente einzusparen [45].

3.4.3.3 Lagerung

Die Anlage des stereotaktischen Grundringes erfolgt liegend in Lokalanästhesie und, falls erforderlich, unter leichter Analgosedierung (z. B. Remifentanil und Propofol).

Die Lagerung ist abhängig vom verwendeten Rahmensystem. Wir präferieren das Phantom-basierte Riechert-Mundiger System (Inomed) in Kombination mit einem Kohlefaser-Tisch (Precisis®) und einer stereotaktischen Röntgenanlage

(RIXIS/Precisis®). Das System bedingt eine liegende Positionierung des Patienten. Damit ist die Schädelposition konkordant zur Kippung im Planungs-MRT, so dass auch bei höhergradiger Hirnatrophie keine Veränderungen der Lagebeziehungen zwischen Planungs-MRT und CCT zu erwarten sind.

3.4.3.4 Antibiotikaprohylaxe

In der Implantatchirurgie verwenden wir Cefazolin 2 G i.v. und wiederholen die Gabe nach 3 Stunden, um einen Schutz über den gesamten Operationszeitraum zu gewährleisten.

3.4.3.5 Sterile Abdeckung

Eine jodierte Inzisionsfolie verhindert den direkten Hautkontakt der Implantate. Die Patienten erhalten präoperativ eine Kopfhautbehandlung mit einer antiseptischen Spülung [39]. Laminar Airflow im Operationsfeld ist in der Implantationschirurgie obligat.

Die Operation sollte kontralateral zur stärker betroffenen Körperhälfte beginnen, um im Falle nachlassender Kooperation des Patienten oder bei Liquorverlust bereits die klinisch führende Hemisphäre versorgt zu haben.

3.4.3.6 Brainshift

Brainshift als Folge von Liquorverlust kann die Eingriffspräzision drastisch reduzieren [40, 41].

Das Bohrloch ist bei Verwendung eines stereotaktisch geführten Bohrers (Abb. 3.5; Kap. 2) auf 8 mm Durchmesser reduziert, so dass Liquorfluß bei entsprechender Abdichtung mittels Gelatineschwämmchen und Fibrinkleber erfahrungsgemäß auch bei liegender Lagerung zu vernachlässigen ist.

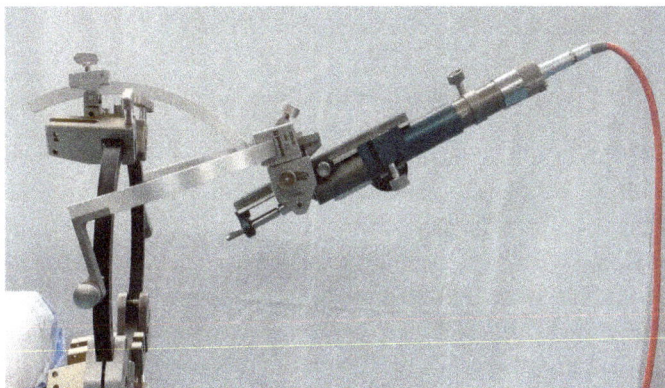

Abb. 3.5: Stereotaxierahmen mit stereotaktischer Bohrführung.

In vielen Zentren wird der stereotaktische Grundring über eine Mayfieldklemme mit dem OP-Tisch verbunden. Dieses Vorgehen ermöglicht eine halbsitzende Lagerung. Der Liquordruck am Bohrloch ist gegenüber der liegenen Lagerung leicht erniedrigt, was einen möglichen Vorteil bezüglich eines eventuellen Liquorverlustes und damit einhergehenden Brainshifts bedeutet. Jedoch besteht bei dieser Lagerung die Möglichkeit eines Brainshifts gegenüber dem Planungs-MRT, welches in liegender Position angefertigt wird.

3.4.3.7 Einstellen des Zielbügels am Phantom

Zunächst werden die Ziel- und Winkelkoordinaten für die erste Trajektorie eingestellt. Die Überprüfung der Einstellung sowie die Ermittlung des Abstandes des Ben Gun erfolgt unter Verwendung eines Peilstabes. Der Abstand wird durch einen Anschlag gesichert (Abb. 3.6).

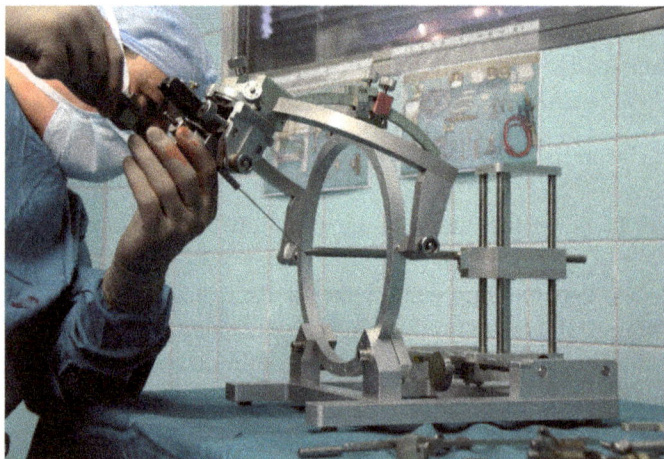

Abb. 3.6: Einstellen der Ziel- und Winkelkoordinaten am Phantom.

3.4.3.8 Schnittführung

Nach stereotaktischer Peilung des Eintrittspunktes erfolgt die bogenförmige Schnittführung mit Stielung nach temporal über ca. 5–6 cm. Wichtiger als die Schnittlänge ist ausreichender Platz für das Bohrlochmanagment. Die Schnittführung direkt über dem Bohrloch sollte unbedingt vermieden werden, da sie einer eventuellen Liquorfistel und bei Verwendung von Bohrlochkappen auch Wundheilungsstörungen Vorschub leistet (Abb. 3.7).

Für die Inzision der Dura wird die Energieleistung der Bipolarpinzette reduziert. Die Arachoidea wird an die Dura koaguliert [42], um den Liquorfluß zu minimieren.

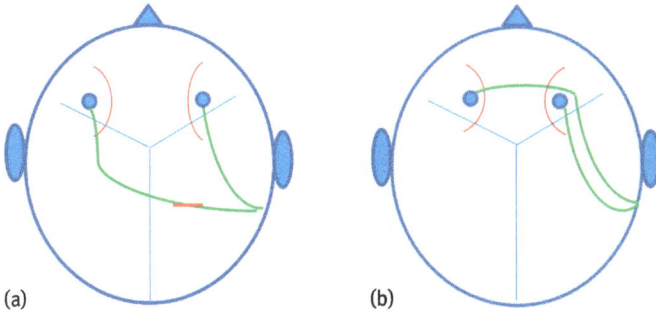

Abb. 3.7: Schnittführungen. (a) Getrennte parietale Kabelführung mit Zwischenschnitt, (b) frontale Kabelführung.

3.4.3.9 Mikroelektrodenableitungen

Es folgt die Insertion der Führungshülsen für die Mikroelektroden über die Ben Gun (Abb. 3.8). Die Ausrichtung der Ben Gun wird der Zielregion angepasst (×- oder +-Konfiguration). Wir bevorzugen aus neuroanatomischen Erwägungen heraus für den STN eine ×-Konfiguration und für den VIM eine +-Konfiguration. Nach der Insertion der Führungshülsen wird das Bohrloch mittels Gelatineschwamm und Fibrinkleber abgedichtet.

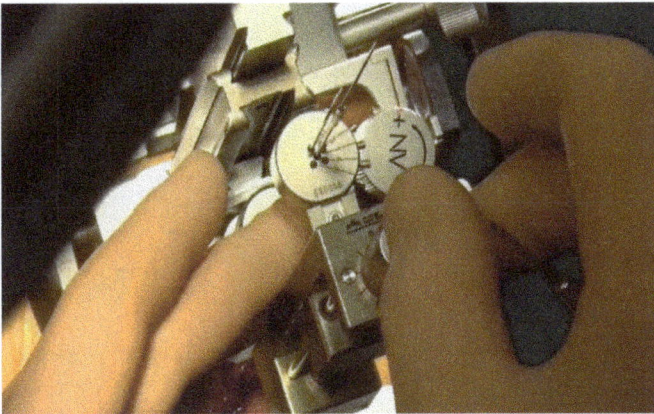

Abb. 3.8: Insertion der Mikroelektroden in das Ben Gun in ×-Konfiguration.

Die Mikroelektrodenlage wird durch eine intraoperative stereotaktische Röntgenaufnahme in Echtzeit verzerrungsfrei dokumentiert und zur geplanten Trajektorie in Beziehung gesetzt (Abb. 3.9).

Im Anschluss beginnt die elektrophysiologische Kartierung der Zielregion durch Mikroelektrodenableitung in 1- und 0,5-mm-Schritten. Zur Exploration des Ncl. subthalamicus werden Trajektorien mit typischer Burstaktivität bei Annähe-

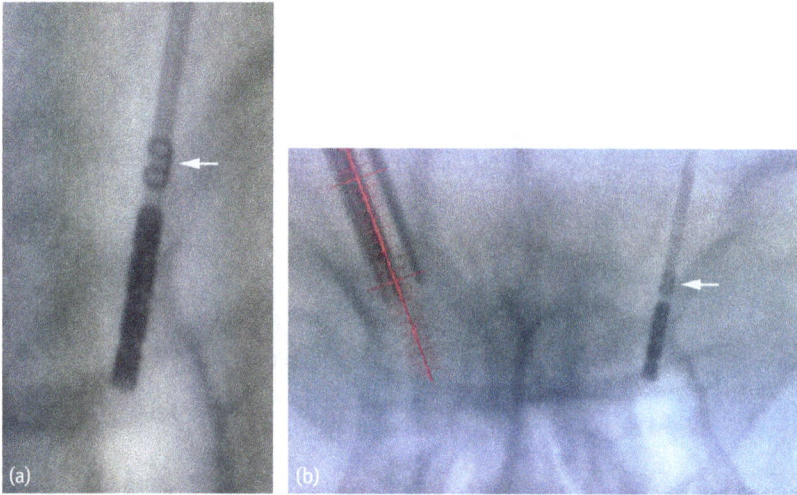

Abb. 3.9: Intraoperative stereotaktische Röntgenkontrolle. Segmentierte Elektrode (Abbott 6170ANS) im stereotaktischen Röntgen ((b) Überblick mit kontralateral eingeführten Mikroelektroden; (a) Vergrößerung der Hirnelektrode und des Röntgenmarkers); der Röntgenmarker zeigt die Lage des A-Segmentes (weißer Pfeil) oberhalb der Elektrodenkontakte und ist im AP-Strahlengang nach lateral ausgerichtet.

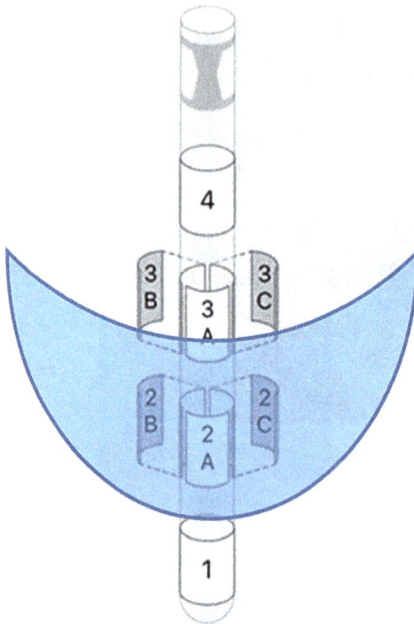

Abb. 3.10: Optimales Implantationsniveau für segmentierte Elektroden in Relation zum Niveau des optimalen intraoprativ ermittelten Zielpunktes (hellblau). (Mit freundlicher Genehmigung der Fa. Abbott, © Abbott 2017)

rung an den Zielpunkt klinisch mittels Makrostimulation evaluiert (s. Abschnitt E), um nicht durch einen vorzeitigen Setzeffekt die Möglichkeiten der Beurteilung des Therapieeffektes zu verlieren.

Die entsprechende Vorgehensweise empfiehlt sich sinngemäß für die Elektrodenimplantation im motorischen Thalamus/Zona incerta, wenngleich wir in diesem Zielpunkt gern aus zeitökonomischen Überlegungen heraus eine Makrostimulationselektrode (TCB 012/Inomed®) zur Exploration verwenden.

Hat man derart die optimale Trajektorie ermittelt, wird die Position der DBS-Elektrode so kalkuliert, dass das therapeutische Zielvolumen von den Elektrodenkontakten möglichst komplett aktiviert werden kann, d. h. die Kontakte sollten den optimalen Zielpunkt proximal und distal leicht überragen. Für die neue Generation segmentierter Elektroden gilt, dass der beste intraoperativ ermittelte Zielpunkt auf dem Niveau eines der beiden Segmentringe liegen sollte, damit dessen Eigenschaften bei der späteren Programmierung optimal genutzt werden können (Abb. 3.10).

3.4.3.10 Platzierung der DBS-Elektrode

Zur endgültigen Platzierung wird die Spitze der entsprechenden Mikroelektrode am Ende der Implantationsstrecke positioniert und die Position auf dem Flouroskopschirm eingezeichnet. Anschließend wird der Austausch der Mikro- gegen die Makroelektrode unter flouroskopischer Kontrolle vorgenommen (Abb. 3.11), ebenso die

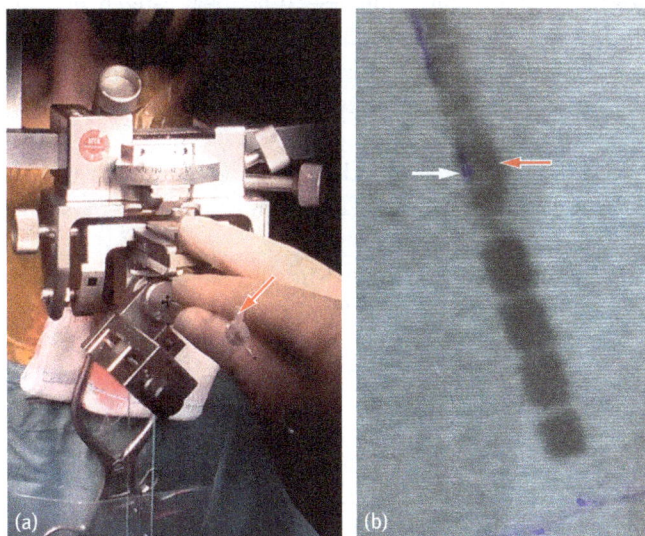

Abb. 3.11: Insertion der Makroelektroden unter flouroskopischer Kontrolle. (a) Der Stopper (roter Pfeil) dient zur Richtungsmarkierung der segmentierten Elektrode. (b) Die Position der DBS-Elektrode wurde auf dem Flouroskopschirm blau markiert. Die Elektrode wird dem Auflagepunkt angenähert. Die Ausrichtung des Markers der Segmentreihe A, hier posterior (roter Pfeil), ist schemenhaft an der Metallaussparung nach anterior zu erkennen (weißer Pfeil).

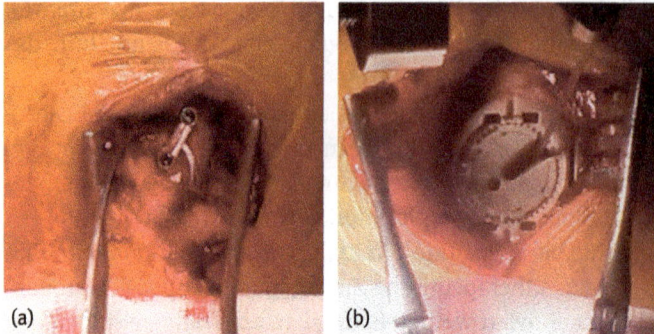

3.12: Fixierung der Elektroden. (a) Verknotung am Bohrlochrand und gummierte Miniosteo-syntheseplatte, (b) Bohrlochkappe (Abbott) ohne Deckel bei anteromedialer Implantation.

Fixierung am Bohrlochrand bzw. in der Bohrlochkappe. Die klinische Testung der DBS-Elektrode erfolgt nach Entfernung des Elektrodenmandrins unter Verwendung eines kurzen Adapters (Medtronic), um ein eventuelles Streckphänomen durch den Mandrin rechtzeitig zu detektieren. Die Elektrode wird subkutan platziert, und die Wunde verschlossen.

Wir fixieren die Elektroden über eine Verknotung am Bohrlochrand, bisweilen unterstützt durch unterfütterte Mikro-Ostheosyntheseplatten (Abb. 3.12a). Alternativ können unterschiedliche Bohrlochkappen zum Einsatz kommen. Diese bedingen generell einen größeren Bohrlochdurchmesser und begünstigen den Liquorverlust, liefern aber einen vom Hersteller definierten Andruck der Elektrode (Abb. 3.12b).

Nach der Mobilisation der Galea erfolgt die Trepanation, idealerweise stereotaktisch geführt.

Die Implantation der zweiten Hemisphäre geschieht entsprechend. Wir weisen bei Wacheingriffen die Patienten darauf hin, dass zu diesem Zeitpunkt bereits mindestens ⅔ der Eingriffsdauer verstrichen sind.

Nach der Implantation der zweiten Elektrode wird ein stereotaktisches Abschlussröntgen durchgeführt, um die endgültige Elektrodenlage zu dokumentieren.

3.4.3.11 Implantation des Impulsgebers

Der Grundring wird entfernt, eine Vollnarkose eingeleitet und erneut steril abgedeckt. In der Mehrheit der Fälle wird die Implantation des Impulsgeber infraklavikulär auf der rechten Seite (Ausnahme z. B. Jäger), bei besonders kachektischen oder auch muskulösen Patienten sowie aus kosmetischen Überlegungen heraus auch auf der Bauchmuskulatur (Mitte zwischen unterem Rippenbogen und Spina iliaca anterior superior) vorgenommen (Abb. 3.13).

Die subkutane Tasche für den Impulsgeber wird über eine ca. 6 cm lange infraklavikuläre Inzision präpariert. Aus kosmetischen Gründen, sowie zur besseren

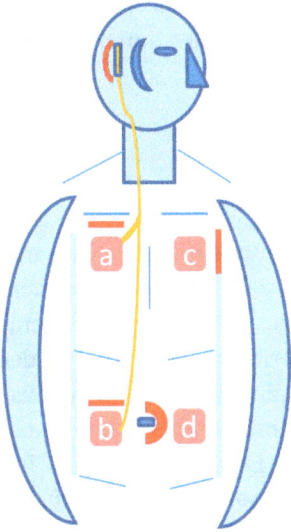

Abb. 3.13: Subcutane Platzierung des Impulsgebers. (a) Infraclaviculär, (b) abdominell,
(c) Schnittfühürung alternativ zu (a) in der vorderen Achsilarlinie, (d) Schnittführung alternativ
zu (b) periumbilical.

Deckung bei kachektischen aber auch besonders muskulösen männlichen Patienten kann die IPG-Anlage in einem der oberen Abdominalquadranten erfolgen. Als alternative Schnittführungen kommen außerdem für die pektorale Implantation die Inzision in der vorderen Achsilarlinie und für die abdominelle Implantation eine periumbilicale Inzision in Betracht. Dieses Vorgehen ist kosmetisch vorteilhaft, birgt jedoch ein größeres Schädigungsrisiko für die Verlängerungen im Falle eines Generatortausches.

Zur Platzierung der Steckverbindungen präferieren wir eine retroaurikuläre Inzision über 6 cm, mit ca. 6 cm Abstand zur Helix. Dieser Abstand ermöglicht die Präparation einer kleinen Tasche, die einen ausreichenden Abstand der Hardware zur Schnittführung gewährleistet. Wider Erwarten konnte kein Zusammenhang zwischen Skalpdicke und postoperativen Infektionen nachgewiesen werden [43].

Anschließend erfolgt die Tunnelierung von retroaurikulär nach infraskapulär mit Durchleitung der Verlängerungen. Die frontalen Hautschnitte werden nochmals eröffnet, die zentralen Elektroden unter Zugvermeidung nach retroaurikulär verbracht und hier mit den Verlängerungen, ggf. unter Verwendung von Schutzkappen, konnektiert.

Dann wird der Impulsgeber mit den Verlängerungen angeschlossen. Neuere Stimulationssysteme ermöglichen die telemetrische Abfrage des Systems zur Überprüfung der elektrischen Gesamtwiderstände und damit der korrekten Konnektion der Steckverbindungen über eine Distanz von mehreren Metern, so dass das Programmiergerät nicht mehr steril bezogen werden muss. Zuletzt erfolgt der Wundverschluss und zur Vermeidung subkutaner Hämatome, sowie als mechanische Barriere beim unwillkürlichen postoperativen Betasten des Kopfes durch die Patienten, die Anlage eines semielastischen Kopfverbandes.

3.4.4 Fazit

Da es sich bei der Tiefen Hirnstimulation grundsätzlich um einen Elektiveingriff handelt, der die Verbesserung der Lebensqualität anstrebt, müssen besonders strenge Ansprüche an die operative Risikominimierung gestellt werden. Der operative Eingriff stellt in der Behandlungskette neben der Patientenauswahl und der Trajektorienplanung ein zentrales Element dar. Hardware-assoziierte Komplikationen wie Infektionen, Hautulcerationen, Elektrodendislokationen und Brüche bedingen vorübergehende Therapieausfälle [44] und hohe Behandlungskosten. Bei korrekter Durchführung und regelmäßiger Anwendung lassen sich die eingriffsbedingten Risiken (s. Abschnitt F) auf ein Mindestmaß reduzieren.

Referenzen

[1] Krauss JK, Broggi B, Reulen HJ, Trojanowski T, Lazorthes Y. Training chart in movement disorders surgery added competence: as approved by the ESSFN and UEMS Section of Neurosurgery (March 2009). Acta Neurochir (Wien). 2009;151(11):1505–9.

[2] Schaltenbrandt G WW. Atlas for Stereotaxy of the human brain. Stuttgart: Georg Thieme Publishers; 1977.

[3] Talairach J DM, Tournoux P, Corredor H, Kvasina T. Atlas d'anatomie stereotaxique. Paris: Massone & Cie; 1957.

[4] Mai JK PG, Voss T. Atlas of the human brain. 3rd ed. San Diego: Academic Press Elsevier; 2008.

[5] Afshar F WE, Yap JC. Stereotaxic atlas of the human brainstem and cerebellar nuclei. A variability study. New York: Raven Press; 1978.

[6] Morel A. Stereotactic atlas of the human thalamus and the basal ganglia. New York: informa Healthcare; 2007.

[7] Chandran AS, Bynevelt M, Lind CR. Magnetic resonance imaging of the subthalamic nucleus for deep brain stimulation. J Neurosurg. 2016;124(1):96–105.

[8] Coenen VA, Madler B, Schiffbauer H, Urbach H, Allert N. Individual fiber anatomy of the subthalamic region revealed with diffusion tensor imaging: a concept to identify the deep brain stimulation target for tremor suppression. Neurosurgery. 2011;68(4):1069–75; discussion 75–6.

[9] Coenen VA, Allert N, Paus S, Kronenburger M, Urbach H, Madler B. Modulation of the cerebello-thalamo-cortical network in thalamic deep brain stimulation for tremor: a diffusion tensor imaging study. Neurosurgery. 2014;75(6):657–70.

[10] Thomas C, Ye FQ, Irfanoglu MO, Modi P, Saleem KS, Leopold DA, et al. Anatomical accuracy of brain connections derived from diffusion MRI tractography is inherently limited. Proc Natl Acad Sci USA. 2014;111(46):16574–9.

[11] Calabrese E, Badea A, Cofer G, Qi Y, Johnson GA. A Diffusion MRI Tractography Connectome of the Mouse Brain and Comparison with Neuronal Tracer Data. Cereb Cortex. 2015;25(11):4628–37.

[12] Patil PG, Conrad EC, Aldridge JW, Chenevert TL, Chou KL. The anatomical and electrophysiological subthalamic nucleus visualized by 3-T magnetic resonance imaging. Neurosurgery. 2012;71(6):1089–95; discussion 95.

[13] Hardman CD, Henderson JM, Finkelstein DI, Horne MK, Paxinos G, Halliday GM. Comparison of the basal ganglia in rats, marmosets, macaques, baboons, and humans: volume and neuronal number for the output, internal relay, and striatal modulating nuclei. J Comp Neurol. 2002;445(3):238–55.

[14] Zonenshayn M, Rezai AR, Mogilner AY, Beric A, Sterio D, Kelly PJ. Comparison of anatomic and neurophysiological methods for subthalamic nucleus targeting. Neurosurgery. 2000;47(2):282–92; discussion 92–4.

[15] Kerl HU, Gerigk L, Pechlivanis I, Al-Zghloul M, Groden C, Nolte I. The subthalamic nucleus at 3.0 Tesla: choice of optimal sequence and orientation for deep brain stimulation using a standard installation protocol: clinical article. J Neurosurg. 2012;117(6):1155–65.

[16] O'Gorman RL, Shmueli K, Ashkan K, Samuel M, Lythgoe DJ, Shahidiani A, et al. Optimal MRI methods for direct stereotactic targeting of the subthalamic nucleus and globus pallidus. Eur Radiol. 2011;21(1):130–6.

[17] Liu T, Eskreis-Winkler S, Schweitzer AD, Chen W, Kaplitt MG, Tsiouris AJ, et al. Improved subthalamic nucleus depiction with quantitative susceptibility mapping. Radiology. 2013;269(1):216–23.

[18] Bot M, Bour L, de Bie R, Contarino MF, Schuurman R, van den Munckhof P. Can We Rely on Susceptibility-Weighted Imaging (SWI) for Subthalamic Nucleus Identification in Deep Brain Stimulation Surgery? Neurosurgery. 2016;78(3):353–60.

[19] Parent A, Hazrati LN. Functional anatomy of the basal ganglia. II. The place of subthalamic nucleus and external pallidum in basal ganglia circuitry. Brain Res Brain Res Rev. 1995;20(1):128–54.

[20] Bejjani BP, Dormont D, Pidoux B, Yelnik J, Damier P, Arnulf I, et al. Bilateral subthalamic stimulation for Parkinson's disease by using three-dimensional stereotactic magnetic resonance imaging and electrophysiological guidance. J Neurosurg. 2000;92(4):615–25.

[21] Pallavaram S, D'Haese PF, Lake W, Konrad PE, Dawant BM, Neimat JS. Fully automated targeting using nonrigid image registration matches accuracy and exceeds precision of best manual approaches to subthalamic deep brain stimulation targeting in Parkinson disease. Neurosurgery. 2015;76(6):756–65.

[22] Wodarg F, Herzog J, Reese R, Falk D, Pinsker MO, Steigerwald F, et al. Stimulation site within the MRI-defined STN predicts postoperative motor outcome. Mov Disord. 2012;27(7):874–9.

[23] Vayssiere N, Hemm S, Cif L, Picot MC, Diakonova N, El Fertit H, et al. Comparison of atlas- and magnetic resonance imaging-based stereotactic targeting of the globus pallidus internus in the performance of deep brain stimulation for treatment of dystonia. J Neurosurg. 2002;96(4):673–9.

[24] Parent A, Hazrati LN. Functional anatomy of the basal ganglia. I. The cortico-basal ganglia-thalamo-cortical loop. Brain Res Brain Res Rev. 1995;20(1):91–127.

[25] DeLong MR, Crutcher MD, Georgopoulos AP. Primate globus pallidus and subthalamic nucleus: functional organization. J Neurophysiol. 1985;53(2):530–43.

[26] Tolleson C, Pallavaram S, Li C, Fang J, Phibbs F, Konrad P, et al. The optimal pallidal target in deep brain stimulation for dystonia: a study using a functional atlas based on nonlinear image registration. Stereotact Funct Neurosurg. 2015;93(1):17–24.

[27] Percheron G. Thalamus. In: Paxinos G MJ, editor. The Human Nervous System. 2nd ed. San Diego: Elsevier; 2004. p. 592–675.

[28] Macchi G, Jones EG. Toward an agreement on terminology of nuclear and subnuclear divisions of the motor thalamus. J Neurosurg. 1997;86(1):77–92.

[29] Xiao Y, Zitella LM, Duchin Y, Teplitzky BA, Kastl D, Adriany G, et al. Multimodal 7T Imaging of Thalamic Nuclei for Preclinical Deep Brain Stimulation Applications. Front Neurosci. 2016;10:264.

[30] Spiegelmann R, Nissim O, Daniels D, Ocherashvilli A, Mardor Y. Stereotactic targeting of the ventrointermediate nucleus of the thalamus by direct visualization with high-field MRI. Stereotact Funct Neurosurg. 2006;84(1):19–23.

[31] Gringel T, Schulz-Schaeffer W, Elolf E, Frolich A, Dechent P, Helms G. Optimized high-resolution mapping of magnetization transfer (MT) at 3 Tesla for direct visualization of substructures of the human thalamus in clinically feasible measurement time. J Magn Reson Imaging. 2009;29(6):1285–92.

[32] Abosch A, Yacoub E, Ugurbil K, Harel N. An assessment of current brain targets for deep brain stimulation surgery with susceptibility-weighted imaging at 7 tesla. Neurosurgery. 2010;67(6):1745–56; discussion 56.

[33] King NK, Krishna V, Basha D, Elias G, Sammartino F, Hodaie M, et al. Microelectrode recording findings within the tractography-defined ventral intermediate nucleus. J Neurosurg. 2016:1–7.

[34] Buentjen L, Kopitzki K, Schmitt FC, Voges J, Tempelmann C, Kaufmann J, et al. Direct Targeting of the Thalamic Anteroventral Nucleus for Deep Brain Stimulation by T-Weighted Magnetic Resonance Imaging at 3 T. Stereotact Funct Neurosurg. 2013;92(1):25–30.

[35] Mottonen T, Katisko J, Haapasalo J, Tahtinen T, Kiekara T, Kahara V, et al. Defining the anterior nucleus of the thalamus (ANT) as a deep brain stimulation target in refractory epilepsy: Delineation using 3 T MRI and intraoperative microelectrode recording. Neuroimage Clin. 2015;7:823–9.

[36] Weise LM, Eibach S, Setzer M, Seifert V, Herrmann E, Hattingen E. Accuracy of 3D fluoroscopy in cranial stereotactic surgery: a comparative study in phantoms and patients. Acta Neurochir (Wien). 2014;156(3):581–8.

[37] Sharma M, Deogaonkar M. Accuracy and safety of targeting using intraoperative "O-arm" during placement of deep brain stimulation electrodes without electrophysiological recordings. J Clin Neurosci. 2016;27:80–6.

[38] Voges J, Hilker R, Bötzel K, Kiening KL, Kloss M, Kupsch A, et al. Thirty days complication rate following surgery performed for deep-brain-stimulation. Mov Disord [Internet]. 2007 Jul 30 [cited 2017 Jan 8];22(10):1486–9. Available from: http://www.ncbi.nlm.nih.gov/pubmed/17516483

[39] Halpern CH, Mitchell GW, Paul A, Kramer DR, McGill KR, Buonacuore D, et al. Self-administered preoperative antiseptic wash to prevent postoperative infection after deep brain stimulation. Am J Infect Control [Internet]. 2012 Jun [cited 2016 Nov 19];40(5):431–3. Available from: http://linkinghub.elsevier.com/retrieve/pii/S0196655311008522

[40] Elias WJ, Fu K-M, Frysinger RC. Cortical and subcortical brain shift during stereotactic procedures. J Neurosurg [Internet]. 2007 Nov [cited 2017 Jan 8];107(5):983–8. Available from: http://www.ncbi.nlm.nih.gov/pubmed/17977271

[41] Hunsche S, Sauner D, Maarouf M, Poggenborg J, Lackner K, Sturm V, et al. Clinical Study Intraoperative X-Ray Detection and MRI-Based Quantification of Brain Shift Effects Subsequent to Implantation of the First Electrode in Bilateral Implantation of Deep Brain Stimulation Electrodes. Stereotact Funct Neurosurg [Internet]. 2009 [cited 2016 Aug 29];87:322–9. Available from: www.karger.com

[42] Coenen VA, Abdel-Rahman A, McMaster J, Bogod N, Honey CR. Minimizing Brain Shift during Functional Neurosurgical Procedures – A Simple Burr Hole Technique that can Decrease CSF Loss and Intracranial Air. Cent Eur Neurosurg [Internet]. 2011 Nov 7 [cited 2016 Aug

29];72(4):181–5. Available from: http://www.thieme-connect.de/DOI/DOI?10.1055/s-0031-1279748

[43] Brandmeir N, Nehrbass E, Mcinerney J. An Analysis of Scalp Thickness and Other Novel Risk Factors for Deep Brain Stimulator Infections. 2016;

[44] Hamani C, Lozano AM. Hardware-Related Complications of Deep Brain Stimulation: A Review of the Published Literature. Stereotact Funct Neurosurg [Internet]. 2006 [cited 2016 Dec 21];84:248–51. Available from: www.karger.com

[45] Langer J, Zech N, Seemann M, Janzen A, Halbing D, Zeman F et al. Anesthesiologic regimen and intraoperative delirium in deep brain stimulation surgery for Parkinsons's disease. JJNS 2015;355:168–73

B THS-Systeme

L. Büntjen

4 THS-Stimulationssysteme

4.1 Einleitung

Zur Umsetzung des Therapiekonzeptes „Tiefe Hirnstimulation", also eines gesteuerten Transfers elektrischer Ladung innerhalb neuronaler Gewebsvolumina in den klassischen Zielgebieten (STN, VIM, GPI), ist es erforderlich, dass die eingesetzten Systemkomponenten einigen biologischen und physikalischen Mindestanforderungen genügen. Die Konstrukteure der Hardwarekomponenten müssen die Gerätschaften nicht nur dem biologischen Milieu anpassen, in dem sie zum Einsatz kommen. Sie stehen vor der komplexen Aufgabe, möglichst viele technische Optionen zu integrieren, lange Laufzeiten bzw. Ladeintervalle zu realisieren und gleichzeitig die Dimensionen des Implantates zu begrenzen, so dass der Tragekomfort für die Patienten akzeptabel bleibt und Hauterosionen als Langzeitkomplikationen [1] zu verhindern.

Die aktuelle Vielfalt der THS-Produkte ist einem zunehmenden Wettbewerb zwischen den Herstellern zu verdanken, der letztlich der Therapie zu Gute kommt. Dabei entpuppt sich jedoch nicht jede technische Neuerung im klinischen Alltag auch zwangsläufig als Verbesserung für den Patienten. Vielmehr müssen angesichts der vorliegenden Therapieerfahrungen Innovationen kritisch in Hinblick auf ihre Vor- und Nachteile evaluiert werden.

4.2 Komponenten

Ein THS-System besteht derzeit bei allen Herstellern aus den drei implantierbaren Komponenten: Impulsgeber, Verlängerungen und Elektroden. Zur Steuerung der Impulsgeber benutzen alle Hersteller externe Programmiergeräte, die über telemetrische Schnittstellen sowohl Daten vom als auch an den Impulsgeber übertragen können. Darüber hinaus können Adapter zum Einsatz kommen, um Schnittstelleninkongruenzen zwischen alten THS-Elektroden und neuen Impulsgebern zu beheben oder die Verwendung von Komponenten unterschiedlicher Hersteller zu ermöglichen.

4.2.1 Implantierbare Impulsgeneratoren (IPG)

Mit den immer kürzer werdenden Innovationszyklen der THS-Technologie wird es selbst für Experten schwieriger, alle Implantate mit ihren Detailspezifikationen zu

https://doi.org/10.1515/9783110459715-004

kennen. Im Folgenden soll daher auf grundsätzliche Unterschiede und wichtige Prinzipien eingegangen werden.

4.2.2 Spannungs- versus stromgesteuerte IPGs

Während in der Pionierphase der Tiefen Hirnstimulation zunächst nur spannungs-gesteuerte Aggregate zum Einsatz kamen, sind mittlerweile alle Anbieter auf strom-gesteuerte Impulsgebung umgestiegen oder bieten diese Option in ihrer Hardware optional mit an. Der Hintergrund für diese Vorgehensweise liegt in der Erkenntnis, dass sich das elektrochemische Milieu um die Elektrodenkontakte durch die Aus-bildung von kapsulären, astrocytären Membranen verändern kann [2, 3] und dass diese Änderungen ausreichen, um Form und Größe des Gewebevolumens, das ef-fektiv von Strom erreicht wird (volume of tissue activated, VTA), zu beeinflussen.

Der Durchmesser des VTA wird maßgeblich von der Stromstärke beeinflusst. Der Gewebswiderstand ist in diesem Kontext der wesentliche Parameter, der die Stromausbreitung determiniert. Die Interdependenz der Variablen ergibt sich aus dem Ohmschen Gesetz:

Die Spannung (U) ist das Produkt von Stromstärke (I) und Widerstand (R).

Entsprechend ergibt sich die Stromstärke (*I*) als Quotient aus Spannung (*U*) und Widerstand (*R*). (*I* = *U* / *R*). Daraus folgt, dass mit wachsendem Gewebswiderstand die Stromstärke sinkt, wenn die Spannung nicht angepasst wird. Regelt nun der Impulsgeber die Zielgröße *I*, wird die Spannung bei schwankendem Gewebswider-stand automatisch angepasst, um ein größenkonstantes VTA zu erhalten. Eine Nachprogrammierung aufgrund von Veränderungen des Gewebswiderstandes kann also entfallen.

4.2.3 Wiederaufladbare (Akku) vs. nicht-wiederaufladbare (Batteriebetrieb) IPGs

Komplexe Stimulationsprogramme erweisen sich zwar als effektiv, unter Umstän-den aber auch als weniger energieeffizient und erfordern größere Batteriekapazitä-ten, bzw. im Falle eines Akkus kürzere Ladeintervalle.

Die Einführung wiederaufladbarer Impulsgeber, die mittlerweile von allen Pro-duzenten vollzogen wurde, die jedoch noch nicht für alle Elektrodentypen erhält-lich sind, hat die Bedeutung energieeffizienter Programmierung relativiert, da im Falle eines aufladbaren Implantates die Lebenszeit, bis zum Ablauf der Mindest-laufzeit, nicht durch die Ladefrequenz bestimmt wird.

So kann sich der Behandler in der Programmierung zunächst auf einen optima-len klinischen Effekt konzentrieren. Jedoch sollten Ladeintervalle zur Optimierung des Patientenkomforts möglichst lang und die Ladezeit möglichst kurz ausfallen.

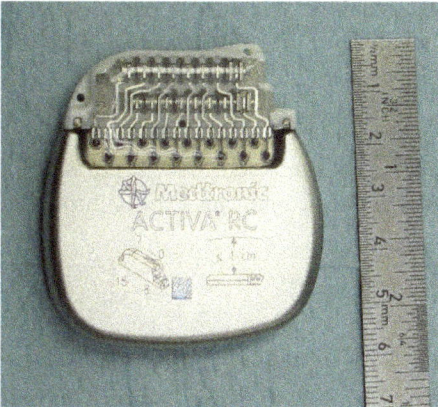

Abb. 4.1: Impulsgeber Medtronic RC (Maße: 5,5 × 5,5 × 1,1 cm, 40 g, Materialien mit Hautkontakt: Titan, Silikonkautschuk, medizinischer Silikonkleber, Polysulfon, Stromquelle: wiederaufladbare Lithium-Ionen-Batterie).

Auch bedingen wieder aufladbare Geräte eine vergleichsweise oberflächennahe Implantation (ca. 2 cm Abstand zur Kutis), um den Ladevorgang zu ermöglichen und auch möglichst kurz zu gestalten. Diese Vorgabe deckt sich nicht immer mit den kosmetischen Erfordernissen, wenngleich die Geräte regelhaft kleiner ausfallen, als Implantate mit identischen technischen Optionen und mit Batteriebetrieb.

Zwei Geräteserien (Abbott, Boston Scientific) lassen die Reduktion der Impulsdauer unter 60 μs im Routinegebrauch zu, eine Option, die nicht nur Konsequenzen für das therapeutische Fenster, sondern auch für die Langlebigkeit nicht wieder aufladbarer Geräte haben kann. So verlängert sich die zu erwartende Lebensdauer eines batteriebetriebenen Impulsgebers bei einer Verkürzung der Impulsdauer von 60 auf 40 μs um ca. 33 %.

Aus der Perspektive der Patienten und ihrer Angehörigen muss der Begriff „wieder aufladbar" auch als „auflade-pflichtig" gelesen werden. Die erforderliche Ladestation ist auf Reisen mitzuführen. Die dafür erforderliche Umsicht bzw. ein minimales Verständnis für technische Details kann krankheitsbedingt bei manchen Patienten nicht in vollem Umfang vorhanden sein. Diese Punkte sind daher im Vorfeld zu klären.

4.2.4 Präzision

Die Präzision der THS lässt sich als die räumliche Übereinstimmung des VTA mit dem anatomischen Zielvolumen verstehen. Dabei stellt die Elektrodenlage für den Neurologen eine in der Regel nicht mehr veränderliche Ausgangssituation dar. Die Software der IPGs ermöglicht jedoch in unterschiedlichen Ausmaßen die Steuerung von Form und Position aktivierter Volumina entlang der Elektrodenachse. Damit können Abstufungen vorgenommen und die Präzision der Stromapplikaton auch postoperativ in gewissen Maßen optimiert werden.

4.2.4.1 Steuerung des aktivierten Gewebsvolumens (VTA)

Die herkömmliche Anordnung der Ringelektroden ermöglicht eine Verschiebung des VTAs entlang der Längsachse durch Verschiebung und/oder Zuschaltung von Kathoden und Anoden.

4.2.4.2 Monopolarer Modus

Die einfachste Konfiguration stellt eine monopolare Stimulation dar, bei der das Impulsgebergehäuse als Kathode programmiert wird (s. Kap. 16). Daraus resultiert eine überwiegend kugelförmige Stromverteilung. Die Größe der Sphäre wird vorrangig vom Stromfluß (Ampere) und damit indirekt durch die anliegende Spannung und den Widerstand an der Kontaktfläche bestimmt.

4.2.4.3 Bipolarer Modus

Das VTA kann durch das Programmieren der Anode auf der Elektrode von einer annähernd kugelförmigen zu einer schlankeren ellipsoiden Konfiguration moduliert werden. Man spricht von einem bipolaren Programmiermodus. Dieser Zustand ist von einer doppelt monopolaren Verschaltung, also 2 nebeneinanderliegende Kathoden, die gegen den Impulsgeber (Anode) verschaltet sind, zu unterscheiden (s. Kap. 16).

4.2.4.4 Interleave®-Stimulation (Medtronic)

Um die räumlichen Sprungstufen zwischen den Elektroden abzumildern wurden unterschiedliche Programmierlösungen entwickelt.

Werden zwei Kathoden mit sich überlappenden VTAs abwechselnd stimuliert, so ergibt sich eine höhere Ladungsdichte im Bereich der räumlichen Schnittmenge zwischen den beiden oszillierenden VTAs. Dieses Prinzip wird mit der Interleave® Stimulation von Medtronic realisiert. Der Fokus der Stimulation liegt dann zwischen den beiden monopolar programmierten Kontakten. Auch komplexere Verschaltungen können im oszillierendem Modus aktiviert werden (s. Kap. 16).

4.2.5 Closed loop Technologie

Herkömmliche THS beruht auf der Applikation elektrischer Entladungen in Form von regelmäßigen Rechteckimpulsen. Dabei ist unklar, ob und in wie weit diese Art der Signalapplikation die optimale Form darstellt. Als konzeptionelle Alternative bietet sich eine bedarfsgesteuerte Stimulation an [4–6]. Diese Option setzt eine

Signalableitung aus der anatomischen Zielregion sowie eine entsprechend schnelle Signalanalyse und Reaktion des Impulsgebers voraus. Zunächst zu Forschungszwecken wurde von der Firma Medtronic ein Impulsgeber mit der Möglichkeit der online-Ableitung lokaler Feldpotentiale entwickelt, die unter dem Namen „Brain Radio" in limitierter Stückzahl für wissenschaftlich-experimentelle Fragestellungen verbreitet wurde. Diese Softwareoption wurde zusammen in einem Batterie-betriebenen IPG realisiert. Das Auslesen ist energieintensiv und verkürzt auch bei kurzer Auslesedauer die Lebenszeit der Batterie erheblich.

4.2.6 Elektroden

Die klassische DBS Elektrode bestand bis zur Einführung segmentierter Modelle aus vier Ringelektroden, die mit unterschiedlichen Abständen von 0,5 oder 1,5 mm (z. B. Medtronic 3389 und 3387) am distalen Ende des Elektrodenkabels die neuronale Kontaktfläche darstellten. Größere Elektrodenabstände erlauben die Erfassung weiter auseinanderliegender Zielstrukturen, soweit sie sich auf einer Trajektorie befinden (z. B. Bed Nucleus der Stria terminata/Nacc und Capsula interna anterior bei der Behandlung von Zwangserkrankungen [7, 8]. Kleinere Abstände ermöglichen eine präzisere Steuerung der Stimulation innerhalb der Zielstruktur, z. B. innerhalb des STN (Abb. 4.2: (a) kurze und (b) lange Elektrodenabstände).

Die Oberflächen der Elektroden sowie deren Verlängerungskabel bestehen aus Silikon-Polyurethan. Die anteilige Zusammensetzung der Beschichtung kann zwischen den Herstellern variieren. Die Materialeigenschaften sowie der innere Elektrodenaufbau haben Einfluss auf Steifigkeit und Haltbarkeit der Elektroden bzw.

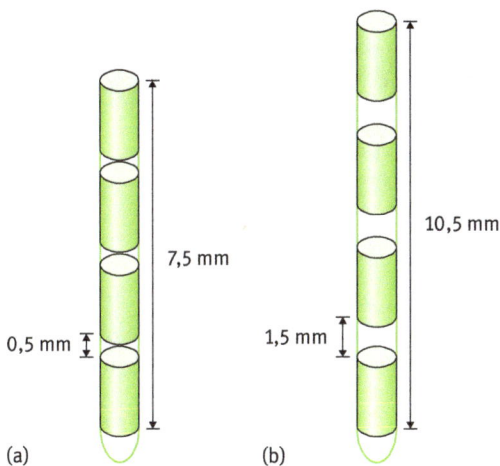

Abb. 4.2: THS-Elektroden Medtronic 3389 mit 0,5 mm (a) und 3387 mit 1,5 mm (b) Kontaktabstand.

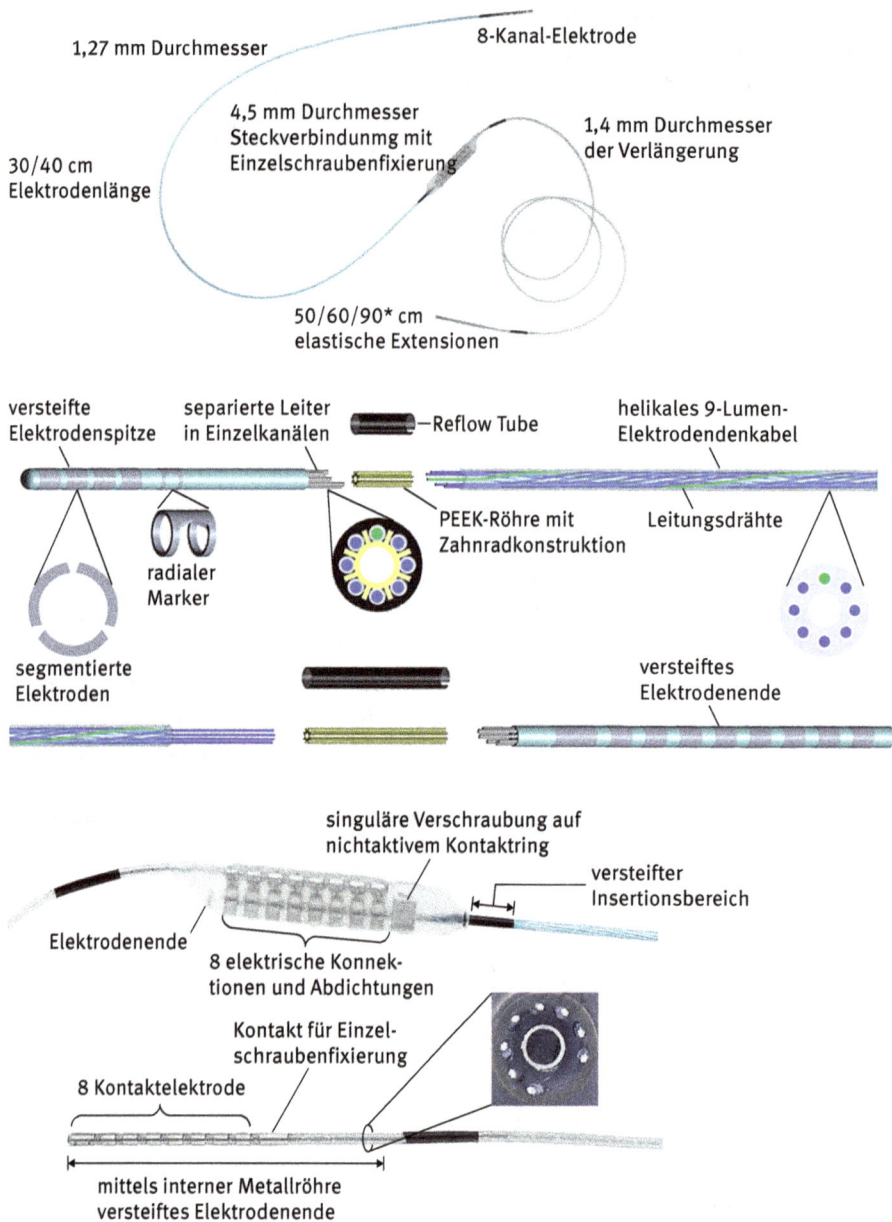

1,27 mm Durchmesser

8-Kanal-Elektrode

4,5 mm Durchmesser
Steckverbindunmg mit
Einzelschraubenfixierung

1,4 mm Durchmesser
der Verlängerung

30/40 cm
Elektrodenlänge

50/60/90* cm
elastische Extensionen

versteifte
Elektrodenspitze

separierte Leiter
in Einzelkanälen

Reflow Tube

helikales 9-Lumen-
Elektrodendenkabel

radialer
Marker

PEEK-Röhre mit
Zahnradkonstruktion

Leitungsdrähte

segmentierte
Elektroden

versteiftes
Elektrodenende

singuläre Verschraubung auf
nichtaktivem Kontaktring

versteifter
Insertionsbereich

Elektrodenende

8 elektrische Konnek-
tionen und Abdichtungen

Kontakt für Einzel-
schraubenfixierung

8 Kontaktelektrode

mittels interner Metallröhre
versteiftes Elektrodenende

Abb. 4.3: Schematische Darstellung des Innenlebens einer modernen 8-Kanal-THS-Elektrode. Jeder Kanal erhält einen separaten Tubus (mit freundlicher Genehmigung der Fa. Abbott).

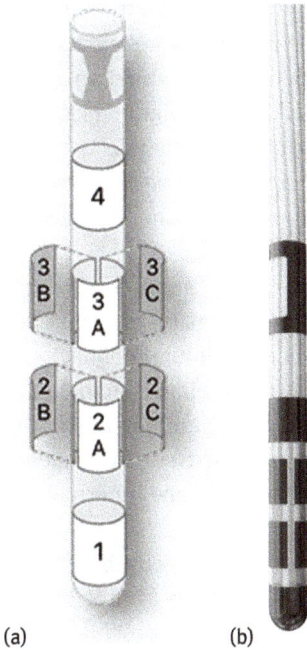

(a)   (b)

Abb. 4.4: (a) Schematische Ansicht einer segmentierten 8-Kanal Elektrode (mit freundlicher Genehmigung der Fa. Abbott), (b) Zeichnung einer segmentierten 8-Kanal Elektrode (mit freundlicher Genehmigung der Fa. Boston Scientific). Die Segmente weisen eine übereinstimmte Konfiguration auf. Eine Differenzierung kann im Röntgen anhand der Form des Markers (oberster Ring) erfolgen.

der Verlängerungen. Aufgrund ständiger Kopfbewegungen sind THS-Elektroden und Verlängerungen auf die Dauer einem enormen Beuge- und Extensionsstress ausgesetzt. Kommt es beispielsweise zur Veränderungen der helikalen Drahtstruktur, kann das die Lebensdauer im Labortest um den Faktor 20 verringern [9].

Das Innenleben der aktuellen Elektrodengeneration von Boston Scientific und Abbott weist 8 separate Kanäle für die Drähte der Einzelkanäle auf, was zu einer höheren Robustheit beitragen sollte (Abb. 4.4). Größte Erfahrungen hingegen dürften mit den unsegmentierten 4-Pol Elektroden des Herstellers Medtronic vorliegen, deren innere Isolation aus einem Flourpolymer besteht, welche jede singuläre Spirale der Elektroden isoliert. Einzelfallberichte zeigen den Verschleiß der Ummantelung mit voranschreitender Implantationsdauer bei guter mittelfristiger Biostabilität [10]. Systematische Vergleiche der Materialeigenschaften zwischen den unterschiedlichen Elektrodentypen liegen nicht vor.

4.2.6.1 Segmentierte Elektroden
Untersuchungen der Abhängigkeit der VTAs vom Aspect ratio (Durchmesser/Höhe) der Elektrodenkontakte wiesen eine Vergrößerung des VTAs entlang der Elektro-

denachse ohne Verringerung des VTA-Durchmesser bei geringerer Elektrodenhöhe, also größerem Aspect ratio nach [11]. Daraus wurde die Forderung abgeleitet, das Elektrodendesign besser an die Anatomie der spezifischen THS-Zielpunkt anzupassen. Somit wurden verschiedene Ansätze von den Entwicklern verfolgt, die letztlich auf eine zusätzliche Untergliederung der Elektrodenkontakte hinauslief.

Der Widerstand einer Kontaktfläche kann also durch zwei Maßnahmen verringert werden. Eine Möglichkeit besteht in der Vergrößerung der Fläche, eine zweite in der Aufteilung der Kontaktfläche in mehrere Segmente.

Bei der Segmentierung einer Kontaktfläche sinkt der Widerstand der Elektroden, da an den Kanten eine höhere Ladungsdichte (Current density) erreicht wird als auf der übrigen Kontaktfläche [11]. Eine Unterteilung der Stimulationsfläche in mehrere Segmente (Erhöhung der Kantenlänge) führt somit zu einer Zunahme der durchschnittlichen Ladungsdichte gegenüber der nicht-segmentierten Elektrode. Im Umkehrschluss gilt, dass durch eine Segmentierung der Elektrode bei gleicher Elektrodenfläche ein geringerer Strom für die Anregung von Gewebe innerhalb eines VTA derselben Größe benötig wird.

Die Segmentierung von Elektrodenkontakten könnte also energetisch betrachtet eine Effizienzsteigerung darstellen. Darüber hinaus ist durch die räumliche Anordnung der Einzelsegmente über deren gezielte Aktivierung eine bessere Abdeckung des neuronalen Zielvolumens durch das VTA möglich.

Bis zur Einführung segmentierter Elektroden war eine VTA Verschiebung nur entlang der Elektrodenachse möglich. Mit der segmentierten Elektrode (Boston Scientific, Abbott) eröffnet sich die Möglichkeit das VTA in der Schnittebene rechtwinklig zur Elektrode zu verschieben. Die Segmentelektroden beider Hersteller weisen eine ähnliche Anordnung der Segmentringe auf. Auf Höhe des zweiten und dritten Elektrodenkontaktes der vierpoligen Elektrode werden anstatt einer ringförmigen jeweils drei Kontaktflächen angeordnet, so dass der Winkelabstand von der Mitte einer Elektrodenfläche zur nächsten jeweils 120 Grad beträgt. Der Abstand von einem Elektrodenniveau zum nächsten beträgt weiterhin 0,5 mm.

Durch die Verwendung segmentierter Elektroden dieses Bautyps wurde intraoperativ eine Vergrößerung des therapeutischen Fensters von bis zu 1 mA beschrieben [12]. Eigene klinische Erfahrungen bestätigen einen Effekt in ähnlicher Größenordnung.

4.2.7 Multiple unabbhängige Stromregler (multiple independent current controls)

Durch die Verwendung unabhängiger Stromquellen (independent current control) kann eine graduelle Zu- und Abschaltung von Elektroden in Ein-Prozent-Schritten erfolgen (Boston Scientific). Diese Vorgehensweise ermöglicht die Verschiebung des VTAs unter Vermeidung großer räumlicher Sprungstufen entlang der Elektrode. Im Falle der Applikation einer segmentierten Elektrode bietet die Kombination mit

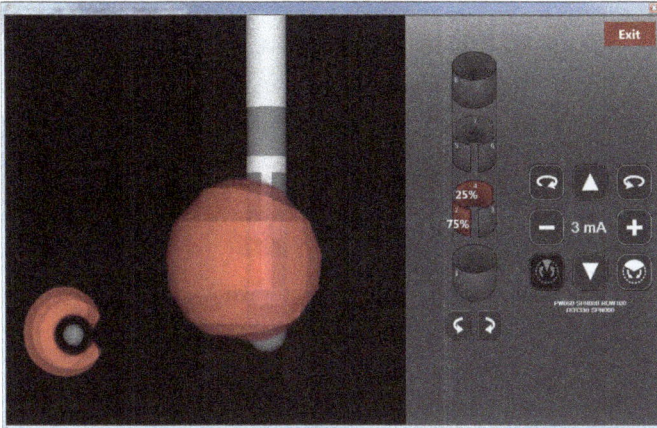

Abb. 4.5: Simulation eines VTA unter Verwendung einer segmentierten Elektrode und multipler unabhängiger Stromregler (mit freundlicher Genehmigung der Fa. Boston Scientific).

unabhängigen Stromquellen die Option einer gerichteten Stimulation. Zu diesem Zweck wird die Kathode in unmittelbarem Kontakt zu dem gewünschten VTA definiert und die zwei angrenzenden Segmentringe sowie der Impulsgeber als Anode definiert. Diese Programmierkonstellation stellt derzeit die konzeptionell anspruchsvollste Option einer gerichteten Stimulation dar, da sie theoretisch eine Ausrichtung des VTA rechtwinklig zur Implantationsachse ermöglicht, die über den Effekt der räumlichen Verschiebung ausschließlich durch die Wahl eines Segmentes hinausreicht. Entsprechende Messungen sind technisch komplex und liegen derzeit noch nicht vor. Ein weiterer theoretischer Vorteil der unabhängigen Stromquellen ist die größere Feldhomogenität gegenüber einer Parallelschaltung der Segmente. Bei letzterer würde der Strom präferentiell über den Kontakt mit dem geringsten Widerstand fließen, was negative Auswirkungen auf die Feldsymmetrie mit sich brächte. Unklar ist, in wie weit diese theoretischen Vorteile, die mit einem entsprechendem Programmieraufwand einhergehen, auch eine klinische Relevanz beinhalten.

4.2.8 Programmiergeräte

Zur Steuerung der Impulsgeber werden von allen Herstellern Programmiergeräte und Patientensteuergeräte angeboten. Das weltweit am weitesten verbreitete Modell eines Arztprogrammiergerätes dürfte der N'Vision von Medtronic sein. Dieses Gerät benutzt eine Antenne, die auf der Haut über dem Impulsgeber platziert werden muss und über elektromagnetische Impulse mit dem IPG kommuniziert. Neuere Programmiergeräte von Boston Scientific und Abbott ermöglichen drahtlos eine Ansteuerung der IPG über größere Distanzen, was sich im Programmieralltag und

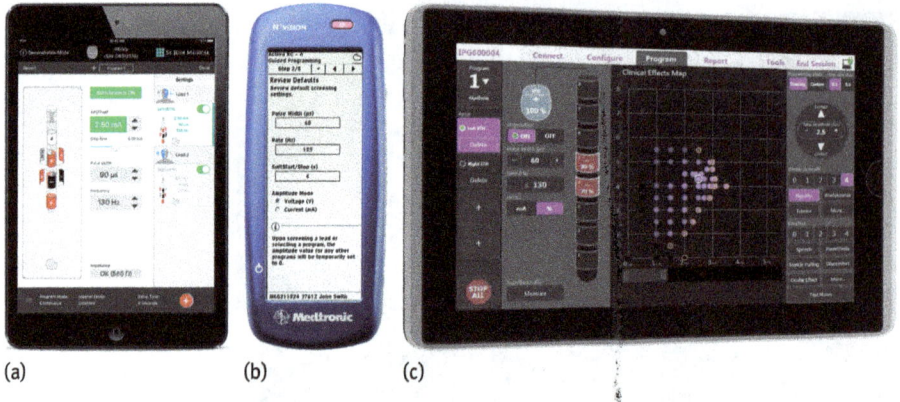

(a)   (b)   (c)

Abb. 4.6: (a) Abbott-Programmierplattform auf IPad-Basis mit BlueTooth Schnittstelle (mit freundlicher Genehmigung der Fa. Abbott), (b) Medtronic-Programmierplattform N'Vision ohne Darstellung des Antennenkabels und Antennenkörpers (mit freundlicher Genehmigung der Fa. Medtronic), (c) Boston-Scientific-Programmierplattform (mit freundlicher Genehmigung der Fa. Boston Scientific).

bei intraoperativen Systemüberprüfungen als komfortable Alternative erweist, möglicherweise aber auch Sicherheitsfragen aufwirft.

Bei dem Produkt der Fa. Abbott werden durch Bluetooth-Technologie unter Einsatz einer Apple-Plattform Übertragungsdistanzen von mehreren Metern erreicht.

Die technische Lösung von Boston Scientific basiert auf einer Radiofrequenz-steuerung, die ein für Medizintechnologie reserviertes Frequenzband benutzt. Die Reichweite beträgt ca. einen Meter.

4.3 Ausblick

Die Aufgabe, vor der Hardware-Entwickler in der nahen Zukunft stehen, liegt – neben der Miniaturisierung der Einzelkomponenten und der Optimierung der Stimulationsmodi an diverse biologische Notwendigkeiten – in der Integration von Elektroden und den von diesen erzeugten VTAs in eine Konnektom-basierte individualisierte Zielpunktplanung [13]. Wünschenswert sind darüber hinaus Plattformen, die dem medizinischen Personal, das den IPG programmiert, eine visuelle anatomische Information des aktivierten Gewebsvolumens bieten. Im Alltag müssen die neuen telemetrischen Schnittstellen beweisen, dass sie in einem durch die voranschreitende Vernetzung zunehmend komplexer werdenden elektromagnetischen Umfeld höchsten Sicherheitsstandards genügen und unbeabsichtigte oder willentlich herbeigeführte Wechselwirkungen durch Dritte oder andere Geräte ausgeschlossen sind. Ob sich integrierte Plattformen durchsetzen, die eine Auswahl bestmöglicher Einzelkomponenten nicht mehr zulassen, bleibt abzuwarten.

Referenzen

[1] Oh MY, Abosch A, Kim SH, Lang AE, Lozano AM. Long-term hardware-related complications of deep brain stimulation. Neurosurgery [Internet]. 2002 Jun [cited 2017 Mar 9];50(6):1268–1274. Available from: http://www.ncbi.nlm.nih.gov/pubmed/12015845

[2] Szarowski DH, Andersen MD, Retterer S, Spence AJ, Isaacson M, Craighead HG, et al. Brain responses to micro-machined silicon devices. Brain Res. 2003.

[3] Orlowski D, Michalis A, Glud AN, Korshøj AR, Fitting LM, Mikkelsen TW, et al. Brain Tissue Reaction to Deep Brain Stimulation – A Longitudinal Study of DBS in the Goettingen Minipig. Neuromodulation Technol Neural Interface [Internet]. 2017 Feb 21 [cited 2017 Feb 23]; Available from: http://www.ncbi.nlm.nih.gov/pubmed/28220987

[4] Tass PA. A model of desynchronizing deep brain stimulation with a demand-controlled coordinated reset of neural subpopulations. Biological Cybernetics. 2003.

[5] Rosin B, Slovik M, Mitelman R, Rivlin-Etzion M, Haber SN, Israel Z, et al. Closed-Loop Deep Brain Stimulation Is Superior in Ameliorating Parkinsonism. Neuron. 2011;72:370–84.

[6] Santos FJ, Costa RM, Tecuapetla F. Stimulation on Demand: Closing the Loop on Deep Brain Stimulation. Neuron. 2011;72:197–8.

[7] Nuttin B, Gielen F, van Kuyck K, Wu H, Luyten L, Welkenhuysen M, et al. Targeting Bed Nucleus of the Stria Terminalis for Severe Obsessive-Compulsive Disorder: More Unexpected Lead Placement in Obsessive-Compulsive Disorder than in Surgery for Movement Disorders. World Neurosurg [Internet]. 2013 Sep [cited 2016 Oct 20];80(3–4):S30.e11–S30.e16. Available from: http://linkinghub.elsevier.com/retrieve/pii/S1878875012014635

[8] Denys D, Mantione M, Figee M, van den Munckhof P, Koerselman F, Westenberg H, et al. Deep Brain Stimulation of the Nucleus Accumbens for Treatment-Refractory Obsessive-Compulsive Disorder. Arch Gen Psychiatry [Internet]. 2010 Oct 4 [cited 2016 Oct 20];67(10):1061. Available from: http://archpsyc.jamanetwork.com/article.aspx?doi=10.1001/archgenpsychiatry.2010.122

[9] Jiang C, Mo X, Dong Y, Meng F, Hao H, Zhang J, et al. An Experimental Study of Deep Brain Stimulation Lead Fracture: Possible Fatigue Mechanisms and Prevention Approach. Neuromodulation Technol Neural Interface [Internet]. 2015 Jun [cited 2017 Mar 7];18(4):243–8. Available from: http://doi.wiley.com/10.1111/ner.12229

[10] Rizzi M, De Benedictis A, Messina G, Cordella R, Marchesi D, Messina R, et al. Comparative analysis of explanted DBS electrodes. Acta Neurochir (Wien). 2015.

[11] Grill WM, Wei XF. High Efficiency Electrodes for Deep Brain Stimulation. Conf Proc IEEE Eng Med Biol Soc. 2009;2009:3298–3301

[12] Pollo C, Kaelin-Lang A, Oertel MF, Stieglitz L, Taub E, Fuhr P, et al. Directional deep brain stimulation: an intraoperative double-blind pilot study. 2014.

[13] Henderson JM. "Connectomic surgery": diffusion tensor imaging (DTI) tractography as a targeting modality for surgical modulation of neural networks. Front Integr Neurosci [Internet]. 2012 [cited 2017 Feb 26];6:15. Available from: http://journal.frontiersin.org/article/10.3389/fnint.2012.00015/abstract

M. Deliano, F. W. Ohl

5 Allgemeine biophysikalische Aspekte zur Erregbarkeit neuronaler Strukturen und Stromausbreitung im Gewebe

Die Tiefe Hirnstimulation ist eine etablierte Methode zur Behandlung neurologischer Erkrankungen wie Morbus Parkinson, Dystonie und mehrere Zwangserkrankungen. Während die Anzahl der Erkrankungen, zu deren Behandlung Tiefe Hirnstimulation diskutiert oder bereits eingesetzt wird ständig anwächst, ist das Verständnis der zugrunde liegenden Wirkmechanismen immer noch sehr begrenzt [1]. Dies resultiert zum einen aus der Komplexität der neuronalen Schaltkreise [2] und chemischen Neuromodulationssysteme [3], deren Aktivität durch Tiefe Hirnstimulation verändert wird, zum anderen aber auch daraus, dass die unmittelbare Wirkung des in das Gewebe eingetragenen elektrischen Stromes von vielen, z. T. nur eingeschränkt kontrollierbaren, Faktoren abhängig ist. Ungeachtet der Komplexität dieser Grundlagen beruht der klinische Erfolg der elektrischen Hirnstimulation auf der Robustheit der im klinischen Einsatz zu beobachtenden Wirkung beispielsweise auf pathologische Bewegungs- oder Verhaltensmuster. Diese Erfahrungen haben zu einer vereinfachten Konzeption der Wirkungsweise der tiefen Hirnstimulation geführt, nach der die neuronale Erregung eines Areals durch Elektrostimulation zur Aktivierung seiner Funktion und damit zu einem Positiveffekt führt, bzw. die Elektrostimulation das Zielareal hemmt oder gar lädiert und dadurch seine pathologische Dysfunktion abschaltet oder abschwächt. Allerdings kann eine stimulierte Hirnregion, die aus komplexen neuronalen Schaltkreisen aufgebaut ist, nicht wie ein einfach zu erregendes oder hemmendes Makroneuron betrachtet werden. Die Effekte der Elektrostimulation hängen neben der direkten Anregung/Hemmung maßgeblich von transsynaptischen Effekten in Schaltkreisen der stimulierten Region und ihrer Einbettung in größere funktionelle Netzwerke ab. Für Anwender und Entwickler von Elektrostimulationstechniken ist damit ein intuitives Verständnis der Effekte nicht immer einfach, da die Elektrostimulation auf einer facettenreichen Kombination biophysikalischer und physiologischer Prozesse beruht, die zudem auf verschiedenen räumlichen und zeitlichen Skalen ablaufen.

5.1 Biophysik der direkten Anregung

Bei der Elektrostimulation werden zeitlich veränderliche Ströme in einem geschlossenen Stromkreis über die Stimulations- zu den Rückkehrelektroden durch das Hirngewebe geleitet. An der Grenzfläche zwischen Elektrode und Hirngewebe wird

https://doi.org/10.1515/9783110459715-005

der elektronische Stimulationsstrom in einen Gewebestrom aus positiv und negativ
geladenen Ionen umgewandelt. Das geschieht entweder durch reversible Ladungs-
umverteilung oder durch elektrochemischen Ladungstransfer [4]. In Elektroden-
ersatzschaltbildern werden Ladungsumverteilungen als Kapazitäten und elektrochemische Ladungstransfers als parallele Widerstände charakterisiert. Daher stellt
die Elektrode einen Tiefpassfilter dar, der den Zeitverlauf der Stimulation verändern kann. Die Verwendung ladungsausgeglichener biphasischer Pulse minimiert
den Einfluss der Elektrode und kann ihre Polarisation verringern. Dadurch lassen
sich irreversible elektrochemische Reaktionen vermeiden, die die Elektrode korro-
dieren, toxische Produkte an das Hirngewebe abgeben und zu Gewebeschäden führen können [4]. Fließt positiver Strom über die Elektrode ab, stellt diese eine Stromsenke, eine sog. Kathode, dar. Wird umgekehrt positiver Strom zugeführt ist die
Elektrode eine Stromquelle, Anode genannt. Ist die Rückkehrelektrode weit von
der Stimulationselektrode entfernt, z. B. außerhalb des zu stimulierenden Gewebes,
spricht man von monopolarer, andernfalls von bipolarer Stimulation.

Bei einer synaptischen Erregung oder Hemmung von Nervenzellen breiten sich
synaptische Kreisströme über die Membran des Dendriten, des Soma und des
Axons aus. Kapazitive Tansmembranströme polarisieren die Membran und verändern das Transmembranpotential. Durch Depolarisation von Membranen mit
spannungsabhängiger Leitfähigkeit z. B. am Axonhügel werden Aktionspotentiale
ausgelöst, bzw. durch Hyperpolarisation unterdrückt. Die Elektrostimulation beeinflusst ebenfalls das Transmembranpotential. Bei der intrazellulären Stimulation
wird die Membran durch die Injektion von Strom in das Element über eine einge-
stochene oder aufgesetzte Glaskapillarelektrode polarisiert. Bei der extrazellulären
Stimulation werden durch extrazelluläre Stromsenken (Kathoden) und -quellen
(Anoden) Kreisströme über die Membran erzeugt, die das Transmembranpotential
de- oder hyperpolarisieren. Während die intrazelluläre Stimulation nur ein Neuron
direkt beeinflusst, wird extrazellulär eine große Neuronenpopulation stimuliert.
Welche Teile von Neuronen dabei de- und hyperpolarisiert werden, hängt hier
stark von der extrazelluären Volumenleitung des Stimulationsstroms ab. Auch
wenn sich durch Einzelzellstimulation Verhalten beeinflussen lässt [5], beruhen
alle derzeit relevanten klinischen Verfahren auf extrazellulärer Stimulation großer
Neuronenpopulationen. Diese liefert weitaus robustere Verhaltenseffekte als die
intrazelluläre Stimulation, die mitunter nicht nur für wenige Stunden, sondern
über Jahrzehnte stabil bleiben.

5.1.1 Extrazelluäre Stromausbreitung im Volumenleiter

Der Extrazellulärraum stellt einen 3-dimensionalen Volumenleiter dar. Welcher
Strom welche neuronalen Elemente erreicht, hängt dabei von dessen orts- und rich-
tungsabhängiger Impedanz ab, die sich aus Induktivitäten, Kapazitäten und Widerständen des umliegenden Gewebes zusammensetzt. Durch mehrere Annahmen, die

sich auf empirische Befunde stützen, lässt sich die Beschreibung des Volumenleiters unter Vernachlässigung induktiver und kapazitiver Effekte anhand eines quasistatischen Ansatzes stark vereinfachen [6]. Der im quasistatischen Ansatz verbleibende elektrische Widerstand, bzw. seine Inverse, die elektrische Leitfähigkeit, kann aber weiterhin ortsabhängig (inhomogen) und richtungsabhängig (anisotrop) sein. Je nach Zell- und Faserdichte, und der Beteiligung von Liquorräumen, kann die Leitfähigkeit des Hirngewebes räumlich variieren. Durch den Faserverlauf im Hirngewebe kann es zudem Vorzugsrichtungen der Stromausbreitung geben. Die wenigen Studien, die bisher die Impedanz von Hirngewebe orts- und richtungsabhängig bestimmt haben, legen aber nahe, dass zumindest das Cortexgewebe näherungsweise als homogener, isotroper Leiter angesehen werden kann [7]. Die Stromausbreitung hängt dann nur mehr vom Abstand zum Stimulationsort ab. Dadurch lässt sich die kathodische und anodische Stimulation durch äquivalente, zeitlich veränderliche negative und positive Punktladungen beschreiben. Das extrazelluäre elektrische Feld ergibt sich dann einfach aus dem Coulombschen Gesetz. Diese vereinfachte Beschreibung gilt jedoch nur für das Fernfeld der Stimulation, also für Abstände mit einem Vielfachen des Elektrodendurchmessers (siehe unten).

5.1.2 Direkte neuronale Erregung und Hemmung

Die ersten Beschreibungen räumlicher und zeitlicher Aspekte neuronaler Anregung durch Elektrostimulation waren heuristisch. Dabei nahm man an, dass sich der Strom kugelförmig um eine Punktquelle ausbreitet, und die Stromdichte an einem Punkt im Gewebe mit dem Quadrat des Abstands zur Elektrode abnimmt. Alle Neuronen innerhalb der Kugel, in der die Stromdichte die Anregungsschwelle am Axonhügel überschreitet, werden erregt. In mehreren Studien wurden dazu empirisch Stromstärke-Abstands- und Stromstärke-Reizdauerbeziehungen bestimmt [8], wodurch die Stimulation anhand von Kenngrößen wie der effektiven Stromausbreitung und der Chronaxie als Maß für die Membranzeitkonstante charakterisiert werden kann.

Welche Bereiche eines neuronalen Elements erregt oder gehemmt werden hängt aber ebenfalls von seiner Lage und Ausrichtung im elektrischen Feld ab. Dabei entstehen typische, triphasische Muster aus Stromquellen- und senken auf der Membranoberfläche. Nahe der Kathode fließt Strom in das stimulierte Element und über benachbarte Membranbereiche zurück in den Extrazellulärraum. Dadurch entsteht eine kathodennahe depolarisierende Senke flankiert von hyperpolarisierenden Quellen, sog. virtuellen Anoden. Umgekehrt kommt es nahe der Anode zu einem hyperpolarisierenden Ausstrom (anodischer Block) flankiert von depolarisierenden, virtuellen Kathoden [9]. Diese Verhältnisse erklären beispielsweise, warum kathodische Stimulation neuronale Aktivität im Nahfeld der Elektroden unterdrücken und im Fernfeld gleichzeitig anregen kann [10]. Ausgeprägte flankierende virtuelle Anoden im Nahfeld können die Ausbreitung der kathodischen Anregung blockieren. Auch die höhere Effektivität der anodischen Stimulation bei Oberflächenstimulation neuronaler Strukturen, wie sie beispielsweise bei corticalen Stimulationen zur Anwendung kommt, lässt sich so erklären. Hier führt anodische Oberflächenstimulation zu kathodischen Strömen in infragranulären Schichten, wo große, myelinisierte und damit leicht erregbare Pyramidenzellaxone liegen.

Eine quantitative der Beschreibung der direkten Anregung neuronaler Elemente liefert die von Rattay [11] eingeführte Aktivierungsfunktion. Sie beruht auf der zweiten räumlichen Ableitung des extrazeluären Potentialfelds über der Zelloberfläche und beschreibt Nettotransmembranströme als Stromquellendichteverteilung über die Zelloberfläche. Für Nervenfasern reduziert sich die Aktivierungsfunktion auf die zweite räumliche Ableitung des extrazellulären Potentials in Faserrichtung. Für nicht-myelinisierte Fasern ist die Aktivierungsfunktion kontinuierlich, für myelinisierte Fasern eine diskrete Funktion der Potentialdifferenzen zwischen den Ranvierschen Schnürringen. Damit lässt sich ermitteln, welche Faserbereiche zu einem Zeitpunkt de- und welche hyperpolarisiert werden, und an welchen Stellen Aktionspotentiale ausgelöst werden, und wo ihre Fortleitung und Entstehung auf der Faser anodisch geblockt werden.

5.1.3 Welche neuronalen Elemente werden durch die Elektrostimulation direkt angeregt?

Über das Transmembranpotential kann die Elektrostimulation prinzipiell die synaptische Transmitterfreisetzung an den Axonterminalien, die passive elektrotonische Fortleitung entlang von Dendriten, Somata und Axonen, und die Aktionspotentialbildung am Axon, insbesondere am Axonhügel, beeinflussen [9]. Auch kann sie über Gliazellen indirekt auf die synaptisch Übertragung wirken. Modellrechnungen [12], Chronaxiemessungen im Hirnschnitt [13, 14], Aktionspotentialableitungen im somatosensorischen Cortex der Ratte [15] sowie Calciumimaging von Einzelzellen im visuellen Cortex von Nagern und Katzen [16] legen jedoch nahe, dass die Elektrostimulation zumindest im Cortex vor allem am Axon Aktionspotentiale auslöst oder blockiert. Dabei scheinen weniger die Axonhügel, als vielmehr axonale Fasern, die durch den Bereich der effektiven Stromausbreitung ziehen, angeregt zu werden [15, 16]. Ob bevorzugt lokale dünnere, nichtmyelinisierte Verbindungen oder weitreichende myelinisierte Projektionsfasern angeregt werden, hängt von den Stimulationsorten und den Stimuluswellenformen ab [17, 18]. Damit bestimmt sich der Anregungsradius weniger durch die effektive Stromausbreitung, als vielmehr durch die Längenverteilung vorbeiziehender Fasern.

5.2 Indirekte, transsynaptische Effekte

Elektrisch ausgelöste Aktionspotentiale können in Richtung der Terminalien orthodrom fortgeleitet und dort synaptisch wirksam werden. Sie können ebenso antidrom, in Richtung des Zellkörpers zurücklaufen und dort über axonale Verzweigungen und Kollateralen zu direkten und transsynaptischen Effekten in Gebieten weitab vom Stimulationsort, ja sogar in anderen Hirnregionen führen. Aber selbst orthodrome Anregungen sind oft räumlich weiter verteilt als es die effektive Stromausbreitung erwarten ließe. Diese funktionelle Ausbreitung geschieht transsynaptisch entsprechend der funktionellen Konnektivität des Stimulationsortes. Im Cortex ergeben sich dabei unabhängig von der Stromstärke Anregungsradien von etwa 2 mm [15, 16, 19]. In einer funktionellen Kernspinstudie an Makaken [20] ergaben selbst hohe Stromstärken von 1 mA im primären visuellen Cortex V1 Anregungsradien nicht über 1–3 mm. Gleichzeitig wurde hier über V1 hinaus die Aktivierung eines Netzwerks funktionell verbundener visueller Areale beobachtet. Die transsynaptische Anregung funktioneller Netzwerke hängt von der räumlichen und zeitlichen Summation unterschwelliger, transsynaptischer Anregungen, und damit stark von den zeitlichen Eigenschaften der verwendeten Pulszüge ab [21]. Auch spielt hier die elektrisch evozierte, transsynaptische GABAerge Inhibition eine wichtige Rolle, die die Stimulationsantwort zeitlich und z. B. durch laterale Inhibition auch räumlich beeinflussen, oder die Erregbarkeit von Netzwerken durch Herabsetzung der Spontanaktivität modulieren kann [23].

Im Ergebnis aktiviert die Elektrostimulation weniger spezifische Bahnen oder lokale Repräsentationen, sondern vielmehr Schaltkreise und funktionelle Netzwerke, die die eigentlichen Verhaltenseffekte bewirken. So setzt die Mikrostimulation im sensorischen Cortex vermutlich eine lokale positive cortico-thalamocorticale Rückkopplungsschleife in Gang, die auch durch Dopamin moduliert wird, und eine wichtige Rolle für die saliente Wahrnehmung spielt [22]. Durch die positive Rückkopplung werden die Stimulationsantwort verstärkt und supragranuläre Assozationsnetzwerke rekrutiert, die vermutlich an der spezifischen Auslese der direkten Anregungsinformation beteiligt sind, und damit z. B. die Unterscheidung benachbarter Stimulationsorte im Verhalten ermöglichen [19].

Durch die hochsynchrone, gepulste Anregung können zudem die Übertragungseigenschaften von Synapsen durch Kurz- und Langzeitplastizität beeinflusst werden. So kann zu Stimulationsbeginn die Erregbarkeit durch Calciumströme erhöht sein (synaptische Fazilitation). Intensive, andauernde Stimulation kann dagegen zu Nachhyperpolarisation, und zur Erschöpfung der Transmitterspeicher (synaptische Depression) führen. Abhängig vom zeitlichen Stimulationsverlauf, kann die Elektrostimulation darüber hinaus eine Langzeitpotentierung oder -depression von Synapsen auslösen. Die Effekte der Elektrostimulation beruhen also sowohl auf der unmittelbaren Impulsantwort als auch auf der langsameren Modulation und Plastizität der Transferfunktion von Mikroschaltkreisen und Netzwerken. Dadurch können sich die Filtereigenschaften von Schaltkreisen bei der synaptischen Übertragung verändern, und wie z. B. bei der tiefen Hirnstimulation die Weiterleitung pathologischer Oszillationen im beta-Band unterdrückt werden [24]. Schließlich sind auch Schaltkreise keine passiven Rezipienten der elektrischen Stimulation sondern wirken durch ihre Eigendynamik aktiv auf die Elektrostimulation ein. Die Effekte der Stimulation können damit in hohem Maße abhängig vom momentanen Hirnzustand sein [25].

5.3 Neuere Entwicklungen: Optogenetische Hirnstimulation

In den letzten zehn Jahren wurde mit der sogenannten Optogenetik ein neuronaler Stimulationsansatz entwickelt, der im Gegensatz zur Elektrostimulation die spezifische Anregung ausgewählter Zelltypen und neuronaler Elemente erlaubt [26]. Hierbei werden Zielneurone zunächst genetisch manipuliert, so dass sie lichtsensitive Ionenkanäle exprimieren können, die die gezielte Aktivierung, Inhibierung oder Modulation der Zielzellen durch Licht ermöglicht. Neben dieser Kontrolle des Aktivitätsniveaus der Zielzellen ermöglicht die Optogenetik darüber hinaus eine erhöhte Selektivität der Stimulation auf bestimmte Neuronentypen, beispielsweise solche, die ein bestimmtes Gen exprimieren oder ihre Axone in ein bestimmtes Hirnareal entsenden. Andererseits muss berücksichtigt werden, dass die optogenetische Manipulation der Zielzellen deren Physiologie stark verändern kann. Zudem ist die Intensität der optogenetischen Stimulation vom Expressionslevel lichtsensitiver Proteine und von der Lichtübertragung abhängig, und damit weniger direkt kontrollierbar als die Intensität der Elektrostimulation. Die meisten bisher eingesetzten aktivierenden Opsine erzeugen eine weniger synchrone Anregung, die zwar der natürlichen Erregung ähnlicher, aber derzeit bei der Auslösung von Positiveffekten auch weniger effektiv als die Elektrostimulation ist [27].

Aus diesen Gründen besteht die Bedeutung der Optogenetik für die Tiefe Hirnstimulation zurzeit hauptsächlich in der Grundlagenforschung, wo sie herangezogen werden kann, um die Rollen einzelner neuronaler Schaltkreise für die Wirkmechanismen der tiefen Hirnstimulation in einer Weise zu disambiguieren, was mit Hilfe der elektrischen Stimulation in dieser Form nicht möglich wäre [28, 29]. Zunehmend wird jedoch auch das therapeutische Potential optogenetischer Stimulation selbst diskutiert [29, 30] und erste klinische Studien zur Anwendung der Optogenetik haben begonnen (vgl. [31]). Da der direkte Einsatz optogenetischer Verfahren für die Tiefe Hirnstimulation am Menschen noch nicht kurzfristig zu erwarten ist, wurde eine intermediäre Strategie vorgeschlagen, zunächst einmal optogenetische Stimulationsprotokolle mit elektrischer tiefer Hirnstimulation zu modellieren [32].

Referenzen

[1] Veerakumar A, Berton O. Cellular mechanisms of deep brain stimulation: activity dependent focal circuit reprogramming? Curr Opin Behav Sci 2015,4:48–55.

[2] Agnesi F, Johnson MD, Vitek JL. Deep brain stimulation: how does it work? Handb Clin Neurol 2013,116:39–54.

[3] Torres-Sanchez S, Perez-Caballero L, Berrocoso E. Cellular and molecular mechanisms triggered by deep brain stimulation in depression: A preclinical and clinical approach. Prog Neuro-Psychoph 2017,73:1–10.

[4] Merrill DR, Bikson M, Jefferys JGR. Electrical stimulation of excitable tissue: Design of efficacious and safe protocols. J Neurosci Meth 2005,141:171–98.

[5] Doron G, Brecht M. What single-cell stimulation has told us about neural coding. Philos Trans R Soc B Biol Sci 2015,370,1677,20140204.

[6] Plonsey R, Heppner DB. Considerations of quasi-stationarity in electrophysiological systems. Bull Math Biophys 1967,29(4):657–64.

[7] Logothetis NK, Kayser C, Oeltermann A. In Vivo Measurement of Cortical Impedance Spectrum in Monkeys: Implications for Signal Propagation. Neuron 2007,55,5,809–23.

[8] Tehovnik EJ, Tolias AS, Sultan F, Slocum WM, Logothetis NK. Direct and indirect activation of cortical neurons by electrical microstimulation. J Neurophysiol 2006,96,2:512–21.

[9] Ranck JB. Which elements are excited in electrical stimulation of mammalian central nervous system: A review. Brain Res 1975,98:417–40.

[10] Basser, PJ, Roth, BJ. New currents in electrical stimulation of excitable tissues. Annu. Rev. Biomed. Eng 2000,2:377–97.

[11] Rattay F. The basic mechanism for the electrical stimulation of the nervous system. Neuroscience, 1999,89(2):335–46.

[12] McIntyre CC, Miocinovic S, Butson CR. Computational analysis of deep brain stimulation. Expert Rev Med Devices 2007,4(5):615–22.

[13] Nowak LG, Bullier J. Axons, but not cell bodies, are activated by electrical stimulation in cortical gray matter. I. Evidence from chronaxie measurements. Exp Brain Res 1998,118(4):477–88.

[14] Nowak LG, Bullier J. Axons, but not cell bodies, are activated by electrical stimulation in cortical gray matter. II. Evidence from selective inactivation of cell bodies and axon initial segments. Exp Brain Res 1998,118(4):489–500.

[15] Butovas S, Schwartz C. Spatiotemporal effects of microstimulation in rate neocortex: a parametric study using mutielectrode recordings. J Neurophysiol 2003,90:3024–39.

[16] Histed MH, Bonin V, Reid RC. Direct Activation of Sparse, Distributed Populations of Cortical Neurons by Electrical Microstimulation. Neuron 2009,63(4):508–22.

[17] Tehovnik EJ, Slocum WM. Two-photon imaging and the activation of cortical neurons. Neuroscience 2013,245:12–25.

[18] Brocker DT, Grill WM. Principles of electrical stimulation of neural tissue. Handb Clin Neurol 2013,116:3–18.

[19] Deliano M, Scheich H, Ohl FW. Auditory cortical activity after intracortical microstimulation and its role for sensory processing and learning. J Neurosci 2009,29(50):15898–909.

[20] Tolias AS, Sultan F, Augath M, Oeltermann A, Tehovnik EJ, Schiller PH, et al. Mapping cortical activity elicited with electrical microstimulation using fMRI in the macaque. Neuron 2005,48(6),90111.

[21] Graziano MSA, Taylor CSR, Moore T. Complex movements evoked by microstimulaiton of precentral cortex. Neuron 34(5):841–51.

[22] Happel MFK, Deliano M, Handschuh J, Ohl FW. Dopamine-modulated recurrent corticoefferent feedback in primary sensory cortex promotes detection of behaviorally relevant stimuli. J Neurosci 2014,34(4):1234–47.
[23] Butovas S, Hormuzdi SG, Monyer H, Schwarz C. Effects of electrically coupled inhibitory networks on local neuronal responses to intracortical microstimulation. J Neurophysiol 2006,96(3):1227–36.
[24] Mcintyre CC, Anderson RW. Deep brain stimulation mechanisms: The control of network activity via neurochemistry modulation. Journal of Neurochemistry 2016,13649.
[25] Ohl FW, Scheich H. Chips in your head. Scientific American Mind 2007:64–69.
[26] Guru A, Post RJ, Ho YY, Warden MR. Making sense of optogenetics. Int J Neuropsychoph 2015(18):11.
[27] Histed MH, Ni AM, Maunsell JHR. Insights into cortical mechanisms of behavior from microstimulation experiments. Prog Neurobiol 2013,103:115–30.
[28] Gradinaru V, Mogri M. Thompson KR, Henderson JM, Deisseroth K. Optical deconstruction of parkinsonian neural circuitry. Science 2009,324(5925):354–59.
[29] Clark KL, Armstrong KM, Moore T. Probing neural circuitry and function with electrical microstimulation. Proc R.Soc. B 2011,278(1709):1121–1130.
[30] Lewis PM, Thomson RH, Rosenfeld JV, Fitzgerald PB. Brain neuromodulation techniques: A review. Neuroscientist 2016,22(4):406–21.
[31] Reardon S. Light-controlled genes and neurons poised for clinical trials. Nature News 2016,19886.
[32] Lüscher C, Pascoli V, Creed M. Optogenetic dissection of neural circuitry: from synaptic causalities to blue prints for novel treatments of behavioral diseases. Curr Opin Neurobiol 2015,35:95–100.

C Grundlagen der tiefen Hirnstimulation

C. Oehrn, I. Weber

6 Wirkweise der tiefen Hirnstimulation

6.1 Einleitung

Die Tiefe Hirnstimulation (THS) ist mittlerweile eine vielversprechende Therapieoption für viele neurologische und psychiatrische Erkrankungen.

Trotz der breitgefächerten Anwendungsgebiete und langjähriger intensiver Forschungsarbeit konnte bis zum heutigen Zeitpunkt kein Konsens über den zugrundeliegenden Wirkmechanismus der THS gefunden werden. Um gegenwärtige Anwendungen zu optimieren und ein Fundament für die Entwicklung neuer Technologien und Einsatzgebiete zu schaffen, ist das Verständnis der neuronalen Prozesse, die mit einzelnen Wirkungen und Nebenwirkungen assoziiert sind, jedoch elementar.

Eine Reihe von Faktoren erschwert die Vereinheitlichung zu einem Gesamtkonzept. Einerseits weist die Datenlage darauf hin, dass sowohl lokale als auch Netzwerkeffekte in Abhängigkeit der stimulierten Region variieren. Des Weiteren folgen einzelne Wirkungen und Nebenwirkungen einem individuellen zeitlichen Muster, was auf distinkte zugrundeliegende neuronale und nicht-neuronale Mechanismen hinweist (Abb. 6.1). Einige Symptome, wie Tremor oder Bradykinese, sprechen nach wenigen Sekunden bis Minuten auf die Stimulation an (*akute Effekte*), andere, z. B. axiale Defizite erst nach Wochen oder Monaten (*chronische Effekte*) [1–3]. Studien vielfältiger Modalitäten, von in-vitro Experimenten bis hin zu Messungen in Parkinson-Patienten, weisen darauf hin, dass *akute* Wirkungen der THS durch direkte elektrophysiologische Mechanismen und eine damit assoziierte Neurotransmitterausschüttung vermittelt werden, chronische Effekte hingegen durch langsamere Prozesse, wie die Modulation synaptischer Plastizität und Neurogenese (Abb. 6.1a) [4].

Die dritte herausfordernde Komponente stellt die Integration multimodaler Forschungsergebnisse dar. Das Spektrum an Forschungsmethoden reicht dabei von lokalen intrakraniellen Messungen subkortikaler Hirnregionen bis hin zu Erhebungen von Effekten auf Netzwerkebene. Lokale neuronale und nicht-neuronale Aktivität in unmittelbarer Umgebung der Elektrode kann dabei mittels implantierter Micro- oder Makroelektroden als Aktionspotentiale einzelner Neurone oder als lokales Feldpotential (LFP) von Zellverbänden gemessen werden. Des Weiteren geben lokale biochemische Prozesse und die Messung von Neurotransmitterkonzentrationen einen Hinweis auf die lokal ausgelösten Prozesse der Gewebestimulation. Netzwerkeffekte, d. h. Auswirkungen auf subkortikale oder kortikale Areale außer-

https://doi.org/10.1515/9783110459715-006

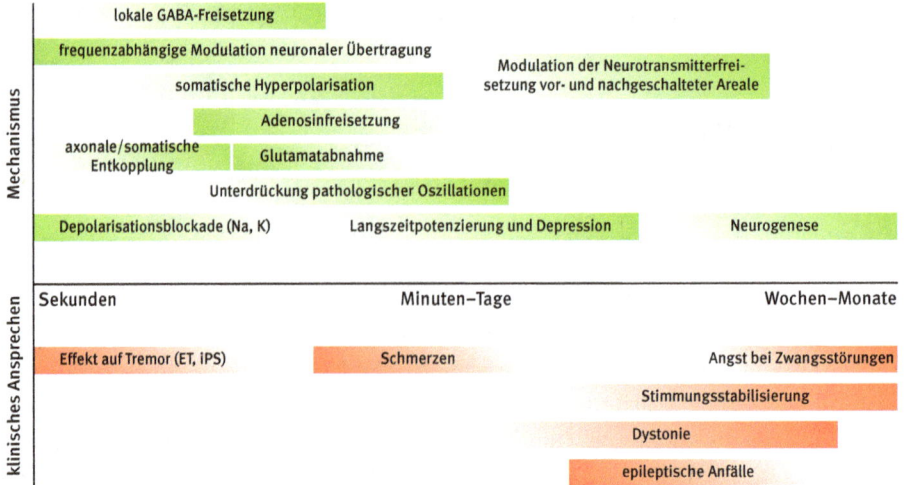

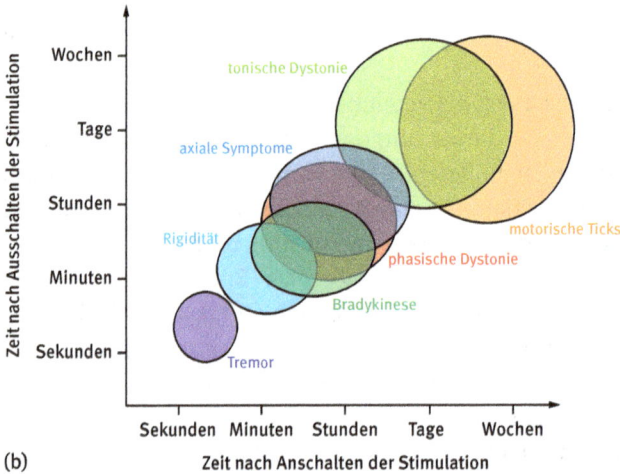

Abb. 6.1: Zeitliche Dynamik der THS-induzierten klinischen Effekte. (a) Zeitverlauf des Ansprechens der Kardinalsymptome distinkter Erkrankungen auf die THS (rot) und der vermuteten zugrundeliegenden Mechanismen (grün) [4]. (b) Graphische Darstellung der Effekte der STN-THS auf einzelne Symptome des iPS in Abhängigkeit von der Stimulationsdauer (X-Achse) und des Stimulationsarrests (Y-Achse) [5]. ET: Essentieller Tremor, iPS: idiopathisches Parkinson-Syndrom.

halb der Zielregion, wurden zumeist mit elektrophysiologischen (Elektroenzephalographie, EEG; Magnetenzephalographie, MEG), bildgebenden Verfahren (z. B. funktionelle Magnetresonanztomographie: fMRT; Positronenemissionstomographie: PET) oder mittels Stimulation kortikaler Regionen (Transkranielle Magnetstimulation: TMS) erhoben. Die Zusammenführung dieser Ergebnisse stellt aufgrund der unterschiedlichen räumlichen und zeitlichen Auflösung eine Herausforderung

dar. Zudem bestehen oft komplexe Zusammenhänge zwischen den einzelnen Maßen. So korreliert das fMRT-Signal („blood-oxygen level dependent": BOLD) im
Kortex gut mit elektrophysiologischen Maßen, wie dem LFP. Subkortikal scheinen
diese beiden Signale jedoch unterschiedliche Prozesse widerzuspiegeln [6].

Im Folgenden erörtern wir, zum Zwecke der besseren Übersichtlichkeit, lokale
Mechanismen und Netzwerkeffekte, sowie akute und chronische Effekte der THS
separat. Aufgrund der vorherrschenden Datenlage werden wir hauptsächlich auf
Bewegungsstörungen eingehen, insbesondere auf die Stimulation des Nucleus subthalamicus (STN) beim idiopathischen Parkinson-Syndrom (iPS).

6.2 Die neuronale Signatur des iPS

Lange Zeit ging man davon aus, dass die Informationsübertragung im zentralen
Nervensystem durch eine Erhöhung oder Reduktion der Feuerrate von Neuronen
erfolgt. Im Jahre 1990 schlugen Albin und DeLong und Kollegen ein Modell der
Verschaltung zwischen den Basalganglien und dem Kortex vor, das eine direkte
und eine indirekte Schleife enthielt, die jeweils eine pro- und eine antikinetische
Funktion innehatte (Abb. 6.2a). Eine Dysfunktion in diesen beiden Leitungsbahnen
beim iPS führt im Kontext dieses Modells zu einer übersteigerten Inhibition des
Thalamus und folgend verminderten Aktivierung kortikaler Regionen (Abb. 6.2b).
Eine Reihe von Studienergebnissen lässt sich jedoch mit diesem Modell nicht in
Einklang bringen. So erscheint es zum Beispiel paradox, dass eine Läsion des motorischen Thalamus in Patienten und im iPS-Tiermodell mit einer Besserung motorischer Funktionen einhergeht [7, 8], eine Läsion oder Stimulation des GPi im Menschen und im Tier sowohl hypokinetische als auch hyperkinetische Defizite
vermindert [8] und in Tiermodellen des iPS erhöhte und verminderte Feuerraten
innerhalb identischer Nuclei gefunden wurden [9].

Innerhalb der letzten 10 Jahre verdichteten sich die Hinweise, dass Informationen im ZNS nicht nur über die Feuerrate, sondern auch über den Feuerrhythmus
einzelner Zellen und Zellverbände codiert werden. Heutzutage nimmt man an, dass
neuronale Kommunikation und ein effizienter Informationstransfer innerhalb einer
Region und zwischen unterschiedlichen Arealen durch eine Synchronisation und
rhythmische Modulation der beteiligten Zellverbände vermittelt wird [13]. Nicht nur
das rhythmische Feuern von Zellen innerhalb einer Frequenz, sondern auch das
Wechselspiel verschiedener Frequenzen ist ein wichtiger Bestandteil des neuronalen Codes [14, 15]. Für das Ausführen von physiologischen Bewegungen ist z. B.
Aktivität innerhalb des Beta- (13–30 Hz) und Gamma-Bandes (> 30 Hz), sowie das
Wechselspiel dieser beiden Frequenzen, essentiell [16].

Eine neuronale Synchronisation ist jedoch nicht immer förderlich. Ist sie über-
steigert, kann sie zu einem Informations- und Funktionsverlust führen [17, 18].
Frequenz-spezifische Veränderungen rhythmischer, neuronaler Aktivität sind mit

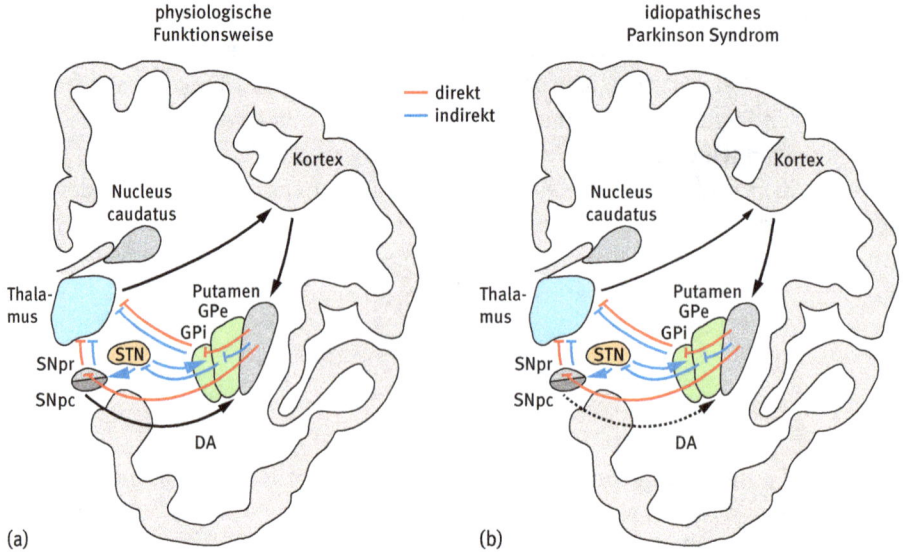

physiologische
Funktionsweise

idiopathisches
Parkinson Syndrom

—— direkt
—— indirekt

(a)   (b)

Abb. 6.2: Basalganglien-Modell nach Albin-DeLong [10, 11]. Dargestellt sind der direkte (rot) und indirekte (blau) Weg des klassischen Basalganglien-Modells im physiologischen (a) und pathologischen Zustand (b). Spitze Pfeile repräsentieren exzitatorische, stumpfe Pfeile inhibitorische Verbindungen. Der Grad der Aktivierung ist dargestellt durch die Dicke der Pfeile. Nach diesem Modell ist das iPS mit einer gesteigerten Aktivität des STN und der primären Ausgangstrukturen (GPi, SNr) assoziiert. Dies führt zu einer verstärkten Inhibition des Thalamus und verminderten Exzitation des nachgeschalteten Kortex. DA: dopaminerge Verbindung, GPe: Globus pallidus externus, GPi: Globus pallidus internus, SNpc: Substantia nigra pars compacta, SNpr: Substantia nigra pars reticulata, STN: Nucleus subthalamicus. Die hyperdirekte Verbindung vom Kortex zum STN ist aus Übersichtsgründen nicht dargestellt [12].

einer Reihe von neurodegenerativen Erkrankungen assoziiert [19]. Einzelne Symptome können dabei Frequenz-spezifisch codiert sein. Der iPS-Tremor geht dabei mit thalamischen und thalamo-kortikalen Oszillationen im Theta-Band ($\sim$ 4 Hz) einher [20], Rigor und Bradykinese mit gesteigerten Beta-Band Oszillationen (13–30 Hz). Eine klinisch-relevante erhöhte Synchronisation im Beta-Band kann man dabei sowohl im STN [21, 22] als auch im Striatum, Pallidum und motorischen Kortex beobachten [23, 24]. Ihren Ursprung nimmt diese pathologische Synchronisation wahrscheinlich im motorischen Kortex [16, 25]. Des Weiteren ist das iPS mit einem Verlust von STN-Aktivität im Gamma-Band (> 30 Hz) [26] und einer gesteigerten Kopplung zwischen STN-Beta- und kortikalen Gamma-Oszillationen assoziiert [27]. Die Gabe dopaminerger Medikation führt zu einer Verminderung der STN-Aktivität im Beta- und Erhöhung der Aktivität im Gamma-Band [28–31].

6.3 Akute Effekte

6.3.1 Lokale Effekte

Frühe elektrophysiologische Studien in Tiermodellen berichteten eine verminderte Feuerrate der Neurone innerhalb des stimulierten Kerngebietes durch die THS. Dies konnte sowohl im STN als auch im GPi gezeigt werden. Auf diesen Beobachtungen basierend, folgte die damals populäre Inhibitionshypothese [32]. Diese besagt, dass dem therapeutischen Effekt der THS eine funktionelle Läsion eines pathologisch überaktiven Areals zugrunde liegt. Die Theorie war mit dem Model nach DeLong und der Beobachtung, dass die THS des GPi einen ähnlichen klinischen Effekt wie dessen Läsionierung aufwies, gut vereinbar. Aus heutiger Sicht bietet sich jedoch ein komplexeres Bild, das sich nicht mehr vollkommen mit der Läsionshypothese vereinbaren lässt. Dabei wird die Wirkung der THS wahrscheinlich durch ein komplexes Zusammenspiel von Exzitation und Inhibition des umgebenden Gewebes erzielt.

Die heutige Datenlage weist darauf hin, dass die THS in Umgebung der Elektrode hauptsächlich zu einer Erregung von Axonen führt [33]. Es kann jedoch auch zu einer simultanen Hemmung des neuronalen Zellkörpers kommen. Diese divergente Erregung von Anteilen einer Nervenzelle kann durch eine unterschiedliche Erregbarkeit der neuronalen Zellanteile in Bezug auf die Dauer des Stimulationspulses erklärt werden. Dabei werden myelinisierte Axone bereits bei einer kurzen Stimulationsdauer ($\sim$ 50–100 µs), Zellkörper erst ab einer längeren Stimulationsdauer ($\sim$ 200–700 µs) erregt [4]. Dies erklärt die heutige Annahme, dass die THS mit standardmäßig verwendeten Stimulationsparametern ($\sim$ 60 µs Pulsbreite) hauptsächlich Axone aktiviert [34]. Das Ausmaß der Erregung eines Axons hängt dabei von seinem Durchmesser [35], seiner Verlaufsrichtung [35], seinem Grad der Myelinisierung [33, 34, 36], der Distanz zur Elektrode [36] und der angelegten Stromspannung ab [36]. Studien zeigen, dass durch STN-THS sowohl efferente als auch afferente Fasertrakte stimuliert werden [33, 37]. Efferente Fasertrakte aus dem STN ziehen vor allem zum GPi und SNr, afferente Projektionen entstammen unter anderem dem GPe und dem motorischen Kortex (hyperdirekte Leitungsbahnen) [38, 39].

Das durch Stimulation ausgelöste Aktionspotential breitet sich sowohl orthodrom (in der physiologischen Verlaufsrichtung) als auch antidrom (entgegen der physiologischen Verlaufsrichtung) aus [34, 40]. Die Frequenz der ausgelösten Aktionspotentiale entlang stimulierter Fasertrakte folgt mit hoher Zuverlässigkeit dem Rhythmus der Stimulation [41]. Dabei führt die orthodrome Ausbreitung des Signals zu einer Neurotransmitterausschüttung an der Synapse im Projektionsgebiet [42]. Die sich antidrom ausbreitenden Aktionspotentiale kollidieren entweder mit den vom Soma ausgehenden Aktionspotentialen („Kollisionsblockade") [33], aktivieren das Soma und versetzen es somit in einen refraktären Zustand oder verhindern die Weiterleitung eines ankommenden Signals durch Veränderung der Kurzzeitplastizität an der präsynaptischen Endigung [43]. In allen drei Fällen blockiert die antidrome elektrische Ausbreitung entlang des Axons orthodrom eingehende Signale und ersetzt diese durch den Stimulationsrhythmus. Im iPS-Tiermodell [44, 45] konnte eine Reduktion kortikaler Beta-Aktivität durch antidrome Erregungsweiterleitung nach Stimulation im STN nachgewiesen werden. Zusammengefasst führt die elektrische Stimulation des Gewebes in der Zielregion also zu einer Entkopplung des Zellkörpers sowohl von vorgeschalteten, als auch nachgeschalteten Hirnregionen. Dies passt zu den Ergebnissen einer fMRT-Studie, die bei Parkinson-Patienten unter Stimulation im STN eine funktionelle Entkopplung des STN von Afferenzen und Efferenzen nachweisen konnte [46].

Es stellt sich nun die Frage, ob der therapeutische Effekt der STN-THS durch die orthodrome Weiterleitung des neuen Rhythmus entlang efferenter Fasern, die antidrome Weiterleitung entlang afferenter Fasertrakte oder einen Block afferenter Informationen vermittelt wird.

Eine Studie im Ratten-Modell des iPS weist darauf hin, dass die Verbesserung der Parkinson-Symptome durch die STN-THS mit dem afferenten Block und nicht der efferenten Aktivierung assoziiert sind [47]. Dies passt zu Beobachtungen in Parkinson-Patienten, dass die Stimulation im dorsalen Bereichs des STN beste therapeutische Effekte erzielt [48]. Ein direkter kausaler Zusammenhang zwischen antidromer Erregungsweiterleitung (z. B. via der hyperdirekten Leitungsbahn zwischen Kortex und STN) und den klinischen Effekten der THS konnte im Menschen jedoch noch nicht gezeigt werden. Es gibt jedoch indirekte Hinweise (durch die Messung von Signal-Latenzen), dass die STN-THS in iPS-Patienten durch eine antidrome Erregungsweiterleitung des Stimulationssignals zu einer Reduktion kortikaler pathologischer Aktivität führt [23, 49].

Neben afferenten und efferenten Axonen erregt die THS auch subthalamische Faserbahnen, die nicht im STN verschaltet sind. Es gibt Hinweise darauf, dass therapeutische Effekte auf die Stimulation der Forellschen Felder und der Zona Incerta zurückzuführen sind [34, 50, 51]. Tremor kann durch direkte Stimulation des dentato-thalamischen Weges reduziert werden [48].

6.3.2 Netzwerkeffekte

6.3.2.1 Subkortikale Regionen

Elektrophysiologische [52, 53] und bildgebende Studien im Menschen [54–56] sowie elektrophysiologische Studien im Tiermodell [42, 57] zeigen, dass eine Stimulation des STN in den direkten Zielgebieten der STN Axone (GPi und SNr) zu einer erhöhten Aktivität führen kann. Eine elektrophysiologische Studie im Tierversuch [58] sowie weitere humane bildgebende Studien [59, 60] stellten allerdings eine erniedrigte Aktivität fest. Dies ist sowohl durch eine parallele Aktivierung glutamaterger Fasern aus dem STN, als auch durch vorbeiziehende pallidale GABAerge Fasertrakte zu erklären [42, 61, 62].

Auch im motorischen Thalamus fanden einige Studien eine Aktivitätserhöhung [56, 63, 64], andere eine -minderung [65, 66].

6.3.2.2 Kortikale Regionen

In Einklang mit den Effekten in subkortikalen Regionen wurde im primär motorischen Kortex (M1) sowohl eine aktivitätssteigernde als auch -mindernde Wirkung der STN-THS beobachtet. Interessanterweise tritt ein Großteil der beobachteten Effekte zumeist auf der ipsilateral zum Stimulationsort liegenden Kortex-Seite auf.

TMS-Studien in iPS-Patienten zeigten, dass kurze Stimulationspulse im STN die Erregbarkeit des kontralateralen motorischen Kortex nach einem kurzen (~ 3 s) und einem langen (~ 23 s) Zeitintervall erhöhen [67]. Die Autoren erklären dies durch eine simultane ortho- und antidrome Stimulation subthalamischer Fasertrakte. Kausal gezeigt wurde dies jedoch nicht. Diese Studienergebnisse stehen im Kontrast zu früheren TMS-Studien, die eine gesteigerte intrakortikale Inhibition während STN-THS beobachteten [68].

In bildgebenden Studien (fMRT, PET, SPECT) zeigten sich hauptsächlich inhibitorische Effekte der THS auf kortikale Aktivität. Bei unilateraler Stimulation war die Abnahme ipsilateral zum Stimulationsort zu beobachten [69, 70]. Dies passt zu den Ergebnissen von fMRT-Studien in gesunden Probanden, die eine ipsilaterale kortikale Aktivitätsminderung bei Willkürbewegung beobachtete [71]. Des Weiteren wurde im fMRT eine pathologische Aktivitätssteigerung im kontralateralen Kortex bei iPS-Patienten berichtet [64, 72]. Dabei korrelierte die Aktivitätssteigerung positiv mit der Stärke der Rigidität der Patienten. Eine SPECT- (Einzelphotonen-Emissionscomputertomographie) Studie zeigte eine Korrelation zwischen der Aktivitätsminderung und dem klinischen Effekt der STN-THS [73].

Im Widerspruch dazu führt die klinisch-effektive Stimulation im GPi bei iPS-Patienten zu einem Anstieg der Aktivität im ipsilateralen motorischen Kortex [74]. Scheinbar paradoxerweise kann die Stimulation des ViM je nach Indikation auf der ipsilateralen Seite zu einem Anstieg [74] oder beim iPS zu einer Abnahme der Aktivität in sensomotorischen Arealen führen [75].

Nun ergibt sich die Frage, wie sich diese scheinbar widersprüchlichen Ergebnisse vereinbaren lassen. Zusammengefasst lassen sich die klinischen Effekte der THS nicht durch eine reine Inhibition oder Exzitation spezifischer Hirnregionen erklären.

Wie einleitend umrissen, weist eine große Anzahl von Studien darauf hin, dass neuronal vermittelte Information nicht nur durch die Feuerrate, sondern auch das Feuermuster bzw. den Feuerrhythmus von Nervenzellen vermittelt wird. Das iPS ist mit einer pathologischen Veränderung dieser neuronalen Rhythmen assoziiert. Aktuelle Studien weisen darauf hin, dass die Wirksamkeit der Tiefen Hirnstimulation auf einer Durchbrechung dieser pathologischen oszillatorischen Muster beruht [34, 40]. Studien konnten zeigen, dass eine Stimulation im STN mit einer Reduktion subthalamischer Beta-Aktivität [28, 32], einer Erhöhung von STN-Gamma-Aktivität [26] und Reduktion von pathologischer kortikaler Beta-Gamma-Kopplung [49] einhergeht. Das Ausmaß der Reduktion pathologischer oszillatorischer Aktivität korrelierte dabei mit der Ausprägung von Rigor und Bradykinese [49, 76, 77].

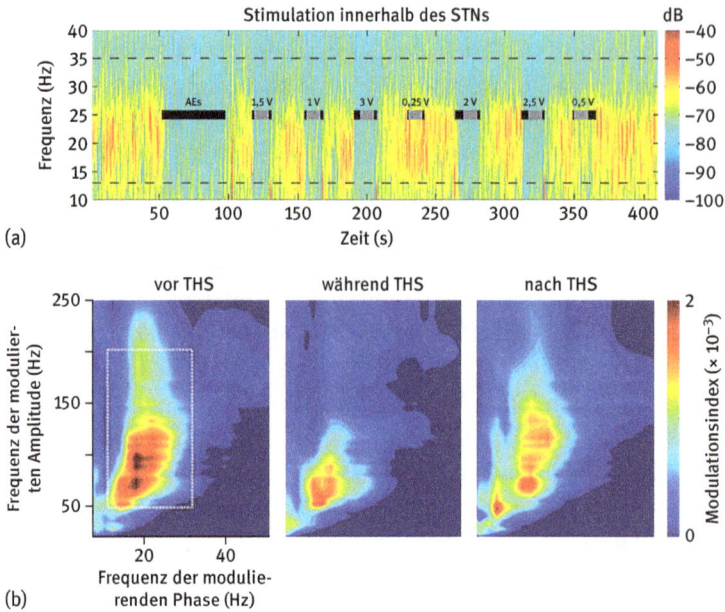

(a)

(b)

Abb. 6.3: Einfluss der THS auf oszillatorische Aktivität bei Parkinson-Patienten. (a) Einfluss der THS auf spektrale Power von LFPs im STN bei Parkinson-Patienten. Dargestellt ist ein Zeit-Frequenz-Spektrogramm, welches zeitaufgelöst die spektrale Power innerhalb des STNs während THS darstellt. Die Stimulation wurde hierbei randomisiert in kurzen Zeitintervallen mit unterschiedlichen Spannungen (breite schwarze Balken) durchgeführt. Die Farbskala repräsentiert die logarithmische Power in Dezibel. Die Ergebnisse zeigen, dass pathologische Beta-Aktivität (13–35 Hz, gepunktete Linie) abhängig von der verwendeten Spannung gemindert wird [78]. (b) Dargestellt ist der Einfluss der Stimulation auf kortikale Phasen-Amplituden-Kopplung vor, während und nach Stimulation im STN. Während der Stimulation nimmt die Kopplung der Phase im Beta-Band und der Amplitude im Gamma-Band ab. Die Farbskala repräsentiert die Stärke der Kopplung [49].

Es muss jedoch angemerkt werden, dass einige Studien keinen Effekt der STN-Stimulation auf subthalamische Beta-Aktivität zeigen konnten [79–81].

Die Auswirkung der STN-THS auf kortikale Beta-Aktivität ist noch nicht abschließend geklärt. Während einige Studien eine kortikale Abnahme der Beta-Aktivität zeigen konnten [78, 82], fanden andere Forschergruppen keinen Einfluss auf die kortikale Beta-Power [49].

Interessanterweise weisen neuste Studien darauf hin, dass neuronale Informationen, die das Gangbild betreffen, in Netzwerken außerhalb der Basalganglien-Kortex Schleife codiert werden. Thevathasan und Kollegen zeigten, dass die mit dem iPS assoziierte Gangstörung mit einer Suppression rhythmischer Alpha-Aktivität im Nucleus pedunculopontinus (9–12 Hz) einhergeht [83]. Die Stimulation in dieser Hirnregion ist eine vielversprechende Therapieoption und aktuell Gegenstand intensiver Forschung [84].

6.4 Chronische Effekte

Während die Wirkung der THS auf Symptome wie Tremor und Bradykinese nahezu instantan zu beobachten ist, treten therapeutische Effekte z. B. bei axialen Symptomen oder Dystonie z. T. erst Tage oder sogar Monate später auf [1–3]. Diese langsameren Effekte werden der Modulation synaptischer Plastizität, anatomischer Re-Organisation und möglicherweise einer Neurogenese zugeschrieben [4].

Eine beträchtliche Anzahl von Studien beobachtete eine maladaptive, erhöhte Plastizität in iPS-Patienten. Diese kann durch spezifische TMS Protokolle gemessen werden (für eine detaillierte Review siehe [43]). In Kombination mit einer medikamentösen Behandlung erzielte STN-THS eine Normalisierung dieser pathologisch erhöhten Plastizität im motorischen Kortex [85].

Eine hochaktuelle Hypothese besagt, dass die chronischen plastischen Prozesse unter anderem durch astrozytäre Aktivität vermittelt werden [86]. Die STN-THS führt nicht nur zu einer Stimulierung von Axonen und anschließender Modulation neuronaler Aktivität, sondern auch zu einer Stimulation von Glia-Zellen und einer Ausschüttung von Gliotransmittern [87]. Hierbei scheinen vor allem Astrozyten eine Rolle zu spielen [86], die eine zentrale Bedeutung für den neuronalen Metabolismus und die Homöostase des extrazellulären Mediums haben [88] und die synaptische Plastizität umgebender Neurone beeinflussen [89].

Des Weiteren führt die chronische STN-THS zu weitreichenden Änderungen in der Genexpression. Lortet et al. [90] konnten in 6-OHDA Ratten zeigen, dass chronische (5 Tage) THS im STN zu einer Modulation von 71 striatalen Genen führt, die Informationen für Zellwachstum und synaptische Übertragung codieren. Eine andere Studie konnte im 6-OHDA-Ratten-Modell des iPS einen neuroprotektiven Effekt der chronischen STN-THS auf dopaminerge Neurone der Substantia nigra pars compacta demonstrieren [91]. Diese vielversprechenden Ergebnisse konnten in humanen Studien jedoch bisher nicht reproduziert werden [92, 93].

6.5 Zusammenfassung

Zusammengefasst herrscht Einigkeit darüber, dass durch die THS vor allem Axone im Umkreis der Elektrode aktiviert werden. Hierbei werden sowohl afferente als auch efferente Axone und vorbeiziehende Fasern erregt. Das ausgelöste Aktionspotential breitet sich im Folgenden sowohl orthodrom, als auch antidrom aus. Die orthodrome Erregungsweiterleitung efferenter Axone durch die STN-THS kann sowohl zu einer Aktivierung, als auch einer Inhibition nachgeschalteter Areale führen. Dies kann dadurch erklärt werden, dass sowohl glutamaterge Projektionen von STN Neuronen, als auch passierende pallidale Fasern erregt werden. Die antidrome Weiterleitung des Stimulationssignals entlang efferenter Axone führt zur einer Blockade eingehender Informationen durch verschiedene neuronale Mechanismen. Diese Blockade ist ein möglicher Mechanismus für den klinischen Effekt der THS. Um dies zu zeigen sind jedoch weitere kausale Studien nötig.

Die orthodrome Erregungsweiterleitung entlang afferenter Axone führt zu einer Neurotransmitter-Ausschüttung im Zielgebiet, die antidrome Weiterleitung des Signals entlang afferenter Fasern zu einer Modulation kortikaler Aktivität, die mit dem klinischen Effekt korreliert.

Auch wenn viele Studienergebnisse widersprüchlich erscheinen, lassen Sie den gemeinsamen Schluss zu, dass die THS eine Entkopplung der Zielregion von eingehenden Informationen bewirkt. Des Weiteren führt sie zu einer Unterbrechung der in der Zielregion generierten oder weitergeleiteten pathologischen neuronalen Aktivität und ersetzt diese durch ein alternatives Muster, Welches weniger pathologisch ist. Eine wichtige Rolle scheint dabei die Überschreibung pathologischer rhythmischer Aktivität in spezifischen Frequenzbändern zu spielen.

Das langsamere Ansprechen einiger Symptome der THS kann durch eine Modulation neuronaler plastischer Prozesse erklärt werden. Diese Effekte werden wahrscheinlich durch ein komplexes Zusammenspiel von neuronalen und nicht-neuronalen Prozessen erzielt.

6.6 Ein Ausblick in die Zukunft

Mit modernen bildgebenden Verfahren (*diffusion tensor imaging*) und Simulationsalgorithmen, die die Ausbreitung des elektrischen Feldes um die Elektrode abschätzen (*volume of tissue activated*), kann das Ausmaß der stimulierten Fasertrakte heutzutage individuell vorhergesagt werden [94, 95]. Dies stellt eine vielversprechende Methode dar, um die Relevanz der Aktivierung verschiedener Fasertrakte für spezifische klinische Effekte und Nebenwirkungen der THS zu ergründen [96]. Gleichzeitig könnte eine gezielte Stimulation distinkter Fasertrakte in Kombination mit hochauflösenden EEG und MEG unser Verständnis bezüglich der Pathophysiologie des iPS und der THS-induzierten Netzwerkeffekte erweitern. Langfristiges Ziel ist dabei die Identifikation Symptom- und Patienten-spezifischer elektrophysiologischer Biomarker, die eine zukünftige individuell-optimierte Stimulationstherapie ermöglichen, um Wirkungen zu maximieren und Nebenwirkungen zu minimieren.

Referenzen

[1] Blahak C, Bazner H, Capelle H-H, Wohrle JC, Weigel R, Hennerici MG, et al. Rapid response of parkinsonian tremor to STN-DBS changes: direct modulation of oscillatory basal ganglia activity? Mov Disord. 2009;24:1221–5. doi:10.1002/mds.22536.

[2] Temperli P, Ghika J, Villemure J-G, Burkhard PR, Bogousslavsky J, Vingerhoets FJG. How do parkinsonian signs return after discontinuation of subthalamic DBS? Neurology. 2003;60:78–81.

[3] Fasano A, Aquino CC, Krauss JK, Honey CR, Bloem BR. Axial disability and deep brain stimulation in patients with Parkinson disease. Nat Rev Neurol. 2015;11:98–110. doi:10.1038/nrneurol.2014.252.

[4] Lozano AM, Lipsman N. Probing and regulating dysfunctional circuits using deep brain stimulation. Neuron. 2013;77:406–24. doi:10.1016/j.neuron.2013.01.020.

[5] Johnson MD, McIntyre CC. Quantifying the neural elements activated and inhibited by globus pallidus deep brain stimulation. J Neurophysiol. 2008;100:2549–63. doi:10.1152/jn.90372.2008.

[6] Mishra AM, Ellens DJ, Schridde U, Motelow JE, Purcaro MJ, DeSalvo MN, et al. Where fMRI and electrophysiology agree to disagree: corticothalamic and striatal activity patterns in the WAG/Rij rat. J Neurosci. 2011;31:15053–64. doi:10.1523/JNEUROSCI.0101-11.2011.

[7] Oehrn C, Allbutt H, Henderson J. Effect of ventrolateral thalamic nucleus lesions in the unilateral 6-hydroxydopamine rat model. Behav Brain Res. 2007;183:67–77. doi:10.1016/j.bbr.2007.05.031.

[8] Marsden CD, Obeso JA. The functions of the basal ganglia and the paradox of stereotaxic surgery in Parkinson's disease. Brain. 1994;117 (Pt 4):877–97.

[9] Nelson AB, Kreitzer AC. Reassessing models of basal ganglia function and dysfunction. Annu Rev Neurosci. 2014;37:117–35. doi:10.1146/annurev-neuro-071013-013916.

[10] Albin RL, Young AB, Penney JB. The functional anatomy of basal ganglia disorders. Trends Neurosci. 1989;12:366–75.

[11] DeLong MR. Primate models of movement disorders of basal ganglia origin. Trends Neurosci. 1990;13:281–5.

[12] Calabresi P, Picconi B, Di Tozzi A, Ghiglieri V, Di Filippo M. Direct and indirect pathways of basal ganglia: A critical reappraisal. Nat Neurosci. 2014 Aug;17:1022–30.

[13] Fries P. A mechanism for cognitive dynamics: Neuronal communication through neuronal coherence. Trends Cogn Sci. 2005;9:474–80. doi:10.1016/j.tics.2005.08.011.

[14] Hyafil A, Giraud A-L, Fontolan L, Gutkin B. Neural Cross-Frequency Coupling: Connecting Architectures, Mechanisms, and Functions. Trends Neurosci. 2015;38:725–40. doi:10.1016/j.tins.2015.09.001.

[15] Oehrn CR, Hanslmayr S, Fell J, Deuker L, Kremers NA, Do Lam AT, et al. Neural communication patterns underlying conflict detection, resolution, and adaptation. J Neurosci. 2014;34:10438–52. doi:10.1523/JNEUROSCI.3099-13.2014.

[16] Oswal A, Brown P, Litvak V. Synchronized neural oscillations and the pathophysiology of Parkinson's disease. Curr Opin Neurol. 2013;26:662–70. doi:10.1097/WCO.0000000000000034.

[17] Nimmrich V, Draguhn A, Axmacher N. Neuronal Network Oscillations in Neurodegenerative Diseases. Neuromolecular Med. 2015;17:270–84. doi:10.1007/s12017-015-8355-9.

[18] Hanslmayr S, Staudigl T, Fellner M-C. Oscillatory power decreases and long-term memory: The information via desynchronization hypothesis. Front Hum Neurosci. 2012;6:74. doi:10.3389/fnhum.2012.00074.

[19] Schnitzler A, Gross J. Normal and pathological oscillatory communication in the brain. Nat Rev Neurosci. 2005;6:285–96. doi:10.1038/nrn1650.

[20] Llinas RR, Ribary U, Jeanmonod D, Kronberg E, Mitra PP. Thalamocortical dysrhythmia: A neurological and neuropsychiatric syndrome characterized by magnetoencephalography. Proc Natl Acad Sci USA. 1999;96:15222–7. doi:10.1073/pnas.96.26.15222.

[21] Kuhn AA, Williams D, Kupsch A, Limousin P, Hariz M, Schneider G-H, et al. Event-related beta desynchronization in human subthalamic nucleus correlates with motor performance. Brain. 2004;127:735–46. doi:10.1093/brain/awh106.

[22] Kuhn AA, Tsui A, Aziz T, Ray N, Brucke C, Kupsch A, et al. Pathological synchronisation in the subthalamic nucleus of patients with Parkinson's disease relates to both bradykinesia and rigidity. Exp Neurol. 2009;215:380–7. doi:10.1016/j.expneurol.2008.11.008.

[23] Oswal A, Beudel M, Zrinzo L, Limousin P, Hariz M, Foltynie T, et al. Deep brain stimulation modulates synchrony within spatially and spectrally distinct resting state networks in Parkinson's disease. Brain. 2016;139:1482–96. doi:10.1093/brain/aww048.

[24] Timmermann L, Florin E. Parkinson's disease and pathological oscillatory activity: Is the beta band the bad guy? – New lessons learned from low-frequency deep brain stimulation. Exp Neurol. 2012 Jan;233:123–5.

[25] Litvak V, Jha A, Eusebio A, Oostenveld R, Foltynie T, Limousin P, et al. Resting oscillatory cortico-subthalamic connectivity in patients with Parkinson's disease. Brain. 2011 Feb;134:359–74.

[26] Foffani G, Priori A, Egidi M, Rampini P, Tamma F, Caputo E, et al. 300-Hz subthalamic oscillations in Parkinson's disease. Brain. 2003 Oct;126:2153–63.

[27] Hemptinne C de, Ryapolova-Webb ES, Air EL, Garcia PA, Miller KJ, Ojemann JG, et al. Exaggerated phase-amplitude coupling in the primary motor cortex in Parkinson disease. Proc Natl Acad Sci USA. 2013;110:4780–5. doi:10.1073/pnas.1214546110.

[28] Ray NJ, Jenkinson N, Wang S, Holland P, Brittain JS, Joint C, et al. Local field potential beta activity in the subthalamic nucleus of patients with Parkinson's disease is associated with improvements in bradykinesia after dopamine and deep brain stimulation. Exp Neurol. 2008;213:108–13. doi:10.1016/j.expneurol.2008.05.008.

[29] Weinberger M, Mahant N, Hutchison WD, Lozano AM, Moro E, Hodaie M, et al. Beta oscillatory activity in the subthalamic nucleus and its relation to dopaminergic response in Parkinson's disease. J Neurophysiol. 2006;96:3248–56. doi:10.1152/jn.00697.2006.

[30] Priori A, Foffani G, Pesenti A, Tamma F, Bianchi AM, Pellegrini M, et al. Rhythm-specific pharmacological modulation of subthalamic activity in Parkinson's disease. Exp Neurol. 2004;189:369–79. doi:10.1016/j.expneurol.2004.06.001.

[31] Brown P, Oliviero A, Mazzone P, Insola A, Tonali P, Di Lazzaro V. Dopamine dependency of oscillations between subthalamic nucleus and pallidum in Parkinson's disease. J Neurosci. 2001;21:1033–8.

[32] Am Lozano, Dostrovsky J, Chen R, Ashby P. Deep brain stimulation for Parkinson's disease: Disrupting the disruption. Lancet Neurol. 2002 Aug;1:225–31.

[33] McIntyre CC, Savasta M, Walter BL, Vitek JL. How does deep brain stimulation work? Present understanding and future questions. J Clin Neurophysiol. 2004;21:40–50.

[34] McIntyre CC, Anderson RW. Deep brain stimulation mechanisms: the control of network activity via neurochemistry modulation. J. Neurochem. 2016;139 Suppl 1:338–45. doi:10.1111/jnc.13649.

[35] Rattay F. The basic mechanism for the electrical stimulation of the nervous system. Neuroscience. 1999;89:335–46.

[36] Holsheimer J, Dijkstra EA, Demeulemeester H, Nuttin B. Chronaxie calculated from current–duration and voltage–duration data. J Neurosci Methods. 2000;97:45–50. doi:10.1016/S0165-0270(00)00163-1.

[37] Lee KH, Chang S-Y, Roberts DW, Kim U. Neurotransmitter release from high-frequency stimulation of the subthalamic nucleus. J Neurosurg. 2004;101:511–7. doi:10.3171/jns.2004.101.3.0511.

[38] Parent A, Hazrati LN. Functional anatomy of the basal ganglia. I. The cortico-basal ganglia-thalamo-cortical loop. Brain Res Brain Res Rev. 1995;20:91–127.

[39] Nambu A, Tokuno H, Hamada I, Kita H, Imanishi M, Akazawa T, et al. Excitatory cortical inputs to pallidal neurons via the subthalamic nucleus in the monkey. J Neurophysiol. 2000;84:289–300.

[40] Grill WM, Snyder AN, Miocinovic S. Deep brain stimulation creates an informational lesion of the stimulated nucleus. Neuroreport. 2004;15:1137–40.

[41] Bucher D, Goaillard J-M. Beyond faithful conduction: Short-term dynamics, neuromodulation, and long-term regulation of spike propagation in the axon. Prog. Neurobiol. 2011;94:307–46. doi:10.1016/j.pneurobio.2011.06.001.

[42] Maurice N, Thierry A-M, Glowinski J, Deniau J-M. Spontaneous and evoked activity of substantia nigra pars reticulata neurons during high-frequency stimulation of the subthalamic nucleus. J Neurosci. 2003;23:9929–36.

[43] Udupa K, Chen R. The mechanisms of action of deep brain stimulation and ideas for the future development. Prog. Neurobiol. 2015;133:27–49. doi:10.1016/j.pneurobio.2015.08.001.

[44] Carron R, Filipchuk A, Nardou R, Singh A, Michel FJ, Humphries MD, Hammond C. Early hypersynchrony in juvenile PINK1(−)/(−) motor cortex is rescued by antidromic stimulation. Front Syst Neurosci. 2014;8:95. doi:10.3389/fnsys.2014.00095.

[45] Li Q, Ke Y, Chan DCW, Qian Z-M, Yung KKL, Ko H, et al. Therapeutic deep brain stimulation in Parkinsonian rats directly influences motor cortex. Neuron. 2012;76:1030–41. doi:10.1016/j.neuron.2012.09.032.

[46] Kahan J, Urner M, Moran R, Flandin G, Marreiros A, Mancini L, et al. Resting state functional MRI in Parkinson's disease: the impact of deep brain stimulation on 'effective' connectivity. Brain. 2014;137:1130–44. doi:10.1093/brain/awu027.

[47] Gradinaru V, Mogri M, Thompson KR, Henderson JM, Deisseroth K. Optical deconstruction of parkinsonian neural circuitry. Science. 2009;324:354–9. doi:10.1126/science.1167093.

[48] Herzog J, Fietzek U, Hamel W, Morsnowski A, Steigerwald F, Schrader B, et al. Most effective stimulation site in subthalamic deep brain stimulation for Parkinson's disease. Mov Disord. 2004;19:1050–4. doi:10.1002/mds.20056.

[49] Hemptinne C de, Swann NC, Ostrem JL, Ryapolova-Webb ES, San Luciano M, Galifianakis NB, Starr PA. Therapeutic deep brain stimulation reduces cortical phase-amplitude coupling in Parkinson's disease. Nat Neurosci. 2015;18:779–86. doi:10.1038/nn.3997.

[50] Blomstedt P, Fytagoridis A, Astrom M, Linder J, Forsgren L, Hariz MI. Unilateral caudal zona incerta deep brain stimulation for Parkinsonian tremor. Parkinsonism Relat Disord. 2012;18:1062–6. doi:10.1016/j.parkreldis.2012.05.024.

[51] Plaha P, Ben-Shlomo Y, Patel NK, Gill SS. Stimulation of the caudal zona incerta is superior to stimulation of the subthalamic nucleus in improving contralateral parkinsonism. Brain. 2006;129:1732–47. doi:10.1093/brain/awl127.

[52] Reese R, Leblois A, Steigerwald F, Potter-Nerger M, Herzog J, Mehdorn HM, et al. Subthalamic deep brain stimulation increases pallidal firing rate and regularity. Exp Neurol. 2011;229:517–21. doi:10.1016/j.expneurol.2011.01.020.

[53] Galati S, Stefani A. Deep brain stimulation of the subthalamic nucleus: All that glitters isn't gold? Mov Disord. 2015;30:632–7. doi:10.1002/mds.26149.

[54] Hilker R, Voges J, Weber T, Kracht LW, Roggendorf J, Baudrexel S, et al. STN-DBS activates the target area in Parkinson disease: An FDG-PET study. Neurology. 2008 Sep 02;71:708–13.

[55] Stefani A, Fedele E, Galati S, Pepicelli O, Frasca S, Pierantozzi M, et al. Subthalamic stimulation activates internal pallidus: Evidence from cGMP microdialysis in PD patients. Ann Neurol. 2005;57:448–52. doi:10.1002/ana.20402.

[56] Hershey T, Revilla FJ, Wernle AR, McGee-Minnich L, Antenor JV, Videen TO, et al. Cortical and subcortical blood flow effects of subthalamic nucleus stimulation in PD. Neurology. 2003;61:816–21.

[57] Hashimoto T, Elder CM, Okun MS, Patrick SK, Vitek JL. Stimulation of the subthalamic nucleus changes the firing pattern of pallidal neurons. J Neurosci. 2003;23:1916–23.

[58] Kita H, Tachibana Y, Nambu A, Chiken S. Balance of monosynaptic excitatory and disynaptic inhibitory responses of the globus pallidus induced after stimulation of the subthalamic nucleus in the monkey. J Neurosci. 2005;25:8611–9. doi:10.1523/JNEUROSCI.1719-05.2005.

[59] Asanuma K, Tang C, Ma Y, Dhawan V, Mattis P, Edwards C, et al. Network modulation in the treatment of Parkinson's disease. Brain. 2006;129:2667–78. doi:10.1093/brain/awl162.

[60] Grafton ST, Turner RS, Desmurget M, Bakay R, DeLong M, Vitek J, et al. Normalizing motor-related brain activity: Subthalamic nucleus stimulation in Parkinson disease. Neurology. 2006 Apr 25;66:1192–9.

[61] Chiken S, Nambu A. High-frequency pallidal stimulation disrupts information flow through the pallidum by GABAergic inhibition. J Neurosci. 2013;33:2268–80. doi:10.1523/JNEUROSCI.4144-11.2013.

[62] McIntyre CC, Hahn PJ. Network perspectives on the mechanisms of deep brain stimulation. Neurobiol Dis. 2010;38:329–37. doi:10.1016/j.nbd.2009.09.022.

[63] Karimi M, Golchin N, Tabbal SD, Hershey T, Videen TO, Wu J, et al. Subthalamic nucleus stimulation-induced regional blood flow responses correlate with improvement of motor signs in Parkinson disease. Brain. 2008;131:2710–9. doi:10.1093/brain/awn179.

[64] Ceballos-Baumann AO, Boecker H, Bartenstein P, Falkenhayn I von, Riescher H, Conrad B, et al. A positron emission tomographic study of subthalamic nucleus stimulation in Parkinson disease: Enhanced movement-related activity of motor-association cortex and decreased motor cortex resting activity. Arch Neurol. 1999 Aug;56:997–1003.

[65] Geday J, Ostergaard K, Johnsen E, Gjedde A. STN-stimulation in Parkinson's disease restores striatal inhibition of thalamocortical projection. Human Brain Mapping. 2009 Jan;30:112–21.

[66] Wang J, Ma Y, Huang Z, Sun B, Guan Y, Zuo C. Modulation of metabolic brain function by bilateral subthalamic nucleus stimulation in the treatment of Parkinson's disease. J Neurol. 2010;257:72–8. doi:10.1007/s00415-009-5267-3.

[67] Kuriakose R, Saha U, Castillo G, Udupa K, Ni Z, Gunraj C, et al. The nature and time course of cortical activation following subthalamic stimulation in Parkinson's disease. Cereb Cortex. 2010;20:1926–36. doi:10.1093/cercor/bhp269.

[68] Cunic D, Roshan L, Khan FI, Lozano AM, Lang AE, Chen R. Effects of subthalamic nucleus stimulation on motor cortex excitability in Parkinson's disease. Neurology. 2002;58:1665–72.

[69] Trost M, Su S, Su P, Yen RF, Tseng HM, Barnes A, et al. Network modulation by the subthalamic nucleus in the treatment of Parkinson's disease. Neuroimage. 2006;31:301–7. doi:10.1016/j.neuroimage.2005.12.024.

[70] Payoux P, Remy P, Damier P, Miloudi M, Loubinoux I, Pidoux B, et al. Subthalamic nucleus stimulation reduces abnormal motor cortical overactivity in Parkinson disease. Arch Neurol. 2004;61:1307–13. doi:10.1001/archneur.61.8.1307.

[71] Newton JM, Sunderland A, Gowland PA. fMRI signal decreases in ipsilateral primary motor cortex during unilateral hand movements are related to duration and side of movement. Neuroimage. 2005;24:1080–7. doi:10.1016/j.neuroimage.2004.10.003.

[72] Yu H, Sternad D, Corcos DM, Vaillancourt DE. Role of hyperactive cerebellum and motor cortex in Parkinson's disease. Neuroimage. 2007;35:222–33. doi:10.1016/j.neuroimage.2006.11.047.

[73] Cilia R, Marotta G, Landi A, Isaias IU, Mariani CB, Vergani F, et al. Clinical and cerebral activity changes induced by subthalamic nucleus stimulation in advanced Parkinson's disease: a prospective case-control study. Clin Neurol Neurosurg. 2009;111:140–6. doi:10.1016/j.clineuro.2008.09.018.

[74] Fukuda M, Mentis MJ, Ma Y, Dhawan V, Antonini A, Lang AE, et al. Networks mediating the clinical effects of pallidal brain stimulation for Parkinson's disease: a PET study of resting-state glucose metabolism. Brain. 2001;124:1601–9.

[75] Fukuda M, Barnes A, Simon ES, Holmes A, Dhawan V, Giladi N, et al. Thalamic stimulation for parkinsonian tremor: correlation between regional cerebral blood flow and physiological tremor characteristics. Neuroimage. 2004;21:608–15. doi:10.1016/j.neuroimage.2003.09.068.

[76] Little S, Pogosyan A, Kuhn AA, Brown P. beta band stability over time correlates with Parkinsonian rigidity and bradykinesia. Exp Neurol. 2012;236:383–8. doi:10.1016/j.expneurol.2012.04.024.

[77] Kuhn AA, Kupsch A, Schneider G-H, Brown P. Reduction in subthalamic 8–35 Hz oscillatory activity correlates with clinical improvement in Parkinson's disease. Eur J Neurosci. 2006;23:1956–60. doi:10.1111/j.1460-9568.2006.04717.x.

[78] Whitmer D, Solages C de, Hill B, Yu H, Henderson JM, Bronte-Stewart H. High frequency deep brain stimulation attenuates subthalamic and cortical rhythms in Parkinson's disease. Front Hum Neurosci. 2012;6:155. doi:10.3389/fnhum.2012.00155.

[79] Rossi L, Marceglia S, Foffani G, Cogiamanian F, Tamma F, Rampini P, et al. Subthalamic local field potential oscillations during ongoing deep brain stimulation in Parkinson's disease. Brain Res Bull. 2008 Jul 30;76:512–21.

[80] Foffani G, Ardolino G, Egidi M, Caputo E, Bossi B, Priori A. Subthalamic oscillatory activities at beta or higher frequency do not change after high-frequency DBS in Parkinson's disease. Brain Res Bull. 2006 Mar 31;69:123–30.

[81] Priori A, Ardolino G, Marceglia S, Mrakic-Sposta S, Locatelli M, Tamma F, et al. Low-frequency subthalamic oscillations increase after deep brain stimulation in Parkinson's disease. Brain Res Bull. 2006 Dec 11;71:149–54.

[82] Silberstein P, Pogosyan A, Kuhn AA, Hotton G, Tisch S, Kupsch A, et al. Cortico-cortical coupling in Parkinson's disease and its modulation by therapy. Brain. 2005;128:1277–91. doi:10.1093/brain/awh480.

[83] Thevathasan W, Cole MH, Graepel CL, Hyam JA, Jenkinson N, Brittain J-S, et al. A spatiotemporal analysis of gait freezing and the impact of pedunculopontine nucleus stimulation. Brain. 2012;135:1446–54. doi:10.1093/brain/aws039.

[84] Wang H, Gao H, Jiao T, Luo Z. A meta-analysis of the pedunculopontine nucleus deep-brain stimulation effects on Parkinson's disease. Neuroreport. 2016;27:1336–44. doi:10.1097/WNR.0000000000000697.

[85] Kim SJ, Udupa K, Ni Z, Moro E, Gunraj C, Mazzella F, et al. Effects of subthalamic nucleus stimulation on motor cortex plasticity in Parkinson disease. Neurology. 2015;85:425–32. doi:10.1212/WNL.0000000000001806.

[86] Fenoy AJ, Goetz L, Chabardes S, Xia Y. Deep brain stimulation: are astrocytes a key driver behind the scene? CNS Neurosci Ther. 2014;20:191–201. doi:10.1111/cns.12223.

[87] Villalba RM, Smith Y. Neuroglial plasticity at striatal glutamatergic synapses in Parkinson's disease. Front Syst Neurosci. 2011;5:68. doi:10.3389/fnsys.2011.00068.

[88] Kettenmann H, Verkhratsky A. Neuroglia: The 150 years after. Trends Neurosci. 2008;31:653–9. doi:10.1016/j.tins.2008.09.003.

[89] Perea G, Araque A. Properties of synaptically evoked astrocyte calcium signal reveal synaptic information processing by astrocytes. J Neurosci. 2005;25:2192–203. doi:10.1523/JNEUROSCI.3965-04.2005.

[90] Lortet S, Lacombe E, Boulanger N, Rihet P, Nguyen C, Kerkerian-Le Goff L, et al. Striatal molecular signature of subchronic subthalamic nucleus high frequency stimulation in parkinsonian rat. PLoS One. 2013;8:e60447. doi:10.1371/journal.pone.0060447.

[91] Temel Y, Visser-Vandewalle V, Kaplan S, Kozan R, Daemen MARC, Blokland A, et al. Protection of nigral cell death by bilateral subthalamic nucleus stimulation. Brain Res. 2006;1120:100–5. doi:10.1016/j.brainres.2006.08.082.

[92] Hilker R, Portman AT, Voges J, Staal MJ, Burghaus L, van Laar T, et al. Disease progression continues in patients with advanced Parkinson's disease and effective subthalamic nucleus stimulation. J Neurol Neurosurg Psychiatry. 2005;76:1217–21. doi:10.1136/jnnp.2004.057893.

[93] Hilker R, Voges J, Ghaemi M, Lehrke R, Rudolf J, Koulousakis A, et al. Deep brain stimulation of the subthalamic nucleus does not increase the striatal dopamine concentration in parkinsonian humans. Mov Disord. 2003;18:41–8. doi:10.1002/mds.10297.

[94] Chaturvedi A, Butson CR, Lempka SF, Cooper SE, McIntyre CC. Patient-specific models of deep brain stimulation: Influence of field model complexity on neural activation predictions. Brain Stimul. 2010 Apr;3:65–7.

[95] Maks CB, Butson CR, Walter BL, Vitek JL, McIntyre CC. Deep brain stimulation activation volumes and their association with neurophysiological mapping and therapeutic outcomes. J Neurol Neurosurg Psychiatry. 2009;80:659–66. doi:10.1136/jnnp.2007.126219.
[96] Dembek TA, Barbe MT, Astrom M, Hoevels M, Visser-Vandewalle V, Fink GR, et al. Probabilistic mapping of deep brain stimulation effects in essential tremor. Neuroimage Clin. 2017;13:164–73. doi:10.1016/j.nicl.2016.11.019.

D Indikationsstellung zur tiefen Hirnstimulation

I. Galazky

7 Krankheitsbilder – zugelassene Indikationen

Eine Zulassung der tiefen Hirnstimulation (THS) durch die Krankenkassen besteht für fünf neuro-psychiatrische Krankheitsbilder (Tab. 7.1), dazu gehören M. Parkinson, primäre und sekundäre Dystonie, Tremor, Epilepsie und Zwangserkrankungen. Für weitere Indikationen ist eine individuelle Heilbehandlung zu beantragen.

Tab. 7.1: Übersicht der zugelassenen Indikationen für eine Tiefe Hirnstimulation.

Diagnose	CE	Indikation	Ziel-punkt	Zielsymptom	Skala	Besserung in %
Parkinson	1998	Fluktuationen Medikamentös refraktärer Tremor Medikamenten-restriktion	STN	Motorische Symptome	UPDRS-III	~ 52
			GPi (Vim)	Verkürzung der Off-Phasen	UPDRS-II	25–68
				Reduktion von Dyskinesien	UPDRS-II	40–60
				Verbesserung der ADL	UPDRS-II	50
				Reduktion der Medikation (STN)	LED	31–58
Tremor	1995	Unwirksamkeit von 2 Medikamenten	Vim	Reduktion des Hand-tremors	FAHN	80–95
Dystonie	2006	Unwirksam-keit von Medikation/ Botulinumtoxin	GPi (STN)	Primär generalisierte Dystonie	BFMDRS	40
				Zervikale Dystonie Tardive Dystonie infantile Zerebralparese	TWSTRS ESRS BFMDRS	50–70 70 23,6
Zwangs-störungen	2009	Unzureichender Effekt von medikamentöser, kognitiver und Verhaltenstherapie	Ventrales Striatum	Zwangsgedanken, und -handlungen (Verbesserung von Angst und Depression)	Y-BOCS	35–50
Epilepsie	2010	Fokale/ sekundär generalisierte Epilepsie mit Pharmako-resistenz	ANC	Reduktion der Anfalls-frequenz		40,4

https://doi.org/10.1515/9783110459715-007

7.1 M. Parkinson

Die häufigste Indikation für eine THS stellt der M. Parkinson mit den Kardinal-symptomen Hypokinese, Rigor und Tremor dar. Die Erkrankung ist mit in Deutschland ca. 300.000 und weltweit ca. 4,1 Millionen Betroffenen eine der häufigsten Erkrankungen des zentralen Nervensystems. Eine Indikation zur THS besteht bei unzureichender Wirksamkeit der dopaminergen Therapie bzw. beim Auftreten von Komplikationen wie Dyskinesien und Fluktuationen im Verlauf der Erkrankung.

Etablierte Zielregionen sind neben dem Nucleus subthalamicus (STN) der Globus pallidus internus (GPI) und der Nucleus ventralis intermedius (VIM) des Thalamus. Umfangreiche randomisierte und kontrollierte Studien an weltweit über 100.000 operierten Patienten belegten eine Besserung der Motorik im Mittel um 52 % gemessen am motorischen Score der Unified Parkinson's Disease Rating Scale (UPDRS-III), eine Verkürzung der Off-Phasen (25–68 %) und eine Reduktion von Dyskinesien (40–60 %). Fluktuationen sistieren fast vollständig. Die Medikation kann um 31–58 % reduziert werden. Die Qualität der besten Beweglichkeit bessert sich gegenüber dem besten medikamentösen On-Zustand um 15 %. Alltagsaktivitäten (ADL) werden anhand der UPDRS Teil II um 50 % verbessert angegeben. Im Vergleich mit alleiniger medikamentöser Therapie ist die Besserung der Lebensqualität anhaltend [1–11].

Die klinische Wirksamkeit der THS ist bis 10 Jahre nach der Operation belegt [6, 12–18]. Im Verlauf nehmen positive Effekte jedoch bedingt durch Krankheitsprogression mit konsekutivem Auftreten levodopa-resistenter Symptome wie posturaler Instabilität, Gangstörung und kognitiver Defizite ab [15].

Durch STN-THS werden auch nicht-motorische Symptome wie Schlafdauer und Schlafqualität, Blasenkontrolle, Magenentleerung, Hypersalivation und Hyperhidrosis sowie Schmerzen positiv beeinflusst [19–22]. Eine signifikante (multifaktorielle) Gewichtszunahme kann auftreten [23].

Nur Patienten mit einem idiopathischen Parkinsonsyndrom (IPS) profitieren nachhaltig. Wichtiges Kriterium hierfür ist ein positives Ansprechen der motorischen Symptome auf Levodopa mit einer Verbesserung um mindestens 30 % gemessen mit dem UPDRS-III mit prädiktivem Wert für das bestmögliche motorische Outcome unter STN-THS. Auftretende Dyskinesien können im Dopatest vernachlässigt werden. Die Erfolgsaussichten für Levodopa-resistente Symptome wie Gang- oder Sprechstörung sind limitiert mit Ausnahme des Ruhetremors, welcher durch die THS nahezu vollständig supprimiert wird [24].

Ab ca. 70. Lebensjahr limitieren Levodopa-resistente Symptome das Erreichen des präoperativen On-Zustandes, z. B. begünstigen Gang- und Haltungsstörungen vermehrte Stürze nach der OP [25, 26]. Auch das Risiko einer fronto-exekutiven Störung [27] sowie eine mit höherem Lebensalter assoziierte demenzielle Entwicklung schmälern den Therapieerfolg. Ein jüngeres Alter hingegen ist prädiktiv für ein gutes postoperatives Ergebnis [28].

Die Early-Stim-Studie [5, 7] konnte unter STN-THS im Vergleich mit einer ge-
paarten Patientengruppe mit bestmöglicher Pharmakotherapie (best medical treatment, BMT) signifikant mehr Besserung der Lebensqualität von 27 % gemessen am
Parkinson's Disease Questionnaire (PDQ-39) erheben. Die operierten Patienten
wiesen im Vergleich mit vorangegangenen Studien [3, 4, 9–11] eine kürzere Erkrankungsdauer (7,5 vs. 11–13 Jahre), Wirkfluktuationen von maximal 3 Jahren, ein
niedrigeres Lebensalter (52,5 vs. ca. 60 Jahre) und eine geringere Levodopaäquiva-
lenzdosis (LED; 960 vs. 1300–1800 mg) auf. Als sekundäre Parameter waren die
ADL um 42 % und motorische Symptome im medikamentösen Off-Zustand um 49 %
gebessert, On-Zeiten um 18 % verlängert, die LED um 39 % und Therapienebenwir-
kungen (UPDRS Teil IV) um 74 % reduziert, sowie psychosoziale Funktionen um
25 % verbessert.

Eine Überprüfung der THS-Indikation bei M. Parkinson sollte früh im Krankheitsverlauf, spätestens beim ersten Auftreten von Therapiekomplikationen, erfolgen. Patienten in einer stabilen sozialen Situation mit leichten Wirkfluktuationen,
ohne ausgeprägte kognitive Defizite und ohne strukturelle Läsion im MRT sowie
relevante Komorbidität können ein Ansprechen > 50 % erwarten. Therapieziele
sollten unter Berücksichtigung von individuellen Chancen und Risiken realistisch
formuliert, ggf. auch Grenzen aufgezeigt werden.

7.2 Tremor

Als Tremor bezeichnet man rhythmische oszillierende unwillkürliche Bewegungen
eines oder mehrerer Körperteile [29].

Die häufigste Indikation für eine THS stellt der essentielle Tremor (ET) mit einer Prävalenz von 2,2 % dar [30]. Bei etwa 50 % aller Patienten wirken Propanolol
und Primidon gleichwertig, in ca. 40 % Gabapentin und Topiramat [31]. Die Indikation für eine THS besteht, wenn mindestens zwei dieser Substanzen unzureichend
wirksam sind bzw. wegen des Nebenwirkungsprofils Einschränkungen in der Anwendung bestehen.

In ersten Studien 1987 war die funktionelle Verbesserung unter VIM-THS im
Vergleich mit einer Thalamotomie höher (4,9 vs. 0,5 Punkte im Frenchay Activities
Index) [32, 33]. Postoperativ kann eine Tremorreduktion um > 80 % erreicht werden
[34], nach einem Zeitraum von 7 Jahren im Bereich der oberen Extremitäten noch
60 %. Die Amplitude des Handtremors wurde dabei in einer 5-jährigen Nachbeob-
achtung um 80–95 % gesenkt [31, 35]. Auch 10 Jahre nach der Operation ist die
VIM-THS effektiv. Bei Abnahme der Wirkung ist neben der natürlichen Krankheitsprogression auch eine Toleranzentwicklung zu erwägen, welcher durch Adaptation
der Stimulationsfelder und -amplitude sowie nächtlicher Therapiepause entgegengewirkt werden kann [35–37]. Größere randomisierte Vergleichsstudien mit BMT
fehlen, da aufgrund des spezifischen Symptoms ein verblindetes Design nicht mög-

lich ist. Ebenso existieren keine klinischen Studien zur Verbesserung der Lebensqualität.

Fallberichte belegen die Wirksamkeit einer VIM-THS auch bei posttraumatischem (HOLMES-) Tremor, orthostatischem und neuropathischem Tremor [38–41]. Zur Behandlung des Parkinsontremors wird die mögliche THS-Region (STN, GPI, VIM) individuell nach Therapieziel und begleitender Symptomatik festgelegt. STN-THS ist bei ET auch wirksam aber weniger etabliert [42].

7.3 Dystonie

Die Dystonie ist mit über 500.000 Betroffenen nach Morbus Parkinson und essentiellem Tremor die dritthäufigste Bewegungsstörung in Europa.

Bei idiopathisch generalisierten Dystonien ist das Anticholinergikum Trihexyphenidyl symptomatisch wirksam. Einmalig sollte das Ansprechen auf L-Dopa überprüft werden. Therapie der Wahl bei fokalen Dystonien ist die selektive periphere Denervierung mittels Botulinum-Toxin. Die Indikation zur tiefen Hirnstimulation besteht bei schweren, medikamentös refraktären primären und sekundären Dystonien bzw. bei sekundärem Therapieversagen aufgrund neutralisierender Antikörper, erschwerter Injektion oder Dosisnebenwirkungen (Dysphagie) unter Botulinumtoxintherapie.

Bei primär generalisierter Dystonie ergab eine Fallserie DYT1-positiver Patienten unter GPI-THS eine mittlere Verbesserung der motorischen Symptome von 90 % anhand der Burke-Fahn-Marsden Dystonia Rating Scale (BFMDRS) [43]. Prospektive und randomisierte Multizenterstudien zeigten bei Patienten mit generalisierter Dystonie mittels verblindeter Videoanalyse ein Jahr nach OP (N = 20) sowie im shamkontrollierten Design nach 3 Monaten (N = 40) eine Verbesserung der BFMDRS um 40 % [44, 45]. In Langzeituntersuchungen über 3–5 Jahre bestand ein stabiles Ansprechen mit weiterer signifikanter Verbesserung im Vergleich zum präoperativen Zustand [46, 47].

Die GPI-THS beeinträchtigt kognitive Funktionen nicht, eher wäre durch Einsparung von anticholinergen Medikamenten eine Besserung zu erwarten [48, 49]. Es können hypokinetische Symptome (Freezing, hypokinetische Schreibstörung) auftreten [50]. Kurze Erkrankungsdauer, jüngeres Alter zum Operationszeitpunkt, ein niedrigerer Grad der Behinderung sowie das Vorliegen einer DYT1-Mutation stellen positive prädiktive Faktoren dar [51]. Zur Vermeidung orthopädischer Sekundärkomplikationen ist ein frühzeitiger Eingriff sinnvoll.

Bei Patienten mit einer zervikalen Dystonie haben Klasse II-Studien anhand der Toronto Western Spasmodic Torticollis Ratings Scale (TWSTRS) nach einem Verlauf von 12 Monaten eine Verbesserung um 70 % [52–54], langfristig nach 5 Jahren bis ca. 50 % nachgewiesen [55, 56]. Patienten mit kraniozervikaler Dystonie (Meige-Syndrom) profitierten mit Verbesserung um 53 %, bei Einzelfällen mit oromandibulärer Dystonie liegt die Symptomreduktion zwischen 80–92 %.

Häufigste sekundäre Dystonien im Erwachsenenalter sind tardive Dyskinesien / Dystonien infolge medikamentöser Behandlungen. Eine Zusammenstellung bisheriger Arbeiten (50 Patienten) ergab im Verlauf von 3–76 Monaten eine mittlere Verbesserung der BFMDRS bzw. Extrapyramidal Symptom Rating Scale (ESRS) von über 70 % [57] bei stabiler psychiatrischer Symptomatik [58, 59].

Die Therapieerfahrungen bei sekundären Dystonieformen infolge seltener Ursachen (Schlaganfall Glutarazidurie, Cockayne-Syndrom, Lesch-Nyhan-Syndrom) sind begrenzt. Beim Myoklonus-Dystonie-Syndrom, einer autosomal-dominant erblichen Erkrankung, wurde in Einzelfällen eine Verbesserung bis zu 80 % berichtet.

Bei pädiatrischen Patienten mit sekundärer Dystonie sind die Therapieergebnisse mit GPI-THS und ohne motorische Entwicklung limitiert [60]. Ein Therapienutzen wird durch Besserung der Extremitätenkontrolle bzw. durch Reduktion von Kontrakturen wahrgenommen.

Für die infantile Zerebralparese (cerebral palsy, CP) als größte Gruppe der sekundären Dystonien im Kindesalter ergab eine Metaanalyse mit 68 Patienten unter GPI-THS nach 12 Monaten eine mittlere Verbesserung der BFMDRS um 23,6 %, Symptomschwere und Verbesserung unter THS korrelierten invers [61]. Eine Fallserie zu NBIA (neurodegeneration with brain iron accumulation) zeigte ebenso wie eine retrospektive multizentrische Fallsammlung variable Effekte mit durchschnittlich 25 %, teils dramatischer Verbesserung, jedoch keine Besserung der akinetisch-rigiden Symptomatik [62, 63]. Bei diesen Erkrankungen wird eine Einzelfallentscheidung empfohlen.

7.4 Epilepsie

Die THS im Nucleus anterior thalami (ANT) ist eine adjunktive Therapie zur Verringerung der Anfallshäufigkeit bei Erwachsenen mit medikamentös therapierefraktärer Epilepsie, wenn ein resektives Vorgehen nicht anwendbar ist. Die Indikation besteht bei einer Epilepsie fokalen Anfallsursprungs mit und ohne sekundäre Generalisierung [64, 65].

In der multizentrischen SANTE-Studie [65] konnte am Ende der 3-monatigen doppelt-blinden Phase eine signifikant größere Reduktion (40,4 vs. 14,5 %) von Anfällen unter ANT-THS im Vergleich zur Kontrollgruppe nachgewiesen werden. Nach 2 Jahren wurde bei über der Hälfte der Patienten eine Anfallsreduktion im Mittel um 56 % erreicht. Die Therapiezufriedenheit lag nach einem Jahr bei 74 %. Als Nebenwirkungen sind häufiger Depressionen und subjektive Gedächtnisbeeinträchtigungen zu beobachten.

7.5 Zwangsstörungen

Einzige psychiatrische Erkrankung mit Zulassung zur Therapie mittels THS sind Zwangsstörungen mit einer Prävalenz von 2–3 % nach WHO. Unterschieden wird zwischen der eigentlichen Zwangserkrankung und Zwängen als Begleitsymptom bei anderen Erkrankungen. Nach ICD 10 erfolgt die Diagnosestellung bei Auftreten von Zwangsgedanken (Obsession) und Zwangshandlungen (Kompulsion) über einen Zeitraum von mindestens 2 Wochen, welche vom Patienten als selbstgemacht und unangemessen/übertrieben erkannt, als unangenehm empfunden und nicht unterdrückt werden können, in Kombination als Obsessive-compulsive disorder (OCD) bezeichnet. Es bestehen Überschneidungen mit Tic-Störungen und dem Tourette-Syndrom sowie Gemeinsamkeiten mit Sucht-Erkrankungen.

Pathophysiologisch sind zerebrale Netzwerke für affektives und emotionales Prozessing, Entscheidungsfindung und Willkürmotorik mit Beteiligung (orbito-) frontaler, prämotorischer thalamischer und subthalamischer Regionen und Faserverbindungen beteiligt [66]. Bezüglich medikamentöser, kognitiver und Verhaltenstherapie sind 20–30 % der Patienten Non-Responder [67].

Zu THS bei Zwangserkrankungen existieren > 100 Publikationen mit Zielstrukturen im ventralen Striatum (vorderer Schenkel der Capsula interna, Nucleus accumbens, unterer Thalamusstiel).

Der vordere Schenkel der Capsula interna als Zielgebiet wurde anhand positiver Erfahrungen der anterioren Kapsulotomie gewählt [68]. Bei Patienten mit refraktärer Zwangsstörungen wurde eine 50 %ige Full-Response-Rate berichtet, entsprechend einer Punktereduktion der Yale-Brown Obsessive Compulsive Scale (Y-BOCS) um 35 %, der größte Therapieeffekt wurde mit einem distalem Kontakt im Nucleus accumbens (NACC) erreicht [69].

Eine doppelt verblindete, cross over und sham-kontrollierte Studie zur NACC-THS ergab bei einigen Patienten neben der Full Response auch eine signifikante Besserung von Angststörung und Depression [70]. Nachrangig ist die STN-THS, welche bei Parkinson-Patienten eine Reduktion der Y-BOCS um 80 %, jedoch keine positiven Effekte auf Angst und Depression und eine relativ hohe Anzahl schwerwiegender Ereignisse zeigte [71].

Referenzen

[1]   Benabid AL, Pollak P, Louveau A, Henry S, de Rougemont J. Combined (thalamotomy and stimulation) stereotactic surgery of the VIM thalamic nucleus for bilateral Parkinson disease. Appl Neurophysiol. 1987;50(1–6):344–6.

[2]   Benabid AL, Pollak P, Seigneuret E, Hoffmann D, Gay E, Perret J. Chronic VIM thalamic stimulation in Parkinson's disease, essential tremor and extra-pyramidal dyskinesias. Acta Neurochir Suppl (Wien). 1993;58:39–44.

[3]   Deuschl G, Schade-Brittinger C, Krack P, et al. A randomized trial of deep-brain stimulation for Parkinson's disease. N Engl J Med. 2006;355(9):896–908.

[4]   Follett KA, Weaver FM, Stern M, et al. Pallidal versus subthalamic deep-brain stimulation for Parkinson's disease. N Engl J Med. 2010;362(22):2077–91.

[5]   Deuschl G, Agid Y. Subthalamic neurostimulation for Parkinson's disease with early fluctuations: balancing the risks and benefits. Lancet Neurol. 2013;12(10):1025–34.

[6] Fasano A, Daniele A, Albanese A. Treatment of motor and non-motor features of Parkinson's disease with deep brain stimulation. Lancet Neurol. 2012;11(5):429–42.

[7] Schuepbach WM, Rau J, Knudsen K, et al. Neurostimulation for Parkinson's disease with early motor complications. N Engl J Med. 2013;368(7):610–22.

[8] Odekerken VJ, van Laar T, Staal MJ, et al. Subthalamic nucleus versus globus pallidus bilateral deep brain stimulation for advanced Parkinson's disease (NSTAPS study): a randomised controlled trial. Lancet Neurol. 2013;12(1):37–44.

[9] Okun MS, Gallo BV, Mandybur G, et al. Subthalamic deep brain stimulation with a constant-current device in Parkinson's disease: an open-label randomised controlled trial. Lancet Neurol. 2012;11(2):140–9.

[10] Kleiner-Fisman G, Herzog J, Fisman DN, et al. Subthalamic nucleus deep brain stimulation: summary and meta-analysis of outcomes. Mov Disord 2006, 21 Suppl 14, S290–304.

[11] Williams A, Gill S, Varma T, et al. Deep brain stimulation plus best medical therapy versus best medical therapy alone for advanced Parkinson's disease (PD SURG trial): a randomised, open-label trial. Lancet Neurol. 2010;9(6):581–91.

[12] Castrioto A, Lozano AM, Poon YY, Lang AE, Fallis M, Moro E. Ten-year outcome of subthalamic stimulation in Parkinson disease: a blinded evaluation. Arch Neurol. 2011;68(12):1550–6.

[13] Gervais-Bernard H, Xie-Brustolin J, Mertens P, et al. Bilateral subthalamic nucleus stimulation in advanced Parkinson's disease: five year follow-up. J Neurol. 2009;256(2):225–33.

[14] Krack P, Batir A, Van Blercom N, et al. Five-year follow-up of bilateral stimulation of the subthalamic nucleus in advanced Parkinson's disease. N Engl J Med. 2003;349(20):1925–34.

[15] Rodriguez-Oroz MC, Moro E, Krack P. Long-term outcomes of surgical therapies for Parkinson's disease. Mov Disord. 2012;27(14):1718–28.

[16] Schüpbach WM, Chastan N, Welter ML, et al. Stimulation of the subthalamic nucleus in Parkinson's disease: a 5 year follow up. J Neurol Neurosurg Psychiatry 2005;76(12):1640–4.

[17] Simonin C, Tir M, Devos D, et al. Reduced levodopa-induced complications after 5 years of subthalamic stimulation in Parkinson's disease: a second honeymoon. J Neurol. 2009;256(10):1736–41.

[18] Zibetti M, Merola A, Rizzi L, et al. Beyond nine years of continuous subthalamic nucleus deep brain stimulation in Parkinson's disease. Mov Disord. 2011;26(13):2327–34.

[19] Amara AW, Standaert DG, Guthrie S, Cutter G, Watts RL, Walker HC. Unilateral subthalamic nucleus deep brain stimulation improves sleep quality in Parkinson's disease. Parkinsonism Relat Disord. 2012;18(1):63–8.

[20] Herzog J, Weiss PH, Assmus A, et al. Subthalamic stimulation modulates cortical control of urinary bladder in Parkinson's disease. Brain. 2006;129(Pt 12):3366–75.

[21] Zibetti M, Torre E, Cinquepalmi A, et al. Motor and nonmotor symptom follow-up in parkinsonian patients after deep brain stimulation of the subthalamic nucleus. Eur Neurol. 2007;58(4):218–23.

[22] Pellaprat J, Ory-Magne F, Canivet C, et al. Deep brain stimulation of the subthalamic nucleus improves pain in Parkinson's disease. Parkinsonism Relat Disord. 2014;20(6):662–4.

[23] Montaurier C, Morio B, Bannier S, et al. Mechanisms of body weight gain in patients with Parkinson's disease after subthalamic stimulation. Brain. 2007;130(Pt 7):1808–18.

[24] Krack P, Pollak P, Limousin P, Benazzouz A, Benabid AL. Stimulation of subthalamic nucleus alleviates tremor in Parkinson's disease. Lancet. 1997;350(9092):1675.

[25] Derost PP, Ouchchane L, Morand D, et al. Is DBS-STN appropriate to treat severe Parkinson disease in an elderly population? Neurology. 2007;68(17):1345–55.

[26] Ory-Magne F, Brefel-Courbon C, Simonetta-Moreau M, et al. Does ageing influence deep brain stimulation outcomes in Parkinson's disease? Mov Disord. 2007;22(10):1457–63.

[27] Saint-Cyr JA, Trépanier LL, Kumar R, Lozano AM, Lang AE. Neuropsychological consequences of chronic bilateral stimulation of the subthalamic nucleus in Parkinson's disease. Brain. 2000;123 (Pt 10):2091–108.

[28] Charles PD, van Blercom N, Krack P et al. Predictors of effective bilateral subthalamic nucleus stimulation for PD. Neurology. 2002;59(6):932–34.

[29] Deuschl G, Bain P, Brin M. Consensus statement of the Movement Disorder Society on Tremor. Ad Hoc Scientific Committee. Mov Disord. 1998;13 Suppl 3:2–23.

[30] Louis ED, Ottman R. How many people in the USA have essential tremor? Deriving a population estimate based on epidemiological data. Tremor Other Hyperkinet Mov (NY). 2014;4:259.

[31] Deuschl G, Raethjen J, Hellriegel H, Elble R. Treatment of patients with essential tremor. Lancet Neurol. 2011;10(2):148–61.

[32] Schuurman PR, Bosch DA, Bossuyt PM, et al. A comparison of continuous thalamic stimulation and thalamotomy for suppression of severe tremor. N Engl J Med. 2000;342(7):461–8.

[33] Benabid AL, Pollak P, Gervason C, et al. Long-term suppression of tremor by chronic stimulation of the ventral intermediate thalamic nucleus. Lancet. 1991;337(8738):403–6.

[34] Koller WC, Lyons KE, Wilkinson SB, Troster AI, Pahwa R. Long-term safety and efficacy of unilateral deep brain stimulation of the thalamus in essential tremor. Mov Disord. 2001;16(3):464–8.

[35] Blomstedt P, Hariz GM, Hariz MI, Koskinen LO. Thalamic deep brain stimulation in the treatment of essential tremor: a long-term follow-up. Br J Neurosurg. 2007;21(5):504–9.

[36] Sydow O, Thobois S, Alesch F, Speelman JD. Multicentre European study of thalamic stimulation in essential tremor: a six year follow up. J Neurol Neurosurg Psychiatry. 2003;74(10):1387–91.

[37] Baizabal-Carvallo JF, Kagnoff MN, Jimenez-Shahed J, Fekete R, Jankovic J. The safety and efficacy of thalamic deep brain stimulation in essential tremor: 10 years and beyond. J Neurol Neurosurg Psychiatry. 2014;85(5):567–72.

[38] Nikkhah G, Prokop T, Hellwig B, Lücking CH, Ostertag CB. Deep brain stimulation of the nucleus ventralis intermedius for Holmes (rubral) tremor and associated dystonia caused by upper brainstem lesions. Report of two cases. J Neurosurg. 2004;100(6):1079–83.

[39] Espay AJ, Duker AP, Chen R, et al. Deep brain stimulation of the ventral intermediate nucleus of the thalamus in medically refractory orthostatic tremor: preliminary observations. Mov Disord. 2008;23(16):2357–62.

[40] Guridi J, Rodriguez-Oroz MC, Arbizu J, et al. Successful thalamic deep brain stimulation for orthostatic tremor. Mov Disord. 2008;23(13):1808–11.

[41] Weiss D, Govindan RB, Rilk A, et al. Central oscillators in a patient with neuropathic tremor: evidence from intraoperative local field potential recordings. Mov Disord. 2011;26(2):323–7.

[42] Stover NP, Okun MS, Evatt ML, Raju DV, Bakay RA, Vitek JL. Stimulation of the subthalamic nucleus in a patient with Parkinson disease and essential tremor. Arch Neurol. 2005;62(1):141–3.

[43] Coubes P, Roubertie A, Vayssiere N, Hemm S, Echenne B. Treatment of DYT1-generalised dystonia by stimulation of the internal globus pallidus. Lancet. 2000;355:2220–1.

[44] Kupsch A, Benecke R, Muller J et al. Pallidal deep-brain stimulation in primary generalized or segmental dystonia. N Engl J Med. 2006;355(19):1978–90.

[45] Vidailhet M, Vercueil L, Houeto JL, et al. Bilateral deep-brain stimulation of the globus pallidus in primary generalized dystonia. N Engl J Med. 2005;352(5):459–67.

[46] Vidailhet M, Vercueil L, Houeto JL, et al. Bilateral, pallidal, deep-brain stimulation in primary generalised dystonia: a prospective 3 year follow-up study. Lancet Neurol. 2007;6(3):223–9.

[47] Volkmann J, Wolters A, Kupsch A, et al. Pallidal deep brain stimulation in patients with primary generalised or segmental dystonia: 5-year follow-up of a randomised trial. Lancet Neurol. 2012;11(12):1029–38.

[48] Hälbig TD, Gruber D, Kopp UA, Schneider GH, Trottenberg T, Kupsch A. Pallidal stimulation in dystonia: effects on cognition, mood, and quality of life. J Neurol Neurosurg Psychiatry. 2005;76(12):1713–6.

[49] Pillon B, Ardouin C, Dujardin K, et al. Preservation of cognitive function in dystonia treated by pallidal stimulation. Neurology. 2006;66(10):1556–8.

[50] Ostrem JL, Racine CA, Glass GA et al. Subthalamic nucleus deep brain stimulation in primary cervical dystonia. Neurology. 2011;76(10):870–8.

[51] Isaias IU, Volkmann J, Kupsch A, et al. Factors predicting protracted improvement after pallidal DBS for primary dystonia: the role of age and disease duration. J Neurol. 2011;258(8):1469–76.

[52] Kiss ZH, Doig-Beyaert K, Eliasziw M, Tsui J, Haffenden A, Suchowersky O. The Canadian multicentre study of deep brain stimulation for cervical dystonia. Brain. 2007;130(Pt 11):2879–86.

[53] Skogseid IM, Ramm-Pettersen J, Volkmann J, Kerty E, Dietrichs E, Røste GK. Good long-term efficacy of pallidal stimulation in cervical dystonia: a prospective, observer-blinded study. Eur J Neurol. 2012;19(4):610–5.

[54] Pretto TE, Dalvi A, Kang UJ, Penn RD. A prospective blinded evaluation of deep brain stimulation for the treatment of secondary dystonia and primary torticollis syndromes. J Neurosurg. 2008;109(3):405–9.

[55] Hung SW, Hamani C, Lozano AM, et al. Long-term outcome of bilateral pallidal deep brain stimulation for primary cervical dystonia. Neurology. 2007;68(6):457–9.

[56] Walsh RA, Sidiropoulos C, Lozano AM, et al. Bilateral pallidal stimulation in cervical dystonia: blinded evidence of benefit beyond 5 years. Brain. 2013;136(Pt 3):761–9.

[57] Mentzel CL, Tenback DE, Tijssen MA, Visser-Vandewalle VE, van Harten PN. Efficacy and safety of deep brain stimulation in patients with medication-induced tardive dyskinesia and/or dystonia: a systematic review. J Clin Psychiatry. 2012;73(11):1434–8.

[58] Damier P, Thobois S, Witjas T, et al. Bilateral deep brain stimulation of the globus pallidus to treat tardive dyskinesia. Arch Gen Psychiatry. 2007;64(2):170–6.

[59] Gruber D, Trottenberg T, Kivi A, et al. Long-term effects of pallidal deep brain stimulation in tardive dystonia. Neurology. 2009;73(1):53–8.

[60] Lumsden DE, Kaminska M, Gimeno H, et al. Proportion of life lived with dystonia inversely correlates with response to pallidal deep brain stimulation in both primary and secondary childhood dystonia. Dev Med Child Neurol. 2013;55(6):567–74.

[61] Koy A, Hellmich M, Pauls KA, et al. Effects of deep brain stimulation in dyskinetic cerebral palsy: a meta-analysis. Mov Disord. 2013;28(5):647–54.

[62] Castelnau P, Cif L, Valente EM, et al. Pallidal stimulation improves pantothenate kinase-associated neurodegeneration. Ann Neurol. 2005;57(5):738–41.

[63] Timmermann L, Pauls KA, Wieland K, et al. Dystonia in neurodegeneration with brain iron accumulation: outcome of bilateral pallidal stimulation. Brain. 2010;133(Pt 3):701–12.

[64] Fisher R, Salanova V, Witt T, et al. Electrical stimulation of the anterior nucleus of thalamus for treatment of refractory epilepsy. Epilepsia. 2010;51:899–908.

[65] Hodaie M, Wennberg RA, Dostrovsky JO, Lozano AM. Chronic anterior thalamus stimulation for intractable epilepsy. Epilepsia. 2002;43:603–8.

[66] Menzies L, Chamberlain SR, Laird AR, Thelen SM, Sahakian BJ, Bullmore ET. Integrating evidence from neuroimaging and neuropsychological studies of obsessive-compulsive disorder: the orbitofronto-striatal model revisited. Neurosci Biobehav Rev. 2008;32(3):525–49.

[67] Abramowitz JS, Taylor S, McKay D. Obsessive-compulsive disorder. Lancet. 2009;374(9688):491–9.

[68] Nuttin B, Cosyns P, Demeulemeester H, Gybels J, Meyerson B. Electrical stimulation in anterior limbs of internal capsules in patients with obsessive-compulsive disorder. Lancet. 1999;354(9189):1526.

[69] Greenberg BD, Gabriels LA, Malone DA Jr, et al. Deep brain stimulation of the ventral internal capsule/ventral striatum for obsessive-compulsive disorder: worldwide experience. Mol Psychiatry. 2010;15(1):64–79.

[70] Denys D, Mantione M, Figee M, et al. Deep brain stimulation of the nucleus accumbens for treatment-refractory obsessive-compulsive disorder. Arch Gen Psychiatry. 2010;67(10):1061–8.

[71] Mallet L, Polosan M, Jaafari N, et al. Subthalamic nucleus stimulation in severe obsessive-compulsive disorder. N Engl J Med. 2008;359(20):2121–34.

M. Barbe, F. Maier

8 Präoperative Evaluierung der Patienten

Die präoperative Evaluation der Patienten, die von einer THS profitieren könnten, nimmt einen hohen Stellenwert ein. Nur durch eine genaue Charakterisierung des Patienten können Vorhersagen über die Chancen und Risiken der THS getroffen werden. Die Indikationsprüfung zur THS sollte ausschließlich an spezialisierten Zentren erfolgen und auf der interdisziplinären Zusammenarbeit von Neurologen, Stereotaktikern/Neurochirurgen, Psychiatern, und nicht-ärztlichen Berufsgruppen wie z. B. Neuropsychologen und Logopäden beruhen.

8.1 Diagnosesicherung

Zunächst sollte die Diagnose des Patienten eingehend überprüft werden. Dabei ist es wichtig, dass man den Krankheitsverlauf des Patienten kennt. Hier sollte das Jahr der ersten Beschwerden, das Jahr der Diagnosesicherung, die Art der Beschwerden im Krankheitsverlauf sowie die aktuelle Symptomkonstellation erfragt werden. Eine ausführliche neurologische Untersuchung ist ebenfalls wichtig. Zudem sollten bisherige Befunde (MRT, nuklearmedizinische Untersuchungen, Ansprechen auf die Medikation) gesichtet werden. Aus diesen Informationen lässt sich dann ableiten, ob es sich um einen bei der gestellten Diagnose typischen Verlauf der Erkrankung handelt. Ein sehr rasch progredientes Parkinsonsyndrom welches mit ungewöhnlichen Symptomen einhergeht (z. B. Stürze im ersten Krankheitsjahr oder eine autonome Dysfunktion) sollte beispielsweise immer an ein atypisches Parkinsonsyndrom denken lassen. Hier wäre die THS dann entsprechend kontraindiziert.

8.2 Dokumentation der motorischen Symptome

Von jedem Patient sollte ein präoperatives Video seiner motorischen Symptome erfasst werden. So kann der präoperative Zustand auch noch nach der Operation bewertet und Therapieerfolge entsprechend gewertet werden. Zur Beurteilung der motorischen Beschwerden eignet sich bei Patienten mit IPS die Unified Parkinson's Disease Rating Scale-III (UPDRS-III) [1], bei Dystonie-Patienten die Burke-Fahn-Marsden-Skala [2] sowie bei Patienten mit essentiellem Tremor die Clinical Tremor Rating Scale [3]. Bei Parkinson-Patienten muss der UPDRS-III sowohl nach einer 12-stündigen Off-Phase (in der keine Parkinsonmedikamente eingenommen werden) und nach der Gabe von 200 mg schnelllöslichem L-Dopa (z. B. Madopar LT) durchgeführt werden. Aus dem Ansprechen im präoperativen L-Dopa-Test lässt

https://doi.org/10.1515/9783110459715-008

sich das postoperative Ansprechen der THS vorhersagen [4]. Für die Dystonie und den ET besteht nicht die Möglichkeit, den Therapieerfolg vorherzusagen.

8.3 Indikationskriterien

8.3.1 Idiopathisches Parkinson-Syndrom

Bei Patienten mit IPS erfolgte die THS in den großen prospektiven Studien [5–8] durchschnittlich im 12. Krankheitsjahr. Eine besondere Stellung nimmt die Studie von Schuepbach und Kollegen ein [9], bei der ausschließlich Patienten eingeschlossen wurden, die nicht älter als 60 Jahre waren, eine L-Dopa Responsivität von 50 % hatten und maximal 3 Jahre an Wirkfluktuationen oder Hyperkinesien litten. In allen Fällen war die THS im fortgeschrittenen Stadium der medikamentösen Therapie hinsichtlich der Lebensqualität überlegen. In Anlehnung an die S3-Leitline zur Behandlung des IPS [10] kann die THS aus motorischer Sicht Patienten angeboten werden, die eine der folgenden Krankheitsausprägungen aufweisen: 1. medikamentös nicht behandelbare motorische Fluktuationen und Dyskinesien oder 2. medikamentös nicht kontrollierbarer Tremor und 3. Symptome sprechen auf Levodopa an (> 33 % des UPDRS III, Tremor muss nicht ansprechen).

Die bilaterale GPi-THS stellt eine Alternative zur STN-THS dar. In den Fällen, wo ein ausgeprägter Parkinsontremor vorherrscht und eine schwere Akinese altersbedingt wahrscheinlich nicht eintreten wird, kann eine Implantation im VIM erwogen werden.

8.3.2 Dystonie und Essentieller Tremor

Für die Dystonie und den essentiellen Tremor (ET) gibt es im Vergleich zum IPS keine genauen Indikationskriterien. Prinzipiell gilt, dass die THS für diese beiden Erkrankungen dann diskutiert werden sollte, wenn man die Symptome durch die medikamentöse Therapie nicht mehr ausreichend behandeln kann und eine deutliche Reduktion der Lebensqualität eingetreten ist.

Bei der Dystonie wird heute der GPi als Zielgebiet für stereotaktische Operationen bevorzugt [11]. Zwei prospektive Studien konnten die Wirksamkeit der GPI-THS bei idiopathischen generalisierten und schweren segmentalen Dystonien belegen [12, 13]. Beide Studien konnten eine Symptomreduktion von durchschnittlich 50 % zeigen, die auch nach 3 Jahren unvermindert vorhanden war [14]. Junge Patienten und Patienten mit einer mobilen Dystonie mit kurzem Krankheitsverlauf scheinen am besten von der THS zu profitieren [15, 16].

Die THS im VIM zur Behandlung des medikamentös nur unzureichend behandelbaren ET ist in Deutschland zugelassen und der Thalamotomie überlegen [17]. Die Studienlage ist insgesamt unzureichend. Insbesondere liegen keine Daten zum optimalen Zeitpunkt der Operation im Krankheitsverlauf oder zu der Vorhersagbarkeit des Therapieeffekts vor.

8.4 Präoperative Zusatzdiagnostik

Neben der o. g. Dokumentation der motorischen Symptome und des L-Dopa-Tests bei Patienten mit IPS sollten ein MRT des Hirnschädels zum Ausschluss chirurgischer Kontraindikationen (z. B. ausgeprägte Atrophie), eine psychiatrische Vorstellung, eine neuropsychologische Testung, eine logopädische Evaluation, eine neurochirurgische Evaluation, ein Röntgenbild des Thorax sowie eine Sonographie des Abdomens durchgeführt werden. Ebenso ist die OP-Fähigkeit der Patienten zu prüfen, bei kardial vorerkrankten Patienten sollte eine kardiologische Mitbeurteilung erfolgen. Auf die neuropsychologische und psychiatrische Evaluation wird im Folgenden genauer eingegangen.

8.4.1 Neuropsychologische Diagnostik

Eine umfassende kognitive Testung ist Teil einer jeden präoperativen Evaluation und sollte von einem erfahrenen Neuropsychologen durchgeführt werden. Festgelegte Vorgaben darüber, welche und wie viele kognitive Tests durchgeführt und welche Cut-off Werte genutzt werden sollten, gibt es momentan nicht. Die aktuelle S3-Leitlinie „Idiopathisches Parkinson-Syndrom" der Deutschen Gesellschaft für Neurologie empfiehlt die Anwendung der Mattis Dementia Rating Scale [18] mit einem Grenzwert von über 130 Punkten als Indikationskriterium für eine THS [10]. Dadurch sollen Frühsymptome einer Demenz aufgedeckt werden, welche eine Kontraindikation für eine THS darstellt. Dies ist zum einen darin begründet, dass der Nutzen einer solchen Therapiemaßnahme für demente Patienten eingeschränkt ist, und zum anderen darin, dass es postoperativ häufiger zu Verwirrtheitszuständen und einer weiteren Verschlechterung der Demenz und des gesamten Gesundheitszustandes kommen kann [19, 20].

Deutlich weniger Konsens bezüglich der THS-Indikation besteht hinsichtlich des Vorliegens einer leichten kognitiven Beeinträchtigung (*engl.* Mild Cognitive Impairment, MCI). Bei bis zu einem Viertel aller nicht-dementen Parkinson-Patienten liegt ein MCI vor [21], vorausgesetzt es werden die MCI-Kriterien der Movement Disorders Society angewandt. Ob und in wieweit das präoperative Bestehen eines manifesten MCIs das postoperative Outcome bei Parkinson-Patienten beeinflusst ist Gegenstand der derzeitigen Forschung. Sollte ein MCI vorliegen, so ist ergänzend das Ergebnis der neuropsychiatrischen Untersuchung essentiell, da die kognitive Performance zum Beispiel durch Depression beeinflusst werden kann.

Ein wichtiger Faktor für das postoperative kognitive Funktionsniveau ist das Operationsalter. Es hat sich gezeigt, dass ältere Parkinson-Patienten Gefahr laufen, nach der Operation kognitiv zu dekompensieren und dadurch auch weniger Verbesserung ihrer Lebensqualität erfahren [22, 23]. Das Vorliegen einer kognitiven Reserve scheint dafür entscheidend. Letztendlich könnte ein präoperativer Langzeitverlauf kognitiver Testergebnisse helfen, die kompensatorischen kognitiven Ressourcen zu ermitteln.

Schließlich hat auch der Implantationsort Einfluss auf das postoperative kognitive Funktionsniveau des Patienten. So zeigten Studienergebnisse, dass Parkinson-Patienten, die im GPi implantiert wurden, postoperativ in neuropsychologischen Tests besser abschnitten als Patienten, die im STN implantiert wurden [24, 25].

8.4.2 Neuropsychiatrische Diagnostik

Jeder Patient sollte im Rahmen der Indikationsstellung zur THS ein psychiatrisches Konsil erhalten, welches gegebenenfalls durch bewährte Fragebögen ergänzt werden sollte. Als Ausschlusskriterium für eine THS wird in der Regel eine schwere bzw. instabile psychiatrische Erkrankung gesehen [10, 19], da sich präoperativ existierende psychiatrische Symptome unter THS verschlechtern können [26].

Auch der Operationszielort hat Einfluss auf neuropsychiatrische Symptome (s. Kap. 15). So wurden weniger psychiatrische Nebenwirkungen bei Parkinson-Patienten beobachtet, die im GPi stimuliert wurden als solche, die im STN operiert wurden [24]. Allerdings relativiert sich dieser Effekt häufig, da es unter GPi-Stimulation zu einer geringeren Medikamentenreduktion kommt, welche ihrerseits wieder psychiatrische Nebenwirkungen auslösen kann. Relativ wenige psychiatrische Symptome werden unter VIM Stimulation erwartet [19].

8.4.2.1 Depression und Suizidalität

Despression ist die häufigste neuropsychiatrische Erkrankung bei Parkinson-Patienten mit einer Prävalenz von bis zu 40 % [27] und hat erheblichen Einfluss auf die Lebensqualität der Patienten [28]. Viele Parkinson-Patienten, die für eine THS infrage kommen, haben zum Zeitpunkt der Indikationsstellung depressive Symptome oder hatten in der Vergangenheit bereits eine depressive Episode. Im Hinblick auf die THS ist zudem hervorzuheben, dass bei Parkinson-Patienten mit STN-THS insbesondere in den ersten 4 Jahren nach der Operation ein erhöhtes Suizidrisiko festgestellt wurde [29]. Aus diesem Grund ist eine schwere Depression mit oder ohne Suizidalität eine absolute Kontraindikation für eine THS. Da Suizidalität postoperativ auch unabhängig von einer vorbestehenden Depression entstehen kann, sind regelmäßige Nachfragen zu Suizidalität, wie sie z. B. in der EARLYSTIM Studie durchgeführt wurden, möglicherweise eine sinnvolle vorbeugende Maßnahme, um der postoperativ erhöhten Suizidalität entgegenzuwirken [9].

8.4.2.2 Apathie

Apathie als Zustand von Antriebs- und Motivationslosigkeit spielt vor allem aber nicht ausschließlich bei Parkinson-Patients, die eine STN-THS erhalten sollen, eine wichtige Rolle [30–32]. Nicht nur, dass Apathie unter THS zunehmen kann, sie führt auch dazu, dass Patienten, die rein objektiv ein sehr gutes postoperatives motorisches Ansprechen haben, diese Verbesserung nicht in Zusammenhang mit einer Verbesserung ihrer subjektiven Lebensqualität sehen. Im Gegenteil sogar, postoperative Apathie kann dazu führen, dass positive Effekte auf die Lebensqualität neutralisiert werden [32]. Ebenso hat sich gezeigt, dass höhere präoperative Apathie subjektive Unzufriedenheit mit der THS vorhersagt [30, 31]. Aus diesen Gründen ist es von Nöten das präoperative Apathie-Level zu messen, sowohl in der Exploration als auch mit standardisierten Fragebögen, und gegebenenfalls schon präoperativ angemessen zu therapieren. Apathie per se ist keine Kontraindikation für eine THS, muss aber im Hinblick auf die Lebensqualität der Patienten sorgfältig untersucht werden.

8.4.2.3 Hypomanie und Impulsivität

Besonders unter dopaminerger Therapie werden Impulskontrollstörungen und hypomane Zustände bei Parkinson-Patients beobachtet [33–35], die unter THS aufgrund der reduzierten dopaminergen Medikation zurückgehen können. Allerdings kann auch die Stimulation selbst einen vorübergehenden hypomanen Zustand oder gar Impulskontrollstörungen auslösen [36, 37] (s. Kap. 15). Häufig ist eine Vorhersage, ob präoperativ bestehende Impulskontrollstörungen oder hypomane Zustände postoperativ zurückgehen, gleichbleiben oder zunehmen, sehr schwierig [38, 39]. Hier ist es wichtig Patienten und Angehörige über diese Symptome, besonders im Hinblick auf die kritische Phase in den ersten Wochen bis Monaten nach der Operation, aufzuklären und bei Bedarf professionelle Hilfe anzubieten.

8.5 Patientenerwartungen und Aufklärung

Eine besondere Rolle kommt im Rahmen der präoperativen Untersuchung der Aufklärung von Patienten und ihren Angehörigen in Bezug auf angemessene Erwartungen zu [30]. Es muss deutlich gemacht werden, welche Symptome sich tatsächlich unter THS verbessern und welche nicht. Bei Parkinson-Patients die eine STN-THS erhalten sollen, sollte den Patienten und ihren Angehörigen vor der Operation erklärt werden, dass sich axiale Symptome, wie z. B. Gang, Haltung und Sprache, kognitive Beschwerden und psychische Probleme durch die THS wahrscheinlich nicht im gleichen Maße wie Rigor, Akinese oder Tremor im Bereich der Extremitäten verändern werden. Jeder Patient muss auch darüber aufgeklärt werden, dass sich einige Symptome nach der THS auch verschlechtern oder neue Beschwerden hinzukommen können. Auch der Hinweis, dass die THS einen rein symptomatischen und keinen kurativen Therapieansatz darstellt, ist vor der Operation explizit zu erwähnen. Ebenso hat es sich als sinnvoll herausgestellt, dass die Aufklärung falls möglich immer im Beisein mindestens eines Angehörigen durchgeführt wird. Besonders die ersten Wochen und Monate nach der Operation sind mintunter von vielen Veränderungen im Alltag des Patienten und seiner Angehörigen gekennzeichnet. Die Stimulation muss eingestellt und angepasst, die Medikamente angemessen reduziert, Stimmung und Kognition regelmäßig kontrolliert werden. Angehörige, die darum wissen, dass sich Patienten in den ersten Wochen und Monaten nach der OP anders verhalten oder eine Apathie entwickeln könnten, haben es in der Regel leichter mit den Veränderungen umzugehen [40, 41]. Manche Angehörige berichten sogar, dass sich unter der THS die Persönlichkeit des Patienten verändert habe [42]. Auch im Hinblick auf die Einbindung des Patienten in sein psychosoziales Umfeld ist die Beteiligung von Familie und anderen Angehörigen von Bedeutung. Daher ist die Aufklärung und Begleitung durch ein interdisziplinäres Team der beste Weg über Sorgen und Ängste zu reden sowie die Chancen und Risiken im individuellen Fall gemeinsam mit Patienten und Angehörigen abzuwägen [31, 43].

8.6 Interdisziplinäre THS-Konferenz

Die Befunde der Indikationsprüfung sollten im Rahmen einer interdisziplinären THS-Konferenz in Anwesenheit des Patienten und idealerweise auch seiner Angehörigen besprochen werden (Abb. 8.1). Hierbei sollten alle Fachabteilungen anwesend sein, die an der Indikationsprüfung beteiligt waren (Neurologie, Stereotaxie/Neurochirurgie, Psychiatrie, Neuropsychologie, Logopädie). In diesem Forum hat der Patient dann noch einmal abschließend die Gelegenheit, seine aktuellen Beschwerden zu erläutern und insbesondere auch seine Erwartungen an die THS zu

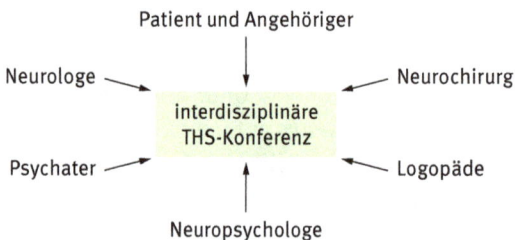

Abb. 8.1: Interdisziplinäre THS-Konferenz. An der THS-Konferenz nehmen Mitarbeiter verschiedener Berufsgruppen teil, die zusammen die Indikation zur Implantation diskutieren. Nur durch den interdisziplinären Austausch und die Berücksichtigung der Wünsche und Erwartungen des Patienten und ggf. seines Lebenspartners ist eine Entscheidung bezüglich der THS zu fällen.

formulieren. Der Angehörige kann dabei die Angaben des Patienten aus Sicht eines Außenstehenden ergänzen. Es sollte dann anhand der vorliegenden Befunde aus den unterschiedlichen Disziplinen und den Erwartungen des Patienten und seines Angehörigen die Indikation zur THS entsprechend gestellt oder abgelehnt werden. Ebenso sollte über den genauen anatomischen Zielpunkt und das zu verwendende THS-System beraten und abgewogen werden. Bei der THS beim IPS kommen insgesamt drei Zielpunkte (STN, GPI und VIM) in Frage, die jeweils am individuellen Fall diskutiert werden müssen. In den Fällen, wo z. B. der psychiatrische Zustand des Patienten eine Operation zum aktuellen Zeitpunkt nicht zulässt, sollte nach stattgehabter Stabilisierung des psychiatrischen Zustands eine Re-Evaluation erfolgen. Das Ergebnis der THS Konferenz sollte schriftlich festgehalten werden. Über die OP-bedingten Risiken und die Wahl des geeigneten THS-Systems sollte der Patient in einer separaten Sitzung vom Operateur aufgeklärt werden.

Referenzen

[1] Fahn S, Elton RL, Committee UD. Unified Parkinson's Disease Rating Scale. In: Fahn S, Marsden CD, Calne D, Goldstein M, editors. Recent developments in Parkinson's disease. Floral Park, NY: MacMillan Healthcare Information; 1987. p. 153–63.

[2] Burke RE, Fahn S, Marsden CD, Bressman SB, Moskowitz C, Friedman J. Validity and reliability of a rating scale for the primary torsion dystonias. Neurology. 1985;35(1):73–7.

[3] Fahn S, Tolosa E, Martin C. Clinical rating scale for tremor. In: Jankovic J, Tolosa E, editors. Parkinson's Disease and Movement Disorders. Baltimore-Munich: Urban and Schwarzenberg; 1988. p. 225–34.

[4] Charles PD, Van Blercom N, Krack P, Lee SL, Xie J, Besson G, et al. Predictors of effective bilateral subthalamic nucleus stimulation for PD. Neurology. 2002;59(6):932–4.

[5] Deuschl G, Schade-Brittinger C, Krack P, Volkmann J, Schafer H, Botzel K, et al. A randomized trial of deep-brain stimulation for Parkinson's disease. The New England journal of medicine. 2006;355(9):896–908.

[6] Okun MS, Gallo BV, Mandybur G, Jagid J, Foote KD, Revilla FJ, et al. Subthalamic deep brain stimulation with a constant-current device in Parkinson's disease: an open-label randomised controlled trial. The Lancet Neurology. 2012;11(2):140–9.

[7] Weaver FM, Follett K, Stern M, Hur K, Harris C, Marks WJ, Jr., et al. Bilateral deep brain stimulation vs best medical therapy for patients with advanced Parkinson disease: a randomized controlled trial. Jama. 2009;301(1):63–73.

[8] Williams A, Gill S, Varma T, Jenkinson C, Quinn N, Mitchell R, et al. Deep brain stimulation plus best medical therapy versus best medical therapy alone for advanced Parkinson's disease (PD SURG trial): a randomised, open-label trial. The Lancet Neurology. 2010;9(6):581–91.

[9] Schuepbach WM, Rau J, Knudsen K, Volkmann J, Krack P, Timmermann L, et al. Neurostimulation for Parkinson's disease with early motor complications. The New England journal of medicine. 2013;368(7):610–22.

[10] Deuschl G, Oertel W, Reichmann H. Extrapyramidale Störungen: Idiopathisches Parkinson-Syndrom 2016 Available from: http://www.dgn.org/images/red_leitlinien/LL_2016/PDFs_Download/030010_LL_langfassung_ips_2016.pdf.

[11] Volkmann J. Extrapyramidale Störungen: Dystonie. In: Diener HC, Putzki N, (DGN) DGfN, editors. Leitlinien für Diagnostik und Therapie in der Neurologie. Stuttgart: Thieme; 2012.

[12] Kupsch A, Benecke R, Muller J, Trottenberg T, Schneider GH, Poewe W, et al. Pallidal deep-brain stimulation in primary generalized or segmental dystonia. The New England journal of medicine. 2006;355(19):1978–90.

[13] Vidailhet M, Vercueil L, Houeto JL, Krystkowiak P, Benabid AL, Cornu P, et al. Bilateral deep-brain stimulation of the globus pallidus in primary generalized dystonia. The New England journal of medicine. 2005;352(5):459–67.

[14] Vidailhet M, Vercueil L, Houeto JL, Krystkowiak P, Lagrange C, Yelnik J, et al. Bilateral, pallidal, deep-brain stimulation in primary generalised dystonia: a prospective 3 year follow-up study. The Lancet Neurology. 2007;6(3):223–9.

[15] Isaias IU, Alterman RL, Tagliati M. Deep brain stimulation for primary generalized dystonia: long-term outcomes. Archives of neurology. 2009;66(4):465–70.

[16] Isaias IU, Volkmann J, Kupsch A, Burgunder JM, Ostrem JL, Alterman RL, et al. Factors predicting protracted improvement after pallidal DBS for primary dystonia: the role of age and disease duration. Journal of neurology. 2011;258(8):1469–76.

[17] Schuurman PR, Bosch DA, Bossuyt PM, Bonsel GJ, van Someren EJ, de Bie RM, et al. A comparison of continuous thalamic stimulation and thalamotomy for suppression of severe tremor. The New England journal of medicine. 2000;342(7):461–8.

[18] Mattis S. Mental status examination for organic mental syndrome in the elderly patient. In: Bellak L, Karasu T, editors. Geratric Psychiatry. New York: Grune and Stratton; 1976. p. 77–121.

[19] Pollak P. Deep brain stimulation for Parkinson's disease – patient selection. Handbook of clinical neurology. 2013;116:97–105.

[20] Mikos A, Pavon J, Bowers D, Foote KD, Resnick AS, Fernandez HH, et al. Factors related to extended hospital stays following deep brain stimulation for Parkinson's disease. Parkinsonism & related disorders. 2010;16(5):324–8.

[21] Litvan I, Goldman JG, Troster AI, Schmand BA, Weintraub D, Petersen RC, et al. Diagnostic criteria for mild cognitive impairment in Parkinson's disease: Movement Disorder Society Task Force guidelines. Mov Disord. 2012;27(3):349–56.

[22] Krack P, Batir A, Van Blercom N, Chabardes S, Fraix V, Ardouin C, et al. Five-year follow-up of bilateral stimulation of the subthalamic nucleus in advanced Parkinson's disease. The New England journal of medicine. 2003;349(20):1925–34.

[23] Witt K, Daniels C, Krack P, Volkmann J, Pinsker MO, Kloss M, et al. Negative impact of borderline global cognitive scores on quality of life after subthalamic nucleus stimulation in Parkinson's disease. Journal of the neurological sciences. 2011;310(1–2):261–6.

[24] Follett KA, Weaver FM, Stern M, Hur K, Harris CL, Luo P, et al. Pallidal versus subthalamic deep-brain stimulation for Parkinson's disease. The New England journal of medicine. 2010;362(22):2077–91.

[25] Okun MS, Fernandez HH, Wu SS, Kirsch-Darrow L, Bowers D, Bova F, et al. Cognition and mood in Parkinson's disease in subthalamic nucleus versus globus pallidus interna deep brain stimulation: the COMPARE trial. Annals of neurology. 2009;65(5):586–95.

[26] Houeto JL, Mesnage V, Mallet L, Pillon B, Gargiulo M, du Moncel ST, et al. Behavioural disorders, Parkinson's disease and subthalamic stimulation. Journal of neurology, neurosurgery, and psychiatry. 2002;72(6):701–7.

[27] Reijnders JS, Ehrt U, Weber WE, Aarsland D, Leentjens AF. A systematic review of prevalence studies of depression in Parkinson's disease. Mov Disord. 2008;23(2):183–9; quiz 313.

[28] Schrag A. Quality of life and depression in Parkinson's disease. Journal of the neurological sciences. 2006;248(1–2):151–7.

[29] Voon V, Krack P, Lang AE, Lozano AM, Dujardin K, Schupbach M, et al. A multicentre study on suicide outcomes following subthalamic stimulation for Parkinson's disease. Brain : a journal of neurology. 2008;131(Pt 10):2720–8.

[30] Maier F, Lewis CJ, Horstkoetter N, Eggers C, Kalbe E, Maarouf M, et al. Patients' expectations of deep brain stimulation, and subjective perceived outcome related to clinical measures in Parkinson's disease: a mixed-method approach. Journal of neurology, neurosurgery, and psychiatry. 2013;84(11):1273–81.

[31] Maier F, Lewis CJ, Horstkoetter N, Eggers C, Dembek TA, Visser-Vandewalle V, et al. Subjective perceived outcome of subthalamic deep brain stimulation in Parkinson's disease one year after surgery. Parkinsonism & related disorders. 2016;24:41–7.

[32] Martinez-Fernandez R, Pelissier P, Quesada JL, Klinger H, Lhommee E, Schmitt E, et al. Postoperative apathy can neutralise benefits in quality of life after subthalamic stimulation for Parkinson's disease. Journal of neurology, neurosurgery, and psychiatry. 2016;87(3):311–8.

[33] Maier F, Merkl J, Ellereit AL, Lewis CJ, Eggers C, Pedrosa DJ, et al. Hypomania and mania related to dopamine replacement therapy in Parkinson's disease. Parkinsonism & related disorders. 2014;20(4):421–7.

[34] Voon V, Thomsen T, Miyasaki JM, de Souza M, Shafro A, Fox SH, et al. Factors associated with dopaminergic drug-related pathological gambling in Parkinson disease. Archives of neurology. 2007;64(2):212–6.

[35] Weintraub D, Nirenberg MJ. Impulse control and related disorders in Parkinson's disease. Neuro-degenerative diseases. 2013;11(2):63–71.

[36] Smeding HM, Goudriaan AE, Foncke EM, Schuurman PR, Speelman JD, Schmand B. Pathological gambling after bilateral subthalamic nucleus stimulation in Parkinson disease. Journal of neurology, neurosurgery, and psychiatry. 2007;78(5):517–9.

[37] Mallet L, Schupbach M, N'Diaye K, Remy P, Bardinet E, Czernecki V, et al. Stimulation of subterritories of the subthalamic nucleus reveals its role in the integration of the emotional and motor aspects of behavior. Proceedings of the National Academy of Sciences of the United States of America. 2007;104(25):10661–6.

[38] Lim SY, O'Sullivan SS, Kotschet K, Gallagher DA, Lacey C, Lawrence AD, et al. Dopamine dysregulation syndrome, impulse control disorders and punding after deep brain stimulation surgery for Parkinson's disease. Journal of clinical neuroscience : official journal of the Neurosurgical Society of Australasia. 2009;16(9):1148–52.

[39] Voon V, Howell NA, Krack P. Psychiatric considerations in deep brain stimulation for Parkinson's disease. Handbook of clinical neurology. 2013;116:147–54.

[40] Lewis CJ, Maier F, Horstkotter N, Eggers C, Visser-Vandewalle V, Moro E, et al. The impact of subthalamic deep brain stimulation on caregivers of Parkinson's disease patients: an exploratory study. Journal of neurology. 2015;262(2):337–45.

[41] Lewis CJ, Maier F, Eggers C, Pelzer EA, Maarouf M, Moro E, et al. Parkinson's disease patients with subthalamic stimulation and carers judge quality of life differently. Parkinsonism & related disorders. 2014;20(5):514–9.

[42] Lewis CJ, Maier F, Horstkotter N, Zywczok A, Witt K, Eggers C, et al. Subjectively perceived personality and mood changes associated with subthalamic stimulation in patients with Parkinson's disease. Psychological medicine. 2015;45(1):73–85.

[43] Higuchi MA, Martinez-Ramirez D, Morita H, Topiol D, Bowers D, Ward H, et al. Interdisciplinary Parkinson's Disease Deep Brain Stimulation Screening and the Relationship to Unintended Hospitalizations and Quality of Life. PloS one. 2016;11(5):e0153785.

E Elektrophysiologie – intraoperatives Monitoring

F. Jung
9 Grundlagen

Die intraoperative Elektrophysiologie, also die Ableitung der Aktivität einzelner Neurone mit Hilfe von Mikroelektroden (engl. Microelectrode-Recording [MER]), gehört in den meisten deutschen Kliniken bei der Implantation von Elektroden zur Tiefen Hirnstimulation (THS) zum operativen Standardprotokoll. Die Methode wurde erstmals 1963 von Denise Albe-Fessard verwendet [1] und dient heute in erster Linie einer Verbesserung der Elektrodenpositionierung. Zusätzlich können so auch wichtige Informationen über die pathophysiologische Aktivität der Basalganglien und des Thalamus im Menschen gewonnen werden.

Für intraoperative Ableitungen werden ein oder mehrere Mikro-Makro-Elektroden (s. Kap. 10) in 0,5- bis 1-mm-Schritten entlang geplanter Trajekte (s. Kap. 12) bis zum Zielpunkt vorgeschoben und dabei die Areale, die passiert werden, elektrophysiologisch charakterisiert. Wichtige Merkmale, die bei der Beurteilung der Hirnareale eine Rolle spielen, sind beispielsweise die Feuer-Rate der abgeleiteten Neurone, deren spezielle Entladungsmuster (s. Kap. 9.5) sowie charakteristische Formen von Aktionspotentialen, aber auch die generelle Hintergrundaktivität.

Zunächst sollen in diesem Kapitel die zellulären Prozesse genauer beschrieben werden, die zur Entstehung der elektrophysiologisch messbaren Einzelzellaktivität und den lokalen Feldpotentialen (LFPs) beitragen. Abschließend wird die Bedeutung von oszillatorischer Aktivität von Neuronen diskutieren.

9.1 Ruhemembranpotential

Das Ruhemembranpotential von Neuronen wurde erstmals am Riesenaxon des Tintenfischs detailliert untersucht [2]. Gemessen als die Spannungsdifferenz zwischen dem Intra- und Extrazellularraum, liegt es bei ca. −65 mV. Für die Entstehung des Ruhemembranpotentials sind drei Dinge von Bedeutung: 1. Die ungleiche Verteilung von geladenen Teilchen, also Ionen, über eine Membran hinweg; 2. spezielle, in die Membran eingelagerte Proteinmoleküle, die selektive Ionenkanäle bilden, sowie 3. das Vorhandensein aktiver Ionentransporter.

Die Bewegung von Ionen in einem Medium unterliegt direkt dem Einfluss zweier Gradienten: dem chemischen oder auch Konzentrationsgradienten und dem elektrischen Gradienten, auch Potentialdifferenz oder Spannungsdifferenz genannt. Jedes geladene oder ungeladene Teilchen hat die Tendenz Konzentrationsunterschiede auszugleichen und diffundiert vom Ort hoher zum Ort niedriger Konzentra-

https://doi.org/10.1515/9783110459715-009

tion. Zusätzlich wird das Verhalten von Ionen aber auch durch Potentialdifferenzen beeinflusst, d. h. sie verteilen sich so lange bis elektrische Neutralität vorliegt. In Neuronen hindert eine semipermeable Membran die meisten Ionen Konzentrationsunterschiede zwischen Intra- und Extrazellulärraum auszugleichen.

Innerhalb von Nervenzellen befinden sich negativ geladene Ionen, die schon aufgrund ihrer physikalischen Größe die Zellmembran nicht durchqueren können. So sind beispielsweise viele Proteine negativ geladen. Kalium kann passiv, theoretisch ungehindert durch Ionenkanäle vom Ort der hohen Konzentration, also dem Zellinneren, nach außen diffundieren. Dem Netto-Ausstrom von Kalium (K^+)-Ionen wirkt allerdings schnell eine elektrische Potentialdifferenz entgegen: das Zellinnere ist stark negativ geladen und hindert positiv geladene K^+-Ionen am weiteren Ausstrom. Im Ruhezustand ist die Zellmembran auch für Chlorid-Ionen relativ gut durchlässig, so dass aufgrund der negativen Ladung innerhalb der Zelle auch Chlorid-Ionen entgegen ihres Konzentrationsgradienten aus der Zelle heraus getrieben werden. In der Zelle befinden sich 35-mal mehr K^+-Ionen als außerhalb, wohingegen außerhalb der Zelle die Konzentration an Natrium-Ionen (Na^+) 20-mal größer ist als innen. Na^+-Ionen können die Membran im Ruhezustand kaum passieren. Von außen strömen aber dennoch Na^+-Ionen als sogenannte „Leckströme" in die Zelle und treiben so K^+ durch eine Positivierung des Zellinneren nach außen. Dieser Vorgang würde irgendwann zum Zusammenbruch des Ruhemembranpotentials führen. Der Konzentrationsunterschied von Natrium und Kalium wird auf Dauer durch aktive Ionentransporter, sogenannte Na^+/K^+-Pumpen, aufrechterhalten. Diese Transmembranproteine transportieren unter ATP-Verbrauch zwei K^+-Ionen in die Zelle und im Gegenzug 3 Na^+-Ionen aus der Zelle heraus.

Zusammenfassend ist zu sagen, dass Neurone im Ruhezustand im Zellinneren mehr negative Ladung aufweisen als außerhalb und diese Spannungsdifferenz auch durch aktiven Ionentransport aufrechterhalten wird.

9.2 Generierung von Aktionspotentialen

Die Dendriten von Nervenzellen nehmen Reize anderer Zellen auf und leiten diese über den Zellkörper bis zum Axonhügel weiter. Der Axonhügel ist der Ort der Summierung von Potentialen. Wird hier ein bestimmter Schwellenwert überschritten, so wird in der Regel nach dem „Alles-Oder-Nichts-Gesetz" ein Aktionspotential (AP) gebildet. Nach dem Überschreiten der Schwelle wird ein AP generiert, welches eine konstante Amplitude aufweist, die unabhängig vom summierten Potential ist.

Wird ein Neuron aktiviert, so öffnen sich spannungsgesteuerte Ionenkanäle am Axonhügel durch welche es zum Einstrom von Na^+-Ionen kommt. Dies bewirkt die Depolarisation, also die Positivierung des Zellinneren. Der Einstrom von positiv geladenen Ionen in die Zelle führt außerhalb der Zelle zu einer „elektrischen Senke" (engl. „Sink") [3]. Daraus resultiert, dass auch im Extrazellulärraum Ionen als sogenannte „passive" Ströme von einer Quelle entlang des Neurons hin zur Senke fließen, um elektrische Neutralität zu erreichen. Zeitverzögert öffnen dann spannungsgesteuerte K^+-Kanäle, durch welche K^+ aus der Zelle strömt. Durch den Einstrom positiver Ladung in Form von Na^+-Ionen ist die elektrochemische Kraft, die K^+ am Ausstrom hinderte nicht mehr vorhanden. Kalium wird aus der Zelle getrieben und kann sich entlang seines Konzentrationsgradienten verteilen. Der Zeitpunkt des K^+-Ausstroms ist der Beginn der Repolarisation der Zelle.

Nach der Generierung eines Aktionspotentials schließen zuerst die Na^+-Kanäle und K^+ strömt weiter aus. Dadurch wird die positive Ladung in der Zelle reduziert und die Spannung über der Membran nimmt wieder ab. Die Zelle ist kurzzeitig hyperpolarisiert, das heißt sie erreicht ein negativeres Potential als das Ruhepotential. Direkt nach einem Aktionspotential kann die Zelle nicht mehr erregt werden, da sich die Natriumkanäle in der absoluten Refraktärzeit befinden und nicht geöffnet werden können. In der relativen Refraktärzeit können sie geöffnet werden, es ist aber ein deutlich größerer Reiz dafür von Nöten.

Adaptation, die Abnahme der Feuerrate von Neuronen nach wiederholter Aktivierung, wird zellulär hauptsächlich durch Nachhyperpolarisationen reguliert. Muskarinische Acetylcholinrezeptoren steuern Kaliumströme, welche sowohl calciumabhängig als auch spannungsunabhängig sind [4]. Durch hyperpolarisierende Kaliumströme wird die Frequenz reduziert, mit der Aktionspotentiale generiert werden können [5]. Die Aktivierung von muskarinischen Rezeptoren reduziert die langsamen hyperpolarisierenden Ströme nach einem Aktionspotential und führt so zu einer schnelleren Frequenz der Aktionspotentialgenerierung [6].

9.3 Fortleitung von Aktionspotentialen

Bei allen Wirbeltieren sind die meisten Axone elektrisch mit sogenannten „Myelinscheiden" isoliert. Dabei handelt es sich um eine Lipidschicht, die die Axone spiralförmig umwickelt und von Gliazellen gebildet wird. Diese Isolierung führt zu einer Erniedrigung der Membrankapazität und ermöglicht eine „saltatorische" Erregungsleitung. Das bedeutet, dass nur an den Stellen, an denen die Myelinscheiden nicht vorhanden sind, die auch als „Ranviersche Schnürringe" bezeichnet werden, ein Aktionspotential gebildet werden kann. So werden Aktionspotentiale um ein vielfaches schneller fortgeleitet als in unisolierten Axonen. An den Ranvierschen Schnürringen befinden sich spannungsabhängige Natriumkanäle sowie Na^+/K^+-Pumpen und ermöglichen so eine Depolarisation der Membran. Unisolierte Membranstellen liegen zwischen 0,2 und 1,5 mm entfernt, also nah genug beieinander, so dass die Generierung eines Aktionspotentials am benachbarten Schnürring noch eine Depolarisation auslösen kann.

9.4 Extrazelluläre Messung von Aktionspotentialen

Bei der elektrischen Aktivierung von Neuronen kommt es zu charakteristischen Ladungsverschiebungen von 1–2 ms Dauer, die in Form von extrazellulären Potentialfeldern mit Mikroelektroden, die nahe der Zelle platziert sind, gemessen werden können.

Durch den Einstrom positiver Ladung in das Neuron entsteht außerhalb der Zelle eine Stromsenke (engl. „Sink"), die einen Ionenstrom auslöst, um die Senke auszugleichen und so elektrische Neutralität zu erreichen. Am Ort der Stromsenke misst eine extrazellulär platzierte Elektrode eine negative Spannung im Vergleich zu einer indifferenten Elektrode. In Abhängigkeit von Lokalisation und Distanz der Senke relativ zur Stromquelle resultiert entlang des Neurons ein elektrischer Dipol [3]. Die negative Phase des extrazellulär gemessenen Potentials am Ort der Stromsenke koinzidiert mit der Depolarisation des Aktionspotentials, also einer Positivierung, die mit einer intrazellulär platzierten Elektrode detektiert werden kann. Dementsprechend wird extrazellulär eine positive Spannung gemessen, wenn intrazellulär die Repolarisation stattfindet. Die Amplitude des messbaren Potentials ist von vielen Faktoren wie dem Durchmesser des Somas der Neurone, der Distanz zwischen Zelle und Mikroelektroden, aber auch vom elektrischen Widerstand der Elektrode abhängig (s. Kap. 10).

Die Amplitude nimmt mit der Entfernung der Elektrode exponentiell ab, wobei ab einer Entfernung der Elektrode von ca. 80 µm nur noch Rauschen gemessen werden kann [7].

Wird Einzelzellaktivität im Tierexperiment oder in einem intraoperativen Setting mit extrazellulär platzierten Elektroden gemessen, so bezeichnet man die Signalkomponenten mit einer Frequenz > 500 Hz meist als „Spikes".

9.5 Spezielle Feuermuster

Spezielle Muster der Generierung von Aktionspotentialen sollen zunächst am Beispiel des Kortex beschrieben werden, da sie hier am umfassendsten untersucht wurden. Als starke Vereinfachung lassen sich kortikale Neurone anhand ihrer elektrophysiologischen Eigenschaften in vier Klassen einteilen. Diese Einteilung ist zunächst für didaktische Zwecke sinnvoll, beschreibt aber nicht im Mindesten die neuronale Vielfalt, wie sie in der Natur vorkommt [8].

Schnell-feuernde Neurone, auch „fast spiking neurons" genannt, weisen schmale Aktionspotentiale sowie eine hohe spontane Feuerrate auf und zeigen keine Frequenzadaptation. Es handelt sich meist um inhibitorische Interneurone, die wenig bis gar nicht sternförmig sind und nicht-pyramidal [9].

Die zweite Klasse, zu denen die meisten kortikalen Neurone gehören, besitzt eine niedrige Feuerrate mit breiten Aktionspotentialen, aber niedrigeren Schwellen für spontane Aktivität. Diese werden als regulär-feuernde („regular spiking") Neurone bezeichnet [10]. Sie adaptieren entweder schnell oder langsam, um Depolarisationen aufrecht zu halten und gehören meist zu den Pyramidenneuronen oder Sternzellen [8]. Darüber hinaus ist das Feuern von Aktionspotentialen in Salven, sogenanntes „Bursting", gefolgt von ruhigen Phasen ohne Aktionspotentialgenerierung, eine charakteristische Eigenschaft kortikaler Neurone. Kortikale Neurone bursten entweder durch intrinsische Eigenschaften oder input-getrieben. Bei der dritten Klasse handelt es sich um intrinsisch-burstende Neurone (intrinsically bursting = IB), die Cluster von Aktionspotentialen generieren, welche von Hyperpolarisationen und dann stillen Phasen gefolgt sind. Sie kommen in den mittleren Schichten des Kortex vor [11] und können teilweise auch rhythmische Bursts generieren [12]. Die vierte Klasse bilden schnell-rhythmisch burstende Neurone („fast-rhythmic bursting"), diese generieren hohe Aktionspotentialfrequenzen (300–600 Hz) in schnell wiederkehrenden Clustern (Frequenz 30–50 Hz).

Intrinsisch burstende Zellen können weiter in vier Subklassen unterteilt werden [13]. So sind beispielsweise spezielle burst-generierende Neurone beschrieben, die als „chattering cells" – also „plappernde Zellen" – bezeichnet werden [13–15]. Diese produzieren rhythmisch Bursts mit hohen Intraburst-Frequenzen und sehr kurzen Aktionspotentialen als Antwort auf depolarisierende Ströme und sensorische Stimulation [13]. Diese Eigenschaft wurde zum Beispiel bei Pyramidenzellen im visuellen Kortex in den Layern II und III gefunden. Mit einer Kombination von anatomischen und elektrophysiologischen Methoden wurden 5 Klassen von Interneuronen gefunden, welche 3 Typen und einige Untertypen von Aktionspotentialtimings aufweisen.

Die Zuordnung kortikaler Neurone zu immer feiner unterteilten Subgruppen anhand ihrer elektrophysiologischen Eigenschaften kann aufgrund der vielfältigen morphologischen Diversität unendlich weitergeführt werden. Eine grundlegende Frage, die M. Steriade in seinem Review von 2004 stellt, ist, wie und ob die immer detailliertere Neuronen-Klassifizierung zum Verständnis der physiologischen und pathologischen Funktion von Neuronen beitragen kann [8]. Darüber hinaus ist zu bemerken, dass jeder genannte Zelltyp sein „charakteristisches Feuermuster" als Antwort auf eine Veränderung des Membranpotentials oder aufgrund eines geänderten Verhaltenszustandes anpassen kann, so dass nie von einer einzigartigen Physiologie gesprochen werden kann [8].

9.6 Lokale Feldpotentiale

Aktionspotentiale, welche am Axon des Neurons entlang geleitet werden und schlussendlich an der Synapse ankommen, führen zu einer Freisetzung von Neurotransmittern aus der präsynaptischen Endigung. An der postsynaptischen Membran löst die Bindung eines Transmitters an seinen Rezeptor eine langanhaltende

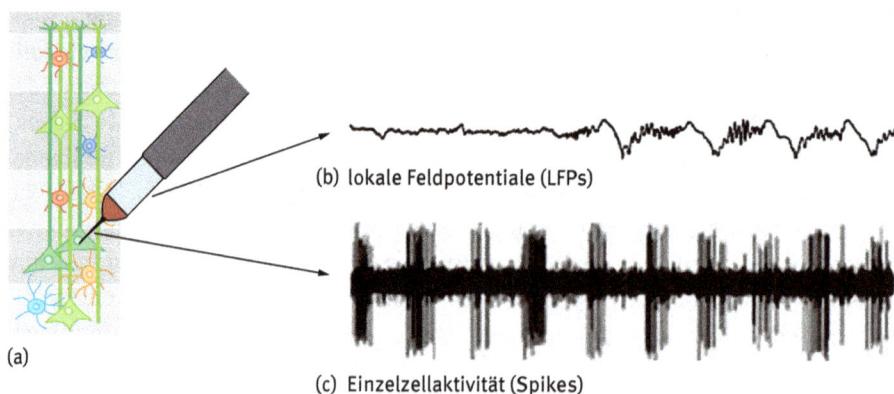

(b) lokale Feldpotentiale (LFPs)

(a)

(c) Einzelzellaktivität (Spikes)

Abb. 9.1: Aufbau kortikaler Schichten und Ableitung von lokalen Feldpotentialen (LFP) an der Oberfläche (a) oder in der Tiefe des Kortex (b) sowie intrazelluläre Ableitung von Einzelzellaktivität in Form von Spikes (c).

Depolarisation (exzitatorisches postsynaptisches Potential) oder eine Hyperpolarisation (inhibitorisches postsynaptisches Potential) aus, je nachdem welcher Neurotransmitter ausgeschüttet wurde. Postsynaptische Potentiale weisen relativ lange Zeitkonstanten im Bereich von 10 bis 100 ms auf, so dass sich diese Potentiale leicht summieren und überlagern können [17].

Als LFPs werden die extrazellulär gemessenen summierten Potentiale bezeichnet, die von lokalen Neuronenpopulationen generiert werden. Sie repräsentieren also den „Input" in Neurone [18]. Mit Hilfe von lokalen Feldpotentialen (LFPs) können integrative synaptische Prozesse gemessen werden, die mit der Ableitung von Einzelzellaktivität nicht untersucht werden können [19]. Entscheidend für den Beitrag jedes einzelnen exzitatorischen oder inhibitorischen Potentials zum gesamten LFP ist der Ort der Generierung relativ zur Elektrode.

In der Praxis werden die abgeleiteten Signale Tiefpass-gefiltert, so dass nach der Filterung nur noch langsame Spannungsveränderungen (< 500 Hz) erhalten bleiben. Schnelle Spannungsänderungen, welche durch Aktionspotentiale ausgelöst werden, sind in LFPs nicht mehr vorhanden. So handelt es sich um die Summe der Aktivität aller Neurone in der Nähe der Elektrode.

In vielen Studien wurden bereits LFPs gemessen, um kortikale Netzwerkmechanismen zu untersuchen, die in die sensorische Verarbeitung [20, 21], motorische Planung [22, 23] sowie in höhere kognitive Prozesse inklusive Aufmerksamkeit, Gedächtnis und Perzeption [24–26] involviert sind.

Innerhalb des Feldes der Bewegungsstörungen und der THS spielen LFPs eine besondere Rolle. Einerseits können sie als Biomarker für die Identifikation pathologischer Aktivität genutzt werden, andererseits kann die Ableitung von LFPs dazu verwendet werden, die Elektrodenpositionierung bei der THS zu verbessern (s. Kap. 12.1). Darüber hinaus wird vermehrt daran gearbeitet, LFPs für ein „closed loop"-Stimulationssystem zu verwenden (s. Kap. 12).

9.7 Neuronale Oszillationen

Als neuronale Oszillationen werden allgemein periodische Veränderungen in Ableitungen elektrophysiologischer Aktivität bezeichnet [18]. Die Entstehung von Oszillationen und deren spezifische Frequenzen sind abhängig von zellulären Schrittmachern (engl. Pacemaker) und den intrinsischen Eigenschaften neuronaler Netzwerke [26]. Neuronale Oszillationen können in einem Frequenzbereich von ungefähr 0,05 bis 500 Hz auftreten [28]. Generell ist beschrieben, dass hoch-frequente Oszillationen von einer kleineren Anzahl Neurone und sehr lokal generiert werden, wohingegen niedrig-frequente Schwingungen tendenziell von größeren Neuronenpopulationen erzeugt werden [18].

Gemeinsame Aktivität, d. h. lokale Synchronizität innerhalb einer Neuronenpopulation kann auf zwei Wegen erreicht werden [29]:

a) Ein gemeinsamer Input: Dieser kann sich entweder direkt im abgeleiteten Areal befinden (lokaler Schrittmacher) oder auch außerhalb dieses (entfernter Schrittmacher). Weit entfernte Schrittmacher wurden zum Beispiel im Thalamus gefunden. Dort existieren sogenannte „diffuse Projektionsneurone" in intralaminären Nuklei die einen charakteristischen Gamma-Rhythmus aufweisen [30]. Stimulation in der Gamma-Frequenz löst über die Projektionsneurone Gamma-Oszillationen im Neokortex aus.

b) Feedback-Schleifen: Diese können als Eigenschaft eines Netzwerkes aus Zellen entstehen. In diesem Fall gibt es kein Schrittmacher-Neuron. Solche selbst oszillierenden Netzwerke wurden beispielsweise für den Hippocampus und den Neokortex gefunden und sind generell abhängig von der Anwesenheit inhibitorischer Interneurone [31, 32].

Hinsichtlich der Klassifizierung von Frequenzbändern findet die gängige Nomenklatur für EEG-Messungen auch bei der Einteilung von beispielsweise LFP-Oszillationen Anwendung: das niedrigste Frequenzband von 1–3 Hz wird als „Delta" bezeichnet. Frequenzen von 4–7 Hz als „Theta"-Band. Oszillationen in einem Frequenzbereich von 8–13 Hz werden als „Alpha" bezeichnet sowie Frequenzen zwischen 14 und 30 Hz als „Beta"-Band. Im hochfrequenten Bereich unterteilt man Oszillationen in Gamma (30–80 Hz) sowie „fast" (80–200 Hz) und „ultra fast" (200–600 Hz) [17]. Innerhalb des Beta-Bandes wird in der Literatur oft noch ein niedriges (13–20 Hz) und ein höheres „Beta"-Band (21–30 Hz) separiert, wobei sich diese Einteilung vor allem durch pathologische Oszillationen begründet, die bei verschiedenen Erkrankungen gefunden wurden. Oszillationen im höheren Beta-Band werden meist als „die Beta-Aktivität des motorischen Systems" bezeichnet, da dieser Frequenzbereich der dominante in kortikomuskulären Kopplungen, d. h. Kohärenzen zwischen motorischen Arealen und Muskeln, ist [33].

Hinsichtlich der möglichen Kommunikation von zwei oder mehreren Hirnarealen beeinflusst unter anderem die Phase der neuronalen Oszillationen das Ausmaß der Kommunikation (Review: [34]). Dies ist dadurch begründet, dass die Phase den Grad der Erregbarkeit eines Neurons und den Zeitpunkt des Feuerns von Aktionspotentialen [35] modulieren kann. Korrelieren die Phasen von Oszillationen in zwei Hirnregionen vollständig, so spricht man von „Phasensynchronisierung". Phasensynchronisierung ist ein fundamentaler neuronaler Mechanismus, der die Kommunikation von Neuronen und Neuronenpopulationen faszilitiert. Neuronenverbände, die gemeinsam oszillieren und phasen-synchron aktiv sind, werden so vermutlich auch über längere Strecken funktionell vorübergehend verbunden.

Referenzen

[1] Albe Fessard D, Arfel G, Guiot G, Derome P, Dela H, Korn H, et al. [Characteristic electric activities of some cerebral structures in man]. Annales de chirurgie. 1963;17:1185–214.

[2] Hodgkin AL, Huxley AF. Action potentials recorded from inside a nerve fiber. Nature. 1939;144:710–1.

[3] Buzsáki G, Anastassiou CA, Koch C. The origin of extracellular fields and currents – EEG, ECoG, LFP and spikes. Nat Rev Neurosci. 2012;13(6):407–20.

[4] Benda J, Herz AV. A universal model for spike-frequency adaptation. Neural computation. 2003;15(11):2523–64.

[5] Faber ES, Sah P. Calcium-activated potassium channels: multiple contributions to neuronal function. The Neuroscientist. 2003;9(3):181–94.

[6] Liljenstrom H, Hasselmo ME. Cholinergic modulation of cortical oscillatory dynamics. J Neurophysiol. 1995;74(1):288–97.

[7] Cohen I, Miles R. Contributions of intrinsic and synaptic activities to the generation of neuronal discharges in in-vitro hippocampus. J Physiol. 2000;524 Pt 2:485–502.

[8] Steriade M. Neocortical cell classes are flexible entities. Nat Rev Neurosci. 2004;5(2):121–34.

[9] Connors BW, Gutnick MJ. Intrinsic firing patterns of diverse neocortical neurons. Trends Neurosci. 1990;13(3):99–104.

[10] Mountcastle VB, Talbot WH, Sakata H, Hyvarinen J. Cortical neuronal mechanisms in flutter-vibration studied in unanesthetized monkeys. Neuronal periodicity and frequency discrimination. J Neurophysiol. 1969;32(3):452–84.

[11] McCormick DA, Connors BW, Lighthall JW, Prince DA. Comparative electrophysiology of pyramidal and sparsely spiny stellate neurons of the neocortex. J Neurophysiol. 1985;54(4):782–806.

[12] Agmon A, Connors BW. Repetitive burst-firing neurons in the deep layers of mouse somatosensory cortex. Neurosci Lett. 1989;99(1–2):137–41.

[13] Gray CM, McCormick DA. Chattering cells: superficial pyramidal neurons contributing to the generation of synchronous oscillations in the visual cortex. Science. 1996;274(5284):109–13.

[14] Brumberg JC, Nowak LG, McCormick DA. Ionic mechanisms underlying repetitive high-frequency burst firing in supragranular cortical neurons. J Neurosci. 2000;20(13):4829–43.

[15] Steriade M, Timofeev I, Durmuller N, Grenier F. Dynamic properties of corticothalamic neurons and local cortical interneurons generating fast rhythmic (30–40 Hz) spike bursts. J Neurophysiol. 1998;79(1):483–90.

[16] Steriade M. Neocortical cell classes are flexible entities. Nat Rev Neurosci. 2004;5(2):121–34.

[17] Zschocke S. Klinische Elektroenzephalographie. Hansen H-C, editor. Berlin/Heidelberg: Springer-Verlag; 2012.

[18] Schnitzler A, Gross J. Normal and pathological oscillatory communication in the brain. Nat Rev Neurosci. 2005;6(4):285–96.

[19] Einevoll GT, Kayser C, Logothetis NK, Panzeri S. Modelling and analysis of local field potentials for studying the function of cortical circuits. Nat Rev Neurosci. 2013;14(11):770–85.

[20] Kandel A, Buzsaki G. Cellular-synaptic generation of sleep spindles, spike-and-wave discharges, and evoked thalamocortical responses in the neocortex of the rat. J Neurosci. 1997;17(17):6783–97.

[21] Henrie JA, Shapley R. LFP power spectra in V1 cortex: the graded effect of stimulus contrast. J Neurophysiol. 2005;94(1):479–90.

[22] Scherberger H, Jarvis MR, Andersen RA. Cortical local field potential encodes movement intentions in the posterior parietal cortex. Neuron. 2005;46(2):347–54.

[23] Roux S, Mackay WA, Riehle A. The pre-movement component of motor cortical local field potentials reflects the level of expectancy. Behav Brain Res. 2006;169(2):335–51.

[24] Pesaran B, Pezaris JS, Sahani M, Mitra PP, Andersen RA. Temporal structure in neuronal activity during working memory in macaque parietal cortex. Nat Neurosci. 2002;5(8):805–11.

[25] Kreiman G, Hung CP, Kraskov A, Quiroga RQ, Poggio T, DiCarlo JJ. Object selectivity of local field potentials and spikes in the macaque inferior temporal cortex. Neuron. 2006;49(3):433–45.

[26] Liu J, Newsome WT. Local field potential in cortical area MT: stimulus tuning and behavioral correlations. J Neurosci. 2006;26(30):7779–90.

[27] Bennett MV, Zukin RS. Electrical coupling and neuronal synchronization in the Mammalian brain. Neuron. 2004;41(4):495–511.

[28] Buzsáki G, Draguhn A. Neuronal oscillations in cortical networks. Science. 2004;304(5679):1926–9.

[29] Whittington MA, Traub RD, Kopell N, Ermentrout B, Buhl EH. Inhibition-based rhythms: experimental and mathematical observations on network dynamics. Int J Psychophysiol. 2000;38(3):315–36.

[30] Steriade M, Curro Dossi R, Contreras D. Electrophysiological properties of intralaminar thalamocortical cells discharging rhythmic (approximately 40 Hz) spike-bursts at approximately 1000 Hz during waking and rapid eye movement sleep. Neuroscience. 1993;56(1):1–9.

[31] Sik A, Penttonen M, Ylinen A, Buzsáki G. Hippocampal CA1 interneurons: an in-vivo intracellular labeling study. J Neurosci. 1995;15(10):6651–65.

[32] Whittington MA, Traub RD, Jefferys JG. Synchronized oscillations in interneuron networks driven by metabotropic glutamate receptor activation. Nature. 1995;373(6515):612–5.

[33] Brown P. Cortical drives to human muscle: the Piper and related rhythms. Prog Neurobiol. 2000;60(1):97–108.

[34] Fell J, Axmacher N. The role of phase synchronization in memory processes. Nat Rev Neurosci. 2011;12(2):105–18.

[35] Frohlich F, McCormick DA. Endogenous electric fields may guide neocortical network activity. Neuron. 2010;67(1):129–43.

E. Florin

10 Aufbau von Mikroelektroden bzw. Makroelektroden

In der klinischen Routine finden zwei Typen von Elektroden Anwendung: Zum einen reine Mikroelektroden, bei denen teilweise über einen separaten Verstärker lokale Feldpotentiale (LFPs) abgeleitet werden können und zum anderen kombinierte Mikro- und Makroelektroden. Zur elektrophysiologischen Charakterisierung der Zielgebiete werden hauptsächlich die Mikroelektroden-Ableitungen verwendet. Hingegen gewinnen Makroelektroden-Ableitungen mit den dazugehörigen LFPs in der Analyse der oszillatorischen Aktivität der Zielgebiete an Bedeutung (s. Kap. 12). Zudem wurde gezeigt, dass bei akinetisch-rigiden Parkinson-Patienten die Charakterisierung der LFPs intraoperativ helfen kann, die THS-Elektrode zu platzieren [1].

Bei reinen Mikroelektroden handelt es sich um Elektroden mit einer dünnen Spitze ($\sim 4\,\mu m - 20\,\mu m$) und einem hohen Widerstand (1–2 MΩ). Die dünne Spitze ist in der Regel aus Wolfram oder Platin-Iridium hergestellt [2], wobei letzteres in der Regel bevorzugt wird, da es eine Stimulation über die Mikroelektrode erlaubt. Stimulation ist bei Wolfram Elektroden dagegen nicht zu empfehlen, da sich ihre Impedanz dadurch verändert [3]. Einige Ableitsystem bieten die Möglichkeit, neben der Einzelzellaktivität über einen separaten Filter auch LFPs von der Mikroelektrode abzuleiten (siehe z. B. [4]). Diese Ableitungen haben den Vorteil, dass sie vom gleichen Ort stammen wie die extrazellulären Einzelzellableitungen von der Mikrospitze und damit eine kombinierte Analyse von LFPs und Einzelzellableitungen zulassen.

Eine andere Variante neben den reinen Mikroelektroden zur Ableitung von Einzelzellaktivität sowie LFPs bieten kombinierte Mikro-Makro-Elektroden. Abb. 10.1 zeigt den Aufbau einer solchen Elektrode. 1 mm oberhalb der Mikrospitze befindet sich ein Makro-Ableitring mit einem Widerstand von in etwa 1 kΩ. Es gibt allerdings auch Elektroden bei denen der Abstand zwischen Mikro- und Makroelektrode größer ist (siehe [5]). Der Makroring der gezeigten Elektrode ist mit einem Durchmesser von 800 μm deutlich dicker als die Mikrospitze. Ein Vorteil dieser kombinierten Elektroden gegenüber reinen Mikroelektroden ist, dass über den Makroring eine elektrische Teststimulation durchgeführt werden kann, welche wegen der ähnlichen Elektrodendicke vergleichbar zu der Stimulation mit der finalen THS-Elektrode ist. Diese intraoperativ durchgeführte Teststimulation (siehe Kapitel 13: Intraoperative Vorgehensweise) kann somit bereits Aufschluss über mögliche Wirkungen und Nebenwirkungen geben und zur Optimierung der Platzierung der finalen THS-Elektrode beitragen.

Bei der Interpretation von LFPs herrscht bisher Unklarheit, ob Ableitungen von der Mikrospitze oder von einem separaten Makroring vergleichbar in Bezug auf die aufgezeichneten Signale sind. Katzner und Kollegen (2009) [6] haben für Mikro-

https://doi.org/10.1515/9783110459715-010

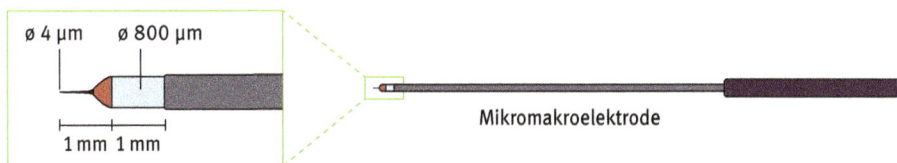

Abb. 10.1: Kombinierte Mikro-Makro-Elektrode: Bei diesem Modell befindet sich die Mikro-Spitze mit 4 µm Durchmesser 1 mm vor dem Makroring, welcher einen Durchmesser von 800 µm hat.

elektroden-LFPs gezeigt, dass diese Aktivität in einem Umkreis von bis zu 250 µm aufzeichnen. Hierbei bleibt die Frage offen, inwiefern unterschiedliche Impedanzen und Elektrodenkonfigurationen einen Einfluss auf die abgeleiteten LFPs haben. Nelson und Pouget (2010) [7] argumentieren hierzu, dass unterschiedliche Mikroelektroden-Konfigurationen keinen Einfluss auf die LFPs haben sollten. Allerdings ist bei einem deutlich größeren Radius des Makrorings zu erwarten, dass auch Signale aus einem größeren Bereich um die Makroelektrode aufgezeichnet werden.

Referenzen

[1] Chen CC, Pogosyan A, Zrinzo LU et al. Intra-operative recordings of local field potentials can help localize the subthalamic nucleus in Parkinson's disease surgery. Exp Neurol. 2006;198:214–21.
[2] Guridi J, Rodriguez-Oroz, MC, Lozano AM et al. Targeting the basal ganglia for deep brain stimulation in Parkinson's disease. Neurology. 2000;55(12 Suppl 6):S21–S28.
[3] Montgomery EB. Intraoperative Neurophysiological Monitoring for Deep Brain Stimulation. Oxford, UK, Oxford University Press; 2014.
[4] Przybyszewski AW, Ravin P, Pilitsis JG, Szymanski A, Barbarica A, Novak P. Mulit-parametric analysis assists in STN localization in Parkinson's disease. J Neurol Sci. 2016;366:37–43.
[5] Yang AL, Venegas N, Lungu C, Zaghloul KA. Beta-coupled high-frequency activity and beta-locked neuronal spiking in the subthalamic nucleus of Parkinson's disease. J Neurosci. 2014;34:12816–27.
[6] Katzner S, Nauhaus I, Benucci A, Bonin V, Ringach DL, Carandini M. Local origin of field potentials in visual cortex. Neuron. 2009;61:35–41.
[7] Nelson MJ, Pouget, P. Do electrode properties create a problem in interpreting local field potential recordings? J Neurophysiol. 2010;103:2315–7.

F. Jung, E. Florin

11 Zielareale und deren elektrophysiologische Eigenschaften

11.1 Nucleus subthalamicus

Das häufigste Zielareal für die Implantation von THS-Elektroden ist der Nucleus subthalamicus (STN) [1], welcher bei der Pathophysiologie des idiopathischen Parkinson Syndroms (IPS) eine Schlüsselrolle spielt [2]. Der STN ist ein mandelförmiger Kern von 8–12 mm Länge und Breite sowie 3–4 mm dorsoventraler Dicke, der sich ventral des Thalamus, 1 bis 2 mm anterior des Nucleus ruber und 2 bis 3 mm superior der Substantia Nigra befindet. Seitlich wird der STN von der Capsula interna begrenzt, medial vom Nucleus ruber und anterior von dem Corpus mamillare.

Auf dem Weg zum finalen Zielpunkt, welcher beim IPS im dorsalen, motorischen Teil des STN geplant wird, durchqueren die Elektroden zuerst den dorsolateralen Nucleus reticularis oder, je nach Winkel des Trajekts, den Nucleus ventrolateralis des Thalamus. Ungefähr 10 bis 6 mm über dem geplanten Zielpunkt finden sich primär zwei Zelltypen: a) Neurone mit einem irregulären Feuermuster und einer mittleren Feuerrate von 28 ± 19 Hz sowie b) Neurone die in Bursts feuern mit einer mittleren Entladungsrate von 15 ± 19 Hz [3]. Weiter entlang des Trajekts, ca. 1–3 mm oberhalb des STN, ist der ventrale Rand des Thalamus zu finden. Die elektrophysiologische Aktivität des Thalamus kann sehr leicht von der des STN unterschieden werden, da die Hintergrundaktivität im Thalamus deutlich niedriger ist [4]. Zwischen Thalamus und STN tritt die Elektrode in die Zona incerta ein, ein dünnes Band grauer Substanz, in der nur wenige Neurone liegen, so dass nur vereinzelt Aktivität gemessen werden kann. Diese Neurone feuern mit niedrigen tonischen Feuerraten [3] oder in einem Burst-Modus mit einer Frequenz von 25–45 Hz [5]. Die Neurone der Zona incerta weisen Aktivitätsmuster auf, die durch passive Bewegungen moduliert werden können [6]. Außerdem verlaufen hier die Faserbündel der Forel Felder, von denen keine elektrophysiologische Aktivität ableitbar ist.

Der Eintritt der Elektrode in den STN ist an einer deutlichen Erhöhung der Hintergrundaktivität erkennbar sowie an einem Auftreten hochamplitudiger, unregelmäßiger Spikes mit einer mittleren Feuerrate von 37 ± 17 Hz [3] bzw. von 42 ± 22 Hz [7]. Das ca. 200 mm³ große Volumen des STN besteht aus dicht gepackten Zellen [8]. Hier sind vor allem uniforme, glutamaterge Sternzellen mit sphärischem Dendritenbaum von 400–600 µm Durchmesser mit relativ großem Soma zu finden [9]. Diese Neurone weisen entweder ein gemischtes Feuermuster mit gelegentlichen Bursts oder aber ein rhythmisches Burst-Muster auf [7].

Bewegungssensitive Neurone im STN sind ungefähr in 26 bis 42 % aller Trajektorien zu finden [7, 10, 11]. Die unteren Extremitäten aktivieren dabei mehr medial liegende Neurone wohingegen die Bewegung der oberen Extremitäten eher Neuro-

https://doi.org/10.1515/9783110459715-011

ne in posterioren Trajektorien zum Feuern bringen. Gewöhnlich befinden sich diese in einem Abstand von 1 bis 2 mm [11–14].

Den Austritt der Elektrode aus dem STN kann man an einem plötzlichen Abfall der Hintergrundaktivität erkennen. Die spontane Feuerrate erhöht sich, wenn die Elektrode in die Substantia Nigra eintritt, das Feuermuster ist aber tonisch und deutlich regulärer. Spikes weisen hier eine niedrigere Amplitude auf als im STN [7].

Wichtig für die Auswahl eines bestimmten Trajekts zur Platzierung der Elektrode kann zum Beispiel die Länge der Strecke sein, über die charakteristische STN-Aktivität gefunden wurde, das Vorhandensein von burstenden Neuronen sowie spezifische Feuermuster, die durch Bewegungen moduliert werden können [7].

11.2 Globus pallidus

Ein weiterer Zielpunkt der THS für die Behandlung des idiopathischen Parkinson Syndroms sowie für die Behandlung der Dystonie liegt im motorischen Teil des Globus pallidus internus (GPi). Auf dem Weg zum Zielpunkt durchquert die Elektrode das Striatum, die Corona radiata sowie den Globus pallidus externus (GPe). Im GPe befinden sich hauptsächlich zwei verschiedene Neuronentypen, wobei am häufigsten Zellen mit einer hohen Feuerrate (50 ± 21 Hz) vorkommen, die tonisch aktiv mit mehrfachen kurzen Pausen (100–300 ms; [15]) sind sogenannte „pauser cells" [4]. Das Burst-Muster wird als irregulär beschrieben, d.h. die Bursts werden von Pausen variabler Länge unterbrochen [15]. Daneben finden sich Neurone mit einer niedrigeren Frequenz (18 ± 12 Hz), deren tonische Aktivität von hochfrequenten Bursts unterbrochen wird („bursting cells") [4]. Die zwei beschriebenen Zelltypen und ihre charakteristischen Feuermuster wurden sowohl bei Parkinson- als auch bei Dystonie-Patienten gefunden [15].

Der Übergang vom GPe zum GPi ist anhand charakteristischer Aktivität sogenannter „border cells" erkennbar. Border cells können anhand ihrer langen Refraktärzeiten sowie ihrem sehr regelmäßigen Feuermuster identifiziert werden. Sie sind gewöhnlich mit einer Frequenz von 30 ± 14,5 Hz aktiv [16].

Wenn die Mikro-Makro-Elektrode in den GPi eintritt, ist bei Parkinson-Patienten eine stark erhöhte Feuerrate zu beobachten. Hier wurden mittlere Entladungsraten von bis zu 96 ± 23 Hz beschrieben [15]. Bei Patienten mit Dystonie wurden allerdings ähnliche Frequenzen für GPe (53 ± 23 Hz) und GPi (55 ± 22 Hz) gemessen, was eine Unterscheidung der Subareale erschwert. Im Vergleich zum GPe weist die Ableitung im dystonen GPi eine höhere Hintergrundaktivität sowie ein gleichmäßigeres Burst-Muster mit kürzeren Pausen auf [15]. Bei dystonen Patienten ist es bei der Unterscheidung von GPe und GPi besonders wichtig, auf das Vorhandensein von „border cells" zu achten.

Beim Austritt aus dem GPi erreichen die anterioren Trajekte den Traktus opticus, während die posterioren Trajekte zur Capsula interna führen, welche als Faserbündel kaum Aktivität aufweisen.

11.3 Thalamus

11.3.1 Nucleus ventralis intermedius (Vim)

Ein weiterer Zielpunkt der THS, der für die Linderung des Parkinson und essentiellen Tremors verwendet wird, ist der Nucleus ventralis intermedius (Vim) im motorischen Teil des Thalamus. Für die Thalamuskerne werden in der Literatur verschiedene Terminologien und Klassifizierungssysteme verwendet, die komplex sind und auch kontrovers diskutiert werden [17, 18]. Hier soll nur die Nomenklatur nach Hassler verwendet werden [19]. Für die Implantation der THS-Elektroden in den

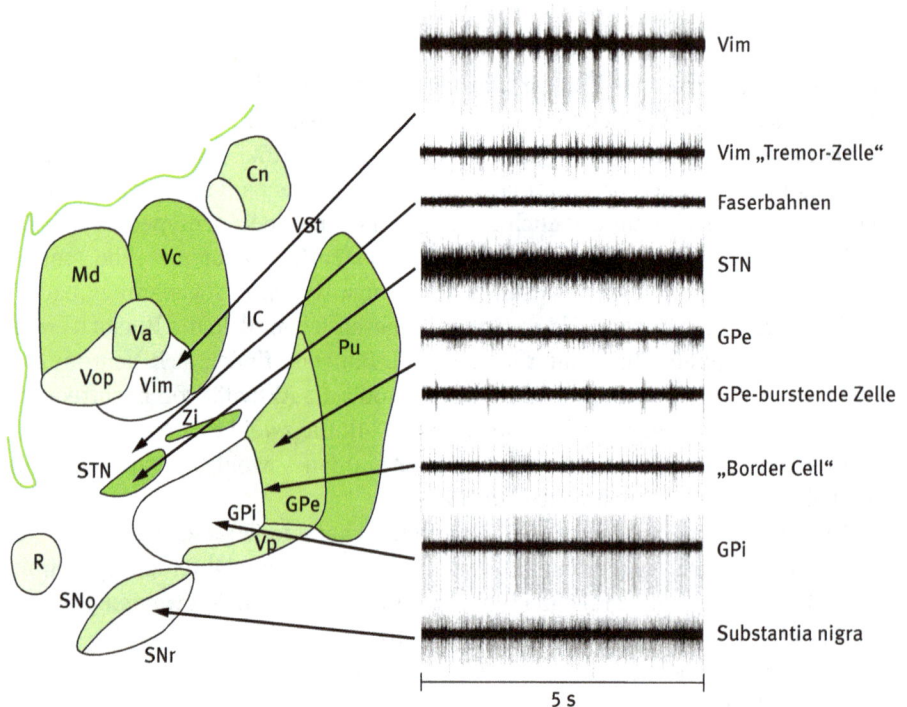

Abb.11.1: Charakteristische Einzelzellableitungen bei der Implantation von THS-Elektroden. Untereinander dargestellt sind die Ableitungen im Thalamus (Vim) mit zu kurzen Bursts gruppierter Aktivität in Form hochamplitudiger Spikes; Ableitungen von sogenannten „Tremor-Zellen" im Vim, die synchron zu einem Tremor der Extremitäten feuern; sowie eine Ableitung in den zellarmen Faserbahnen. Das charakteristische Ableitungsbild im STN mit einer breiten Hintergrundaktivität sowie hochfrequenter, chaotischer Einzelzellaktivität. Im GPe kommt sowohl tonische Aktivität mit Pausen vor, als auch kurze, gruppierte Aktivität von „burstenden" Zellen. „Border"-Zellen , mit ihrer hochgradig regelmäßigen tonischen Aktivität befinden sich in den Faserlamellen zwischen GPe und GPi. Im GPi von Parkinson-Patienten wird eine hochfrequente Aktivität gefunden. Innerhalb der Substantia nigra kann Aktivität von Neuronen abgeleitet werden, die absolut regelmäßige tonische und symmetrische Aktionspotentiale aufweisen.

Vim wird die intraoperative Elektrophysiologie benötigt, um funktionelle Subareale des Thalamus zu identifizieren, da im MRT nur die gesamte Struktur des Thalamus erkennbar ist.

Anfangs durchquert die Elektrode auf dem Weg zum Vim den sogenannten Nucleus ventralis oralis des motorischen Thalamus [4]. Hier befinden sich Neurone, die auf aktive, willkürliche Bewegungen reagieren und eine mittlere Feuerrate von 18 ± 3 Hz aufweisen [20]. Das Kerngebiet ist unterteilt in die anterioren (Voa) und posterioren (Vop) Subnuclei [18, 21]. Die Areale empfangen hauptsächlich Projektionen von den Basalganglien und projizieren vor allem zu prämotorischen Arealen des Kortex [17, 22].

Innerhalb des Vims befinden sich hauptsächlich Neurone die auf passive Bewegungen eines Gelenks hin feuern [18, 23–25]. Der Vim erhält Fasern aus dem Cerebellum und projiziert in den primären motorischen Kortex [17, 18].

Die THS-Elektrode sollte dort implantiert werden, wo sich kinästhetisch rezeptive Felder der Hand befinden, 2 bis 4 mm anterior der Grenze zum sensorischen Nucleus ventralis caudalis (Vc) des Thalamus. Ein Abstand größer 2 mm zu Vc ist besonders wichtig, da sonst schon mit sehr kleinen Stimulationsamplituden Parästhesien ausgelöst werden [4]. Ein weiterer entscheidender Hinweis für den optimalen Zielpunkt innerhalb des Vims ist das Vorhandensein pathologischer Aktivität in Form von Tremor-Zellen.

11.3.2 Centromedianus-Parafascicularis-Komplex (CM-Pf)

Gerade für Psychiatrische Erkrankungen wird immer noch intensiv nach geeigneten Zielarealen für die THS gesucht. Zielpunkt für die Linderung des Tourette-Syndroms ist beispielsweise der Thalamus. Hier wurden mehrere Zielpunkte verwendet, unter anderem der Centromedianus-Parafascicularis-Komplex (CM-Pf). Dieser gehört zu den unspezifischen intralaminären Kernen des Thalamus und erhält Afferenzen aus dem Pallidum, dem prämotorischen Kortex sowie der Formatio Retikularis. Efferenzen vom CM-Pf zielen auf den Nucleus caudatus, das Putamen sowie andere Thalamuskerne. Publikationen von Mikroelektroden-Messungen im CM-Pf sind selten. In einer Studie von Krauss et al. [26] wurden Elektroden in den ventroposterolateralen (VPL) und ventroposteromedialen (VPM) Thalamuskern welche dem Vc in der Hassler Klassifikation entsprechen, sowie den CM-Pf implantiert. In VPL und VPM wurden Ableitungen beschrieben, die einen stark verrauschten Hintergrund aufweisen. In VPL wurden Zellen gefunden, die auf leichte Berührungen sowie Streichen über die kontralateralen Extremitäten reagieren. Neurone mit rezeptiven Feldern für Berührungen im Gesicht waren im VPM lokalisiert. Die ventrale Grenze des somatosensorischen Thalamus konnte dadurch bestimmt werden, dass die Hintergrundaktivität stark abnahm. Entlang des Trajekts bis hin zum CM-Pf wurden außerdem einige Neurone gefunden, die ein Burstmuster aufwiesen. Wurde die Basis des Zielpunktes im CM-Pf erreicht, so traten weniger burstende Zellen auf.

11.4 Capsula interna und Nucleus accumbens

Der ventrale Teil der Capsula interna sowie das ventrale Striatum werden als Zielpunkte zur Behandlung des Tourette-Syndroms, aber auch von Zwangsstörungen verwendet [27]. Dabei wurde mittels Mikroelektroden-Ableitungen gezeigt, dass im vorderen Schenkel der Capsula interna keine Aktionspotentiale abgeleitet werden können und dass weiter entlang des Trajekts, wenn sich die Elektrode im Nucleus accumbens befindet, Neurone gemessen werden können, die mit einer niedrigen Frequenz von 5 Hz aktiv sind. Dazwischen liegen auch einige Zellen mit etwas höherer Aktivität von $\sim$ 15 Hz. Tritt die Elektrode danach in das subgenuale Areal ein, ist eine deutliche Frequenzerhöhung auf $\sim$ 30 Hz erkennbar [28].

Referenzen

[1] Benabid AL, Torres N. New targets for DBS. Parkinsonism & related disorders. 2012;18 Suppl 1:S21–3.
[2] Obeso JA, Rodriguez MC, DeLong MR. Basal ganglia pathophysiology. A critical review. Adv Neurol. 1997;74:3–18.
[3] Hutchison WD, Allan RJ, Opitz H, Levy R, Dostrovsky JO, Lang AE, et al. Neurophysiological identification of the subthalamic nucleus in surgery for Parkinson's disease. Ann Neurol. 1998;44(4):622–8.
[4] Gross RE, Krack P, Rodriguez-Oroz MC, Rezai AR, Benabid AL. Electrophysiological mapping for the implantation of deep brain stimulators for Parkinson's disease and tremor. Mov Disord. 2006;21 Suppl 14:S259–83.
[5] Sterio D, Zonenshayn M, Mogilner AY, Rezai AR, Kiprovski K, Kelly PJ, et al. Neurophysiological refinement of subthalamic nucleus targeting. Neurosurgery. 2002;50(1):58–67; discussion 67–9.
[6] Ma TP. Saccade-related omnivectoral pause neurons in the primate zona incerta. Neuroreport. 1996;7(15–17):2713–6.
[7] Benazzouz A, Breit S, Koudsie A, Pollak P, Krack P, Benabid AL. Intraoperative microrecordings of the subthalamic nucleus in Parkinson's disease. Mov Disord. 2002;17 Suppl 3:S145–9.
[8] Yelnik J, Percheron G. Subthalamic neurons in primates: a quantitative and comparative analysis. Neuroscience. 1979;4(11):1717–43.
[9] Yelnik J. Functional anatomy of the basal ganglia. Mov Disord. 2002;17 Suppl 3:S15–21.
[10] Abosch A, Hutchison WD, Saint-Cyr JA, Dostrovsky JO, Lozano AM. Movement-related neurons of the subthalamic nucleus in patients with Parkinson disease. J Neurosurg. 2002;97(5):1167–72.
[11] Rodriguez-Oroz MC, Rodriguez M, Guridi J, Mewes K, Chockkman V, Vitek J, et al. The subthalamic nucleus in Parkinson's disease: somatotopic organization and physiological characteristics. Brain. 2001;124(Pt 9):1777–90.
[12] Starr PA, Christine CW, Theodosopoulos PV, Lindsey N, Byrd D, Mosley A, et al. Implantation of deep brain stimulators into the subthalamic nucleus: technical approach and magnetic resonance imaging-verified lead locations. J Neurosurg. 2002;97(2):370–87.
[13] Theodosopoulos PV, Marks WJ Jr., Christine C, Starr PA. Locations of movement-related cells in the human subthalamic nucleus in Parkinson's disease. Mov Disord. 2003;18(7):791–8.

[14] Rodriguez MC, Guridi OJ, Alvarez L, Mewes K, Macias R, Vitek J, et al. The subthalamic nucleus and tremor in Parkinson's disease. Mov Disord. 1998;13 Suppl 3:111–8.

[15] Starr PA, Turner RS, Rau G, Lindsey N, Heath S, Volz M, et al. Microelectrode-guided implantation of deep brain stimulators into the globus pallidus internus for dystonia: techniques, electrode locations, and outcomes. J Neurosurg. 2006;104(4):488–501.

[16] Hutchison WD, Lozano AM, Davis KD, Saint-Cyr JA, Lang AE, Dostrovsky JO. Differential neuronal activity in segments of globus pallidus in Parkinson's disease patients. Neuroreport. 1994;5(12):1533–7.

[17] Macchi G, Jones EG. Toward an agreement on terminology of nuclear and subnuclear divisions of the motor thalamus. J Neurosurg. 1997;86(4):670–85.

[18] Krack P, Dostrovsky J, Ilinsky I, Kultas-Ilinsky K, Lenz F, Lozano A, et al. Surgery of the motor thalamus: problems with the present nomenclatures. Mov Disord. 2002;17 Suppl 3:S2–8.

[19] Hassler R. Anatomy of the thalamus. In: Schaltenbrand G, Bailey P, eds. Introduction to Stereotaxis with an Atlas of the Human Brain (Volume I). Stuttgart, Deutschland, Thieme; 1959. p. 230–90.

[20] Molnar GF, Pilliar A, Lozano AM, Dostrovsky JO. Differences in neuronal firing rates in pallidal and cerebellar receiving areas of thalamus in patients with Parkinson's disease, essential tremor, and pain. J Neurophysiol. 2005;93(6):3094–101.

[21] Lenz FA, Jaeger CJ, Seike MS, Lin YC, Reich SG. Single-neuron analysis of human thalamus in patients with intention tremor and other clinical signs of cerebellar disease. J Neurophysiol. 2002;87(4):2084–94.

[22] Hirai T, Jones EG. A new parcellation of the human thalamus on the basis of histochemical staining. Brain Res Brain Res Rev. 1989;14(1):1–34.

[23] Ohye C, Maeda T, Narabayashi H. Physiologically defined VIM nucleus. Its special reference to control of tremor. Appl Neurophysiol. 1976;39(3–4):285–95.

[24] Raeva SN, Vainberg NA, Dubynin VA, Tsetlin IM, Tikhonov YN, Lashin AP. Changes in the spike activity of neurons in the ventrolateral nucleus of the thalamus in humans during performance of a voluntary movement. Neurosci Behav Physiol. 1999;29(5):505–13.

[25] Tasker RR, Kiss ZH. The role of the thalamus in functional neurosurgery. Neurosurg Clin N Am. 1995;6(1):73–104.

[26] Krauss JK, Pohle T, Weigel R, Burgunder JM. Deep brain stimulation of the centre median-parafascicular complex in patients with movement disorders. J Neurol Neurosurg Psychiatry. 2002;72(4):546–8.

[27] Visser-Vandewalle V, Kuhn J. Deep brain stimulation for Tourette syndrome. Handb Clin Neurol. 2013;116:251–8.

[28] Franzini A, Messina G, Gambini O, Muffatti R, Scarone S, Cordella R, et al. Deep-brain stimulation of the nucleus accumbens in obsessive compulsive disorder: clinical, surgical and electrophysiological considerations in two consecutive patients. Neurol Sci. 2010;31(3):353–9.

F. Jung, E. Florin

12 Krankheitsspezifische elektrophysiologische Marker

Die Analyse von intraoperativ aufgenommenen elektrophysiologischen Signalen, sowohl von den Mikroelektroden als auch vom Makroring in Form von lokalen Feldpotentialen (LFPs), wurde vor allem auf der Suche nach speziellen krankheitsspezifischen Markern intensiv vorangetrieben. Dabei hofft man vor allem, pathologische elektrophysiologische Aktivität direkt zu modifizieren und dadurch eine Verbesserung der Symptome zu erreichen. Denkbar wäre dies zum Beispiel bei einer sogenannten „closed loop" Stimulation, bei der pathologische Aktivität gemessen und unmittelbar verwendet wird, um die Stimulation auszulösen. Die Verwendung von Biosignalen zur Adaptation von Parametern der THS wie Amplitude, Frequenz und Pulsbreite kann in der Zukunft zu einer individualisierten und Patienten-spezifischen Therapie führen.

Im Folgenden sollen potentielle elektrophysiologische Marker für das idiopathische Parkinson-Syndrom, den essentiellen Tremor sowie Dystonie beschrieben werden.

12.1 Idiopathisches Parkinson Syndrom

12.1.1 Bradykinese und Rigor

Oszillatorische Aktivität im Beta-Band, besonders in hohen Beta-Band-Frequenzen (~ 20 Hz), steht heute im Verdacht die motorischen Symptome Bradykinese und Rigor beim idiopathischen Parkinson Syndrom (IPS) auszulösen bzw. zu begünstigen [1–3]. Dafür sprechen einige neue Erkenntnisse. So wurde beispielsweise mit intraoperativen Ableitungen von Einzelzellaktivität und LFPs gezeigt, dass Parkinson-Patienten ohne dopaminerge Medikation starke Beta-Band-Oszillationen aufweisen, die sowohl im STN als auch im GPi auftreten [1, 4]. LFPs werden lokal generiert, reflektieren aber vermutlich die Oszillationen innerhalb der gesamten Basalganglien-Kortex-Schleife [5, 6], da Beta-Band-Oszillationen innerhalb des STN, GPi und Kortex stark kohärent sind [1, 7–9]. Die Gabe von L-Dopa reduzierte im Experiment die pathologischen Oszillationen und korrelierte mit einer Verbesserung der motorischen Symptome [1, 7, 10–12]. Darüber hinaus wurde gezeigt, dass hohe pathologische Beta-Power am Ort der Stimulation mit der postoperativen Verbesserung assoziiert ist [13]. Hieraus folgend wird angenommen, dass eine Unterbrechung der pathologischen Beta-Aktivität zu einer Verbesserung der motorischen Symptome führt. Darüber hinaus wurde gezeigt, dass Oszillationen im Beta-Band vor selbstinitiierten und extern getriggerten willkürlichen Bewegungen reduziert

https://doi.org/10.1515/9783110459715-012

sind [8, 14, 15], so dass eine Reduktion der Beta-Aktivität allgemein bewegungsfördernd zu sein scheint. Kortikale sensomotorische Aktivität korreliert mit den im STN gemessenen Beta-Oszillationen und scheint diese anzutreiben [16].

Die Hypothese, dass Aktivität im Beta-Band verantwortlich für die Parkinson-Symptome Bradykinese und Rigor ist, wurde in mehreren Studien angezweifelt. So zeigten beispielsweise Foffani et al. [17], dass die THS pathologische Beta-Aktivität in LFPs nicht reduziert. Außerdem ist die Aktivität möglicherweise nicht parkinson-spezifisch. So demonstriert eine aktuelle Studie, dass die gleiche Aktivität ohne signifikante Unterschiede hinsichtlich Amplitude oder Frequenz bei dystonen Patienten im STN gemessen werden kann [18].

Neben der Beta-Aktivität wurden bei Ableitungen vom STN bei Parkinson-Patienten auch hochfrequente Oszillationen im Bereich von 200 bis 350 Hz gefunden, welche durch L-Dopa moduliert werden [19]. Phasen-Amplituden-Kopplungen zwischen Beta-Band und hochfrequenten Oszillationen im STN korrelieren mit der motorischen Beeinträchtigung von Patienten. Außerdem werden diese potentiell pathologischen Kopplungen durch L-Dopa-Gabe parallel mit einer Verbesserung der klinischen Symptome reduziert [20].

12.1.2 Tremor

Das dritte Kardinalsymptom des IPS, der Tremor, lässt sich durch Suppression der Beta-Aktivität nicht verbessern [2]. Für den Parkinson'schen Tremor wurde mittels Ableitungen im STN spezifische elektrophysiologische Aktivität gemessen [21, 22]. Hier findet man mittels Mikroableitungen beispielsweise spezielle Neurone, die ein Burst-Muster mit einer Frequenz von 4–6 Hz aufweisen. Diese Neurone feuern synchron zum Tremor [23–25] und werden daher auch als „Tremor-Zellen" bezeichnet. Sie sind eher dorsolateral zu finden und reagieren sensitiv auf Bewegungen [26]. In Studien wurde des Weiteren eine Kopplung der rhythmischen Muskelaktivität, die mittels EMG vom kontralateralen Unterarm der Patienten gemessen wurde, und LFPs im STN gefunden. Diese war in der Tremorfrequenz sowie der doppelten Tremorfrequenz vorhanden [27]. Dabei zeigte eine dreidimensionale Analyse von benachbarten LFPs auf verschiedenen Ableithöhen, dass sich die Muster der neuromuskulären Kopplung für Ruhe- und Haltetremor unterscheiden. Außerdem konnten zwischen den zwei Parkinson-Subtypen Unterschiede innerhalb der Kopplung zwischen Muskel und STN gezeigt werden: Die Frequenz der stärksten Kohärenz zwischen Muskel und LFP lag bei tremor-dominanten Patienten um 1–2 Hz höher. Außerdem waren die gefundenen Kohärenzen bei tremor-dominanten Patienten fünfmal so stark wie bei akinetisch-rigiden Patienten [28]. Ebenso wurde gezeigt, dass die THS an den Orten der sogenannten „Tremorcluster" am Effektivsten ist [13]. Der Ort der Tremorcluster ist allerdings für die Parkinsonsubtypen tremor-dominant und akinetisch-rigide unterschiedlich.

12.2 Essentieller Tremor

Eine direkte Beteiligung des Thalamus bei der Generierung des essentiellen oder Parkinson-Tremors wurde durch elektrophysiologische Ableitungen bei der Implantation von THS-Elektroden unterstützt [28–31]. Das Zielareal für die Behandlung des essentiellen Tremors (ET) ist der Nucleus ventralis intermedius (Vim) des Thalamus, welcher hauptsächlich periphere somatosensorische Afferenzen sowie Informationen aus dem Cerebellum erhält [32, 33]. LFPs, die im Vim oder im davor liegenden Nucleus ventralis oralis posterior (Vop) des Thalamus abgeleitet werden, weisen charakteristische Oszillationen in pathologischen Tremorfrequenzen auf (4–7 Hz) [34]. Sogenannte „Tremorcluster", wie sie im STN für Parkinson-Patienten beschrieben sind, d. h. Orte der Ableitung von LFPs an denen Kohärenzen zum Unterarm-EMG in der einfachen oder doppelten Tremorfrequenz vorhanden sind, wurden bei ET-Patienten im Vim gefunden [35].

Oft wird angenommen, dass es einen Schlüsselprozess für ein Tremorsyndrom gibt. Dieser wird als „neuronaler Oszillator" beschrieben, der in der Lage ist ein ganzes Netzwerk in der Aktivität innerhalb der Tremorfrequenz oder dem doppelten der Tremorfrequenz zu synchronisieren. Dieses Netzwerk könnte sowohl kortikale als auch subkortikale Areale wie das Cerebellum und den Thalamus umfassen [36, 37].

12.3 Dystonie

Feuermuster einzelner Neurone, die in dystonen Patienten abgeleitet wurden, scheinen sich von denen anderer Bewegungsstörungen zu unterscheiden. Beim Vergleich der Spike-Aktivität von Parkinson- und Dystonie-Patienten wurde eine signifikant erniedrigte Feuerrate im dystonen GPi gefunden [38–40]. Dieser scheint generell vermindert aktiv zu sein (Review: [41]). Im Gegensatz dazu wurde in einer Studie bei Patienten mit primärer und sekundärer Dystonie berichtet, dass ein signifikant verminderter Output der Basalganglien nicht in allen Patienten vorhanden ist [42]. Des Weiteren weisen die Neurone des GPi deutlich irregulärere Feuermuster mit längeren Pausen als bei Parkinson-Patienten auf. Außerdem wurde gezeigt, dass dystone Bewegungen mit dieser irregulären Einzelzellaktivität sowie Bursting korrelieren [43, 44].

Ob die Narkose, die bei der Elektrodenimplantation bei dystonen Patienten häufig verwendet wird, generell Einfluss auf die abgeleitete Einzelzellaktivität hat, ist bis heute unklar. Eine Studie zeigte beispielsweise, dass die Entladungsrate von GPi Neuronen durch Anästhetika nur geringfügig verändert wird, die Neurone aber irregulärer feuern [39]. Darüber hinaus gibt es allerdings auch Studien die berichten, dass Anästhetika starke Effekte auf elektrophysiologische Aktivität haben [42]. Eine systematische Untersuchung von verschiedenen Dosierungen des Narkotikums Propofol zeigte hingegen ebenfalls keinen signifikanten Effekt verschiedener Bewusstseinszustände auf die Feuerraten [45].

Bei LFP-Ableitungen im dystonen GPi wurde eine erniedrigte Power im Beta-Band (11–13 Hz) sowie erhöhte Power im Alpha-Band (4–10 Hz) im Vergleich zu Parkinson-Patienten gefunden. Generell wurden mehrfach verstärkte Oszillationen in niedrigen Frequenzbändern, d.h. im Theta- und Alpha-Bereich, zwischen 3 und 12 Hz bei dystonen Patienten [46–49] und zwar unabhängig vom verwendeten Zielareal berichtet [50]. Das Auftreten dieser Oszillationen, die das EMG der betroffenen Muskeln anzutreiben scheinen, ist mit der Präsenz von unwillkürlichen Muskelbewegungen verknüpft [51, 52]. Die Kohärenz zwischen niedrigen Frequenzen, die im Cerebellum sowie im Pallidum vorkommen, korreliert mit der Schwere der motorischen Symptome [49]. Außerdem wurde gezeigt, dass die THS die niedrigfrequenten Schwingungen vor allem bei phasischen dystonen Bewegungen unterdrückt [53].

Referenzen

[1] Brown P, Oliviero A, Mazzone P, Insola A, Tonali P, Di Lazzaro V. Dopamine dependency of oscillations between subthalamic nucleus and pallidum in Parkinson's disease. J Neurosci. 2001;21(3):1033–8.
[2] Kühn AA, Kupsch A, Schneider GH, Brown P. Reduction in subthalamic 8–35 Hz oscillatory activity correlates with clinical improvement in Parkinson's disease. Eur J Neurosci. 2006;23(7):1956–60.
[3] Weinberger M, Hutchison WD, Dostrovsky JO. Pathological subthalamic nucleus oscillations in PD: can they be the cause of bradykinesia and akinesia? Exp Neurol. 2009;219(1):58–61.
[4] Levy R, Hutchison WD, Lozano AM, Dostrovsky JO. High-frequency synchronization of neuronal activity in the subthalamic nucleus of Parkinsonian patients with limb tremor. J Neurosci. 2000;20(20):7766–75.
[5] Brown P, Williams D. Basal ganglia local field potential activity: character and functional significance in the human. Clin Neurophysiol. 2005;116(11):2510–9.
[6] Hammond C, Bergman H, Brown P. Pathological synchronization in Parkinson's disease: networks, models and treatments. Trends Neurosci. 2007;30(7):357–64.
[7] Williams D, Tijssen M, Van Bruggen G, Bosch A, Insola A, Di Lazzaro V, et al. Dopamine-dependent changes in the functional connectivity between basal ganglia and cerebral cortex in humans. Brain. 2002;125(Pt 7):1558–69.
[8] Cassidy M, Mazzone P, Oliviero A, Insola A, Tonali P, Di Lazzaro V, et al. Movement-related changes in synchronization in the human basal ganglia. Brain. 2002;125(Pt 6):1235–46.
[9] Fogelson N, Williams D, Tijssen M, van Bruggen G, Speelman H, Brown P. Different functional loops between cerebral cortex and the subthalmic area in Parkinson's disease. Cereb Cortex. 2006;16(1):64–75.
[10] Giannicola G, Marceglia S, Rossi L, Mrakic-Sposta S, Rampini P, Tamma F, et al. The effects of levodopa and ongoing deep brain stimulation on subthalamic beta oscillations in Parkinson's disease. Exp Neurol. 2010;226(1):120–7.
[11] Levy R, Hutchison WD, Lozano AM, Dostrovsky JO. Synchronized neuronal discharge in the basal ganglia of Parkinsonian patients is limited to oscillatory activity. J Neurosci. 2002;22(7):2855–61.

[12] Silberstein P, Pogosyan A, Kühn AA, Hotton G, Tisch S, Kupsch A, et al. Cortico-cortical coupling in Parkinson's disease and its modulation by therapy. Brain. 2005;128(Pt 6):1277–91.

[13] Zaidel A, Spivak A, Grieb B, Bergman H, Israel Z. Subthalamic span of beta oscillations predicts deep brain stimulation efficacy for patients with Parkinson's disease. Brain. 2010;133(Pt 7):2007–21.

[14] Doyle LM, Kühn AA, Hariz M, Kupsch A, Schneider GH, Brown P. Levodopa-induced modulation of subthalamic beta oscillations during self-paced movements in patients with Parkinson's disease. Eur J Neurosci. 2005;21(5):1403–12.

[15] Kempf F, Brucke C, Kühn AA, Schneider GH, Kupsch A, Chen CC, et al. Modulation by dopamine of human basal ganglia involvement in feedback control of movement. Curr Biol. 2007;17(15):R587–9.

[16] Litvak V, Jha A, Eusebio A, Oostenveld R, Foltynie T, Limousin P, et al. Resting oscillatory cortico-subthalamic connectivity in patients with Parkinson's disease. Brain. 2011;134(Pt 2):359–74.

[17] Foffani G, Ardolino G, Egidi M, Caputo E, Bossi B, Priori A. Subthalamic oscillatory activities at beta or higher frequency do not change after high-frequency DBS in Parkinson's disease. Brain Res Bull. 2006;69(2):123–30.

[18] Wang JW, Zhang YQ, Zhang XH, Wang YP, Li JP, Li YJ. Cognitive and Psychiatric Effects of STN versus GPi Deep Brain Stimulation in Parkinson's Disease: A Meta-Analysis of Randomized Controlled Trials. PLoS One. 2016;11(6):e0156721.

[19] Foffani G, Priori A, Egidi M, Rampini P, Tamma F, Caputo E, et al. 300-Hz subthalamic oscillations in Parkinson's disease. Brain. 2003;126(Pt 10):2153–63.

[20] Lopez-Azcarate J, Tainta M, Rodriguez-Oroz MC, Valencia M, Gonzalez R, Guridi J, et al. Coupling between beta and high-frequency activity in the human subthalamic nucleus may be a pathophysiological mechanism in Parkinson's disease. J Neurosci. 2010;30(19):6667–77.

[21] Amtage F, Henschel K, Schelter B, Vesper J, Timmer J, Lucking CH, et al. Tremor-correlated neuronal activity in the subthalamic nucleus of Parkinsonian patients. Neurosci Lett. 2008;442(3):195–9.

[22] Florin E, Himmel M, Reck C, Maarouf M, Schnitzler A, Sturm V, et al. Subtype-specific statistical causalities in Parkinsonian tremor. Neuroscience. 2012;210:353–62.

[23] Hutchison WD, Allan RJ, Opitz H, Levy R, Dostrovsky JO, Lang AE, et al. Neurophysiological identification of the subthalamic nucleus in surgery for Parkinson's disease. Ann Neurol. 1998;44(4):622–8.

[24] Benazzouz A, Breit S, Koudsie A, Pollak P, Krack P, Benabid AL. Intraoperative microrecordings of the subthalamic nucleus in Parkinson's disease. Mov Disord. 2002;17 Suppl 3:S145–9.

[25] Rodriguez MC, Guridi OJ, Alvarez L, Mewes K, Macias R, Vitek J, et al. The subthalamic nucleus and tremor in Parkinson's disease. Mov Disord. 1998;13 Suppl 3:111–8.

[26] Rodriguez-Oroz MC, Rodriguez M, Guridi J, Mewes K, Chockkman V, Vitek J, et al. The subthalamic nucleus in Parkinson's disease: somatotopic organization and physiological characteristics. Brain. 2001;124(Pt 9):1777–90.

[27] Reck C, Himmel M, Florin E, Maarouf M, Sturm V, Wojtecki L, et al. Coherence analysis of local field potentials in the subthalamic nucleus: differences in parkinsonian rest and postural tremor. Eur J Neurosci. 2010;32(7):1202–14.

[28] Brodkey JA, Tasker RR, Hamani C, McAndrews MP, Dostrovsky JO, Lozano AM. Tremor cells in the human thalamus: differences among neurological disorders. J Neurosurg. 2004;101(1):43–7.

[29] Hua SE, Lenz FA. Posture-related oscillations in human cerebellar thalamus in essential tremor are enabled by voluntary motor circuits. J Neurophysiol. 2005;93(1):117–27.

[30] Lenz FA, Tasker RR, Kwan HC, Schnider S, Kwong R, Murayama Y, et al. Single unit analysis of the human ventral thalamic nuclear group: correlation of thalamic „tremor cells" with the 3–6 Hz component of Parkinsonian tremor. J Neurosci. 1988;8(3):754–64.

[31] Lenz FA, Kwan HC, Martin RL, Tasker RR, Dostrovsky JO, Lenz YE. Single unit analysis of the human ventral thalamic nuclear group. Tremor-related activity in functionally identified cells. Brain. 1994;117 (Pt 3):531–43.

[32] Asanuma C, Thach WT, Jones EG. Distribution of cerebellar terminations and their relation to other afferent terminations in the ventral lateral thalamic region of the monkey. Brain Res. 1983;286(3):237–65.

[33] Macchi G, Jones EG. Toward an agreement on terminology of nuclear and subnuclear divisions of the motor thalamus. J Neurosurg. 1997;86(4):670–85.

[34] Kane A, Hutchison WD, Hodaie M, Lozano AM, Dostrovsky JO. Enhanced synchronization of thalamic theta band local field potentials in patients with essential tremor. Exp Neurol. 2009;217(1):171–6.

[35] Pedrosa DJ, Reck C, Florin E, Pauls KA, Maarouf M, Wojtecki L, et al. Essential tremor and tremor in Parkinson's disease are associated with distinct 'tremor clusters' in the ventral thalamus. Exp Neurol. 2012;237(2):435–43.

[36] Timmermann L, Gross J, Dirks M, Volkmann J, Freund HJ, Schnitzler A. The cerebral oscillatory network of parkinsonian resting tremor. Brain. 2003;126(Pt 1):199–212.

[37] Schnitzler A, Munks C, Butz M, Timmermann L, Gross J. Synchronized brain network associated with essential tremor as revealed by magnetoencephalography. Mov Disord. 2009;24(11):1629–35.

[38] Starr PA, Turner RS, Rau G, Lindsey N, Heath S, Volz M, et al. Microelectrode-guided implantation of deep brain stimulators into the globus pallidus internus for dystonia: techniques, electrode locations, and outcomes. J Neurosurg. 2006;104(4):488–501.

[39] Sanghera MK, Grossman RG, Kalhorn CG, Hamilton WJ, Ondo WG, Jankovic J. Basal ganglia neuronal discharge in primary and secondary dystonia in patients undergoing pallidotomy. Neurosurgery. 2003;52(6):1358–70; discussion 70–3.

[40] Lenz FA, Jaeger CJ, Seike MS, Lin YC, Reich SG, DeLong MR, et al. Thalamic single neuron activity in patients with dystonia: dystonia-related activity and somatic sensory reorganization. J Neurophysiol. 1999;82(5):2372–92.

[41] Capelle HH, Krauss JK. Neuromodulation in dystonia: current aspects of deep brain stimulation. Neuromodulation. 2009;12(1):8–21.

[42] Hutchison WD, Lang AE, Dostrovsky JO, Lozano AM. Pallidal neuronal activity: implications for models of dystonia. Ann Neurol. 2003;53(4):480–8.

[43] Vitek JL, Chockkan V, Zhang JY, Kaneoke Y, Evatt M, DeLong MR, et al. Neuronal activity in the basal ganglia in patients with generalized dystonia and hemiballismus. Ann Neurol. 1999;46(1):22–35.

[44] Hashimoto T. Neuronal activity in the globus pallidus in primary dystonia and off-period dystonia. Journal of neurology. 2000;247 Suppl 5:V49–52.

[45] Steigerwald F, Hinz L, Pinsker MO, Herzog J, Stiller RU, Kopper F, et al. Effect of propofol anesthesia on pallidal neuronal discharges in generalized dystonia. Neurosci Lett. 2005;386(3):156–9.

[46] Chen CC, Kühn AA, Trottenberg T, Kupsch A, Schneider GH, Brown P. Neuronal activity in globus pallidus interna can be synchronized to local field potential activity over 3–12 Hz in patients with dystonia. Exp Neurol. 2006;202(2):480–6.

[47] Silberstein P, Kühn AA, Kupsch A, Trottenberg T, Krauss JK, Wohrle JC, et al. Patterning of globus pallidus local field potentials differs between Parkinson's disease and dystonia. Brain. 2003;126(Pt 12):2597–608.

[48] Liu X, Wang S, Yianni J, Nandi D, Bain PG, Gregory R, et al. The sensory and motor representation of synchronized oscillations in the globus pallidus in patients with primary dystonia. Brain. 2008;131(Pt 6):1562–73.

[49] Neumann WJ, Jha A, Bock A, Huebl J, Horn A, Schneider GH, et al. Cortico-pallidal oscillatory connectivity in patients with dystonia. Brain. 2015;138(Pt 7):1894–906.

[50] Neumann WJ, Huebl J, Brucke C, Ruiz MH, Kupsch A, Schneider GH, et al. Enhanced low-frequency oscillatory activity of the subthalamic nucleus in a patient with dystonia. Mov Disord. 2012;27(8):1063–6.

[51] Chen CC, Kühn AA, Hoffmann KT, Kupsch A, Schneider GH, Trottenberg T, et al. Oscillatory pallidal local field potential activity correlates with involuntary EMG in dystonia. Neurology. 2006;66(3):418–20.

[52] Sharott A, Grosse P, Kühn AA, Salih F, Engel AK, Kupsch A, et al. Is the synchronization between pallidal and muscle activity in primary dystonia due to peripheral afferance or a motor drive? Brain. 2008;131(Pt 2):473–84.

[53] Barow E, Neumann WJ, Brucke C, Huebl J, Horn A, Brown P, et al. Deep brain stimulation suppresses pallidal low frequency activity in patients with phasic dystonic movements. Brain. 2014;137(Pt 11):3012–24.

E. Florin, F. Jung

13 Intraoperative Vorgehensweise

Ziel des intraoperativen Mapping der Zielstrukturen ist es, die Grenzen der gewählten Hirnareale elektrophysiologisch entsprechend der in Kapitel 11 angegebenen Merkmale zu charakterisieren und so die präoperative Bildgebung und Planung in der Zielpunktfindung zu unterstützen.

Unabhängig vom verwendeten Ableitsystem sollten vor der Operation mögliche Artefakt-Quellen identifiziert werden. Da viele OP-Geräte starke 50-Hz-Artefakte produzieren, sollten diese während der elektrophysiologischen Messung ausgeschaltet werden. Sofern dies nicht möglich ist, sollte auf einen möglichst großen Abstand von den Messgeräten geachtet werden. Es sollte auch sichergestellt werden, dass alle Kabel nur so lang wie nötig sind und Kabel während der Messung möglichst nicht bewegt werden.

Vor Beginn der elektrophysiologischen Messungen muss rechtzeitig die Gabe von auf das zentrale Nervensystem wirkenden Anästhetika eingestellt oder soweit wie möglich reduziert werden, da diese neuronale Aktivität supprimieren können. Die genaue Wartezeit hängt von der Halbwertszeit der verwendeten Medikamente ab und sollte vor der Operation mit dem zuständigen Anästhesisten geklärt werden.

Für das Mapping werden bis zu fünf Mikroelektroden gleichzeitig verwendet. In der sogenannten Ben-Gun-Konfiguration sind vier Elektroden in 2 mm Abstand um die zentrale Elektrode angeordnet. Je nach Operationsstandard wird zunächst nur die zentrale Elektrode eingeführt, und getestet, inwiefern sie die in Kapitel 11 beschriebenen charakteristischen Zellentladungen zeigt und ob eine Teststimulation zum gewünschten Ergebnis führt. Ist dieses nicht der Fall, wird eine weitere Elektrode eingeführt. Das sequentielle Vorgehen ist bei häufigeren Abweichungen vom zentralen Trajekt aufwändiger, reduziert aber die Anzahl an Mikroläsionen sowie das Risiko einer Blutung.

Zur genaueren und vollständigeren Charakterisierung des Zielgebiets können alternativ auch bis zu fünf Elektroden gleichzeitig eingeführt werden. Diese Vorgehensweise erfordert in der Regel eine längere Planung, verkürzt aber für den Patienten die elektrophysiologischen Ableitungen und damit die Zeit ohne Sedierung.

Unabhängig von der gewählten Vorgehensweise bzgl. der Anzahl der Elektroden wird das elektrophysiologische Mapping je nach Zielgebiet bis zu 20 mm oberhalb des geplanten Zielpunktes, meist jedoch 3–4 mm oberhalb des zu erwartenden Eintrittes in die Zielstruktur, begonnen. Oft bietet es sich an, die Entladungsmuster nicht nur visuell zu charakterisieren, sondern sich diese auch akustisch widergeben zu lassen, da sich rhythmische Entladungen so einfacher identifizieren lassen. Das Mapping selber wird in der Regel nicht bei kontinuierlichem Elektrodenvorschub, sondern in diskreten Schritten durchgeführt. Um sicher

https://doi.org/10.1515/9783110459715-013

zu stellen, dass nicht an zwei Ableitorten die gleiche Zellaktivität aufgezeichnet wird, sollten die einzelnen Ableithöhen mindestens 250 µm voneinander entfernt sein. In der Regel werden Schritte von 0,5 mm bis 1 mm gewählt [1, 2]. Vor erneutem Vorschub der Elektrode sollte auf jeder Ableithöhe mindestens 30 Sekunden lang abgeleitet werden. In einigen Zentren werden mindesten 60 Sekunden empfohlen [2]. So können selten auftretende Entladungsmuster der umliegenden Neurone besser detektiert werden. Des Weiteren kann es während des Vorschiebens der Elektrode zu momentanen Neuronen-Entladungen aufgrund der Reibungs- und Dehnungskräfte im Gewebe kommen. Daher sind Ableitungen während und kurz nach der Vorwärtsbewegung der Elektrode in der Regel mit Artefakten belastet.

Je nach Zielgebiet bietet es sich an, weitere Untersuchungen durchzuführen, wenn zum Beispiel bewegungssensitive oder sensorische Neurone erwartet werden. An einigen Zentren wird zur weiteren Charakterisierung des Zielgebiets zusätzlich eine Mikrostimulation durchgeführt. Diese kann z. B. Informationen über die Nähe zum optischen Trakt geben.

Sobald das Zielgebiet anhand der entsprechenden Einzelzellaktivität charakterisiert wurde, kann eine Teststimulation mittels der Makroelektrode durchgeführt werden. Hierbei wird in der Regel auf mehreren Höhen, die eine für das Zielgebiet typische Einzelzellaktivität zeigen, und falls vorhanden auf den verschiedenen Trajekten mit schrittweise ansteigenden Stimulationsamplituden stimuliert. Für jede Stimulationseinstellung erfolgt eine Evaluierung der Wirkung auf die vorhandenen Symptome und eine Charakterisierung auftretender Nebenwirkungen. Sollte es während der Teststimulation nicht zu einem ausreichenden klinischen Benefit oder zu intolerablen Nebenwirkungen bereits bei niedrigen Stimulationsamplituden kommen, kann ein Hinzunehmen weiterer Trajekte oder zur Not auch eine komplette Neuplanung der Trajekte nötig werden. Letztendlich wird die finale Elektrode auf dem Trajekt und der Höhe des besten Nutzen-Nebenwirkungsprofils implantiert. Wenn die Teststimulation aufgrund der Verwendung von reinen Mikroelektroden während der intraoperativen Charakterisierung nicht möglich ist, wird in der Regel über die finale THS-Elektrode eine Teststimulation durchgeführt. Genauso wie bei der Teststimulation über die Makroelektrode wird ein Nutzen-Nebenwirkungsprofil für alle Kontakte erstellt, um die endgültige Position der THS-Elektrode zu validieren.

Referenzen

[1] Montgomery EB. Intraoperative Neurophysiological Monitoring for Deep Brain Stimulation, Oxford, UK: Oxford University Press; 2014.
[2] Marceglia S, Mrakic-Sposta S, Tommasi G, et al. Multicenter study report: electrophysiological monitoring procedures for subthalamic deep brain stimulation surgery in Parkinson's disease. Neurol Sci. 2010;31:449–57.

F Komplikationen

J. Voges

14 OP-assoziierte Komplikationen

Die THS wird seit über 20 Jahren weltweit bei einer Vielzahl von Patienten eingesetzt. Während dieses Zeitraums haben sich THS-Zentren etabliert, in denen die
mit der Implantation von THS-Systemen verbundenen Operationen jährlich bei
mehr als 20 Patienten bis hin zu 100 Patienten durchgeführt werden. Dies bedingt,
dass in diesen Zentren eine große chirurgische Expertise besteht und diese Eingriffe in der täglichen OP-Routine implementiert sind. Bei der Bewertung von bisher
publizierten Arbeiten zu Komplikationen sind die Faktoren „Erfahrung" und „Routine" ein wesentlicher Aspekt, so dass ältere Untersuchungen, die z. B. in Form von
Metaanalysen die ersten 5–10 Jahre nach Einführung der THS-Anwendung aus-
werten (d. h. die Zeit bis etwas zum Jahr 2000) immer auch Ergebnisse einer Lernkurve abbilden. Dementsprechend zeigte z. B. eine große retrospektive Auswertung
zur chirurgischen 30-Tage-Morbidität mit Daten aus 5 deutschen stereotaktischen
Zentren, dass die für die ersten beiden Jahre nach Beginn eines THS-Programms
berichteten chirurgischen Komplikationsraten (4,9 % bzw. 4,4 %) in den sich daran
anschließenden Jahren nie mehr erreicht wurden (Spannweite für jährliche Komplikationen in den Jahren 3–7 nach Beginn des THS-Programms: 0,9 %–3,6 %) [1].

Um möglichst die Komplikationsraten erfahrener THS-Zentren abzubilden,
wurden daher in diesem Abschnitt im Wesentlichen Daten großer, prospektiver,
multizentrischer THS-Studien und die bereits oben zitierte multizentrische Risikoanalyse berücksichtigt. Bei selteneren Komplikationen, die in den kontrollierten
Studien nicht oder nur inkonstant aufgetreten sind und/oder für spezifische Fragestellungen wie Faktorenanalysen wurde auch auf andere, z. T. ältere Arbeiten zurückgegriffen.

Formal kann zwischen frühen und späten Komplikationen unterschieden werden. Frühe Komplikationen sind unmittelbar Folge des durchgeführten operativen
Eingriffs und werden bereits im Operationssaal oder unmittelbar postoperativ registriert (sog. 30-Tage-Morbidität bzw. -Mortalität). Späte Komplikationen treten
mit einem Abstand von mehr als 30 Tagen zu der Operation auf und werden im
Wesentlichen durch das Implantat selbst oder durch einen fehlerhaften Umgang
des Chirurgen mit dem Implantat verursacht.

https://doi.org/10.1515/9783110459715-014

14.1 Frühe Komplikationen

14.1.1 Intrakranielle Blutung, venöse Infarzierung

Gefäßassoziierte intrakranielle Komplikationen repräsentieren die schwersten chirurgischen Probleme nach stereotaktischer Implantation von Elektroden zur THS. Im Wesentlichen handelt es sich dabei um Blutungen. In großen prospektiven, multizentrischen Studien zur THS-Behandlung von M. Parkinson wurde dieses Ereignis mit einer Häufigkeit von 0 %–2,6 % beobachtet. Die durchschnittliche Inzidenz betrug 1,3 % (9/674 Patienten) [2–7]. Zwei von 674 ausgewerteten Patienten verstarben an den Folgen einer intrakraniellen Blutung (0,3 %) [2, 4]. Mit Hilfe regelhaft postoperativ durchgeführter CT- oder MRT-Untersuchungen konnten auch asymptomatische Blutungen detektiert werden. In den hier zitierten prospektiven Parkinsonstudien wurde in zwei Arbeiten zwischen asymptomatischen Blutungen (Inzidenz: 2,6 % bzw. 1,6 %) und symptomatischen Blutungen (Inzidenz: 0,8 %) differenziert [2, 5]. In größeren prospektiven multizentrischen klinischen Studien zur Behandlung von generalisierter, segmentaler oder zervikaler Dystonie betrug die durchschnittliche Häufigkeit von Blutungsereignissen 0,8 % (1/124 Patienten, Spannweite: 0 %–1,6 %) und war somit tendenziell kleiner als bei Parkinson-Patienten [8–10].

In einer retrospektiv durchgeführten Risikoanalyse zur 30-Tage-Morbidität und -Mortalität mit Daten von insgesamt 1183 Patienten lag das additive Risiko für eine intrazerebrale Blutung bei 2,9 %. Bei 697/1183 Patienten wurde eine postoperative CT- oder MRT-Untersuchung durchgeführt. Dadurch konnte in 11 Fällen (1,6 %) eine asymptomatische Blutung nachgewiesen werden. Symptomatische Blutungen traten bei 15 der insgesamt 1183 ausgewerteten Patienten auf (1,3 %). Klinische Verschlechterungen infolge einer intrakraniellen Blutung bildeten sich in 6 Fällen (0,5 %) komplett zurück und persistierten bei 9 Patienten länger als 30 Tage. Zwei dieser Patienten verstarben an Sekundärkomplikationen der Blutung [1].

Venöse Infarzierungen als weitere gefäßassoziierte intrakranielle Komplikation sind vergleichsweise selten und wurden in prospektiven multizentrischen Studien zur THS-Therapie von M. Parkinson oder Dystonie nicht beobachtet. Voges und Pinsker, die in einer 2009 publizierten Übersichtsarbeit zu chirurgischen Komplikationen sämtliche retrospektiv durchgeführten Risikoanalysen der Jahre 2001–2008 mit mehr als 50 ausgewerteten Patienten berücksichtigten, fanden eine durchschnittliche Inzidenz für eine venöse Infarzierung von 0,2 % (4/2535 Patienten) [11].

14.1.2 Andere, seltenere perioperative Komplikationen

a) Pneumonie: In den prospektiv durchgeführten multizentrischen THS-Studien wurde eine Pneumonie nur in zwei Fällen und lediglich bei Parkinson-Patienten registriert. Ein Patient verstarb an dieser Komplikation [2]. Voges et al. berichteten für die retrospektive multizentrische Risikoanalyse über sieben Pneumoniefälle (0,6 %). Auch hier waren nur Parkinson-Patienten betroffen. Zwei dieser Patienten entwickelten die Pneumonie als Folge von Immobilisation nach intrazerebraler Blutung (2 Patienten) bzw. nach Sturz mit moderatem Schädel-Hirn-Trauma (1 Patient) [1].

b) Epilepsie: Die Angaben zu den Häufigkeiten von intraoperativ (im Falle von Wacheingriffen) oder insgesamt perioperativ beobachteten epileptischen Anfallsereignissen schwanken in der Literatur zwischen 0–10 % [11]. In den prospektiven multizentrischen THS-Studien lag die Inzidenz bei 0–3,1 % (durchschnittliche Inzidenz: 8/898 Patienten, 0,9 %) [2–10]. Eine Arbeitsgruppe gab für zwei Fälle als Ursache einen intrazerebralen Abszess bzw. ein Hirnödem an [6]. In der multizentrischen Risikoanalyse erlitten 5/1183 Patienten einmalig einen Anfall (0,4 %). Auslöser war in einem dieser Fälle möglicherweise eine Meningitis [1].

c) Liquorfistel: Ein kontinuierlicher Liquoraustritt im Bereich der Bohrlochtrepanation und damit entlang der implantierten Hirnelektroden wurde bei 0–0,9 % der Patienten beobachtet [11]. Die durchschnittliche Inzidenz dieser seltenen Komplikation liegt bei etwa 0,3 % (3/1183 Patienten) [1].

d) Schädigung von Hirngewebe: Angaben zu einer direkten Schädigung von Hirngewebe unabhängig von einer Blutung sind in der Literatur kaum zu finden. Die Inzidenz beträgt 0–0,2 % [11].

f) Postoperativer Verwirrtheitszustand: Dieses Ereignis wurde vorzugsweise für Parkinson-Patienten mit einer Häufigkeit von 2,7 %–10,7 % berichtet [2–4, 6]. In der vergleichenden Untersuchung von Odekerken et al. zur GPi-THS vs. STN-THS bei Parkinson-Patienten wurden die Ereignisse „emotionale Labilität" (GPi-Gruppe: 72 %, STN-Gruppe: 84 %) bzw. „Delirium" (GPi-Gruppe: 22 %, STN-Gruppe: 24 %) mit vergleichsweise hoher Häufigkeit registriert. Der Unterschied zwischen den Patientengruppen stratifiziert nach Stimulationsort (STN vs. GPi) war statistisch nicht signifikant. Allerdings wurde nicht differenziert beschrieben, ob diese Ereignisse mit dem chirurgischen Vorgehen oder der Initiierung der THS bzw. der damit einhergehenden Reduktion dopaminerger Medikation assoziiert waren [5]. In der deutsch-österreichischen multizentrischen Studie zu THS-Behandlung im GPI bei generalisierter oder segmentaler Dystonie wurde ein Patient mit einem postoperativen Verwirrtheitszustand registriert (1/40 Patienten = 2,5 %) [9].

Die Gründe für postoperative Verwirrtheitszustände können vielschichtig sein. Neben dem mechanischen Trauma von Hirngewebe, das bei einem Elektrodendurchmesser von 1,28 mm für THS-Elektroden bzw. 0,8 mm für Mikroelektroden im Vergleich zu konventionellen neurochirurgischen Operationen sehr gering ist, sind weitere mögliche Ursachen – vorzugsweise bei älteren Patienten – die Belastung durch eine Wach-OP über mehrere Stunden bzw. bei Parkinson-Patienten wahrscheinlich auch der Beginn der elektrischen Stimulation im STN bei gleichzeitiger Reduktion der dopaminergen Medikation [12].

14.1.3 Mortalität

Das Risiko, an den Folgen einer Operation zur Implantation eines THS-Systems zu versterben, betrug in den prospektiven multizentrischen Studien zur THS bei M. Parkinson 0,5 % (3/674 Patienten), in der retrospektiven Risikoanalyse 0,4 % (5/1183 Patienten) [2–7]. In den prospektiven multizentrischen Studien zur THS-Behandlung von Dystonie wurden keine Todesfälle beobachtet [8–10].

Ursachen für einen letalen postoperativen Verlauf waren eine intrakranielle Blutung bzw. die mit diesem Ereignis assoziierten Folgekomplikationen wie Pneumonie oder Lungenembolie [2–4]. Seltenere Ursachen waren in einem Fall akutes Leberversagen bei präoperativ nicht bekannter Hepatopathie sowie bei einem zweiten Patienten die akute Exazerbation der Grunderkrankung „multiple Sklerose" [1].

14.1.4 Risikofaktoren für peri- und postoperative Komplikationen

Rughani und Mitarbeiter nutzten für eine Analyse von Patienten-bezogenen Risikofaktoren und ihrer Assoziation zu Komplikationen nach stereotaktischen Eingriffen die größte Patientendatenbank der USA, die Angaben über alle Krankenhauseinweisungen des Landes enthält (The Nationwide Inpatient Sample [NIS]). Ausgewertet wurden alle erwachsenen Patienten, bei denen zwischen 1999 und 2008 die Diagnosen „idiopathisches Parkinsonsyndrom", „Essentieller Tremor" oder „Dystonie" mit einer der beiden stereotaktischen Prozeduren „THS" oder „läsionelles Verfahren" (z. B. Thalamotomie) verknüpft waren. Die Variablen „höheres Lebensalter bei OP" und „höhere Zahl von Komorbiditäten" korrelierten signifikant mit höheren Komplikationsraten. Ein Lebensalter von > 70 Jahren erhöhte z. B. ganz allgemein das Komplikationsrisiko um 3,55 %. Die Diagnose „M. Parkinson" erhöhte nur im Vergleich zu „Essentiellem Tremor" aber nicht im Vergleich zu „Dystonie" signifikant die Wahrscheinlichkeit für Komplikationen während des stationären Aufenthalts (Risikofaktor: 3,1 %) oder für das Auftreten eines Schlaganfalls bzw. einer intrazerebralen Blutung (Risikofaktor: 1,98 %) [13]. Eine Zunahme des Risikos für eine intrazerebrale Blutuung bei Vorliegen der Kofaktoren „Morbus Parkinson", „Komorbiditäten" (arterieller Hypertonus oder nicht diagnostizierte Gerinnungsstörung) bzw. „höheres Lebensalter am Operationstag" wurde auch von anderen Autoren berichtet [1, 14–19] .

Grundsätzlich kann jede Penetration von Hirngewebe mit einer Elektrode zu einer intrazerebralen Blutung führen. Somit können theoretisch intraoperative elektrophysiologische Untersuchungen mit mehreren parallel geführten Mikroelektroden das Risiko für diese Komplikation erhöhen. Bezüglich dieser Annahme besteht allerdings kein Konsens. Mehrere retrospektive Untersuchungen an vergleichsweise großen Patientenkollektiven mit insgesamt 1296 intraoperativ eingebrachten Ableitungselektroden fanden keinen statistisch signifikanten Zusammenhang zwischen dem Risiko für eine intrazerebrale Blutung und Mikroelektrodenableitungen [16, 19,

20]. Dieses Ergebnis wurde auch durch eine Risikoanalyse von Parkinson-Patienten bestätigt, bei denen der STN entweder mit einer einzelnen Ableitungselektrode oder fünf parallel implantierten Elektroden untersucht wurde [21]. Andererseits definierte Hariz nach einer Literaturübersicht ein um den Faktor 5 erhöhtes Risiko für eine intrazerebrale Blutung, wenn mehrere Ableitungselektroden verwendet werden [22]. Da es sich hierbei um eine Auswertung von Arbeiten handelte, die in die Anfangszeit der TSH-Anwendung fallen, hat sich diese Einschätzung möglicherweise inzwischen durch die zunehmende operative Erfahrung überholt.

14.2 Spätkomplikationen

Spätkomplikationen beinhalten die folgenden Ereignisse: Wundinfektionen, Hauterosionen, Probleme mit direktem Bezug zur implantierten Hardware (Migration oder Fehlplatzierung von Hirnelektroden, Elektrodenbruch oder Elektrodendiskonnektion, Fehlfunktion des Impulsgebers), Narbenbildung im Bereich der Verlängerungskabel (bow-stringing) und das sog. „Twiddler-Syndrom".

14.2.1 Infektionen und Hautdefekte (Erosionen)

Implantate sind Fremdmaterial und somit potentiell gefährdet für eine bakterielle Besiedelung mit nachfolgender Entzündungsreaktion. Wenn näher spezifiziert handelt es sich im Regelfall um eine Infektion mit Staphylokokkus aureus [23, 24]. Weiterhin kann sich durch permanenten Druck des Implantats auf die darüber liegende Haut ein Hautdefekt oder eine sog. Hauterosion bilden. In Publikationen zu diesem Thema wurde bei den Angaben zu „Infektionen" häufig nicht unterschieden, ob es sich dabei um einen vergleichsweise blanden Verlauf handelte (Rötung oder Überwärmung der Haut, die sich spontan oder unter antibiotischer Therapie wieder zurückbildete) oder ob ein weiterer chirurgischer Eingriff zur Entfernung von infizierten THS-Hardwarekomponenten erforderlich war [24]. Weiterhin kann häufig nicht nachvollzogen werden, ob eine lokale Entzündung bei intakter Haut oder als Folge eines Hautdefektes über dem implantierten Material und damit als Superinfektion aufgetreten war.

Generell betrugen in den multizentrischen THS-Studien die Angaben zur Häufigkeit von Infektionen 2,6–10 % (durchschnittliche Häufigkeit: 6,2 % (49/798 Patienten)) [2–10]. Eine bevorzugte Lokalisation für Entzündungen war die subkutan präparierte Hauttasche, die den Impulsgeber aufnimmt. Weitaus seltener bildeten sich Infektionen über den anderen Hardwarekomponenten (Hirnelektroden, Verlängerungskabel, Verbindung zwischen Elektrode und Verlängerungskabel [Konnektor]) [25]. Hautdefekte wurden in drei der multizentrischen klinischen Studien bei 3,8 %, 6,5 % bzw. 4,5 % der Patienten registriert [2, 6, 8]. Diese Veränderungen traten am häufigsten über dem Konnektor auf [25].

Eine aufwändige prospektive Untersuchungen zur Infektionsproblematik wurde von Sillay und Mitarbeitern durchgeführt, die Daten von insgesamt 420 Patienten (entsprechend 759 neu implantierte Elektroden bzw. Impulsgebern) auswerteten. Dabei differenzierten die Autoren zwischen oberflächlichen Infektionen ohne Materialbeteiligung (Häufigkeit 0,6 %) und Ereignissen mit klinisch oder mikrobiologisch eindeutig nachgewiesener Implantatbeteiligung (Häufigkeit: 4,5 % pro Patient). Keiner der in einer multifaktoriellen Risikoanalyse berücksichtigten Parameter (Lebensalter, Grunderkrankung, Erfahrung des Chirurgen, Mehrfachoperationen, Modell und damit Größe des implantierten Impulsgebers, Operationsdauer, verschiedene operative Vorgehensweisen) war ein statistisch signifikanter Indikator für ein erhöhtes oder reduziertes Infektionsrisiko [24]

14.2.2 Implantat-bezogene Komplikationen

Bei den prospektiv in multizentrischen THS-Studien behandelten Patienten traten Implantat-bezogene Komplikationen mit einer Häufigkeit von 2,5–11,3 % auf. In drei Studien wurde diese Komplikationsquelle nicht explizit erwähnt [2, 4, 5]. In retrospektiv an relativ großen Patientenkollektiven (> 100 Patienten) durchgeführten Untersuchungen, publiziert nach 2004, betrug die Wahrscheinlichkeit für Bruch oder allgemein mechanische Verletzung einer implantierten Hirnelektrode durchschnittlich 3,6 % (43/1199 Patienten) [11]. Eine operative Repositionierung einer Hirnelektrode wurde bei 0–19 % (durchschnittlich 5,8 %) der Patienten durchgeführt ([26]. Falowski und Mitarbeiter, die Komplikationen von 432 Patienten auswerteten, die in zwei THS-Zentren über einen Zeitraum von 14 Jahren operiert wurden, berichteten operative Revisionsraten von 5,7 % für Hirnelektroden und 3,2 % für Verlängerung. Initial wurden in diesen Zentren die Konnektoren im Nackenbereich und damit in einem sehr beweglichen Segment platziert, seit dem Jahr 2001 retroaurikulär. Dadurch konnte die Rate an Elektrodenbrüchen von initial 4,6 % auf zuletzt 0,8 % reduziert werden [23].

14.2.3 „Bow-stringing" und Twiddling"

„Bow-stringing" bezeichnet eine Narbenbildung im subkutanen Verlauf des Verlängerungskabels über dem lateralen Halsdreieck bzw. bei seinem Übertritt über die Klavikula. Durch fibröse Narbenbildung auf dieser Strecke kann es zu starkem Zug auf das Kabel mit nachfolgenden Schmerzen, Tortikollisbildung oder Dislokation der Hirnelektroden kommen, so dass eine operative Revision mit Adhäsiolyse und Verlagerung des Verlängerungskabels erforderlich wird [27]. Den Daten aus großen Patientenserien einzelner THS-Zentren zufolge beträgt die Inzidenz für operationswürdiges Bow-stringing 0,6–2,6 % [27–30]. Der zeitliche Abstand zwischen Erst-

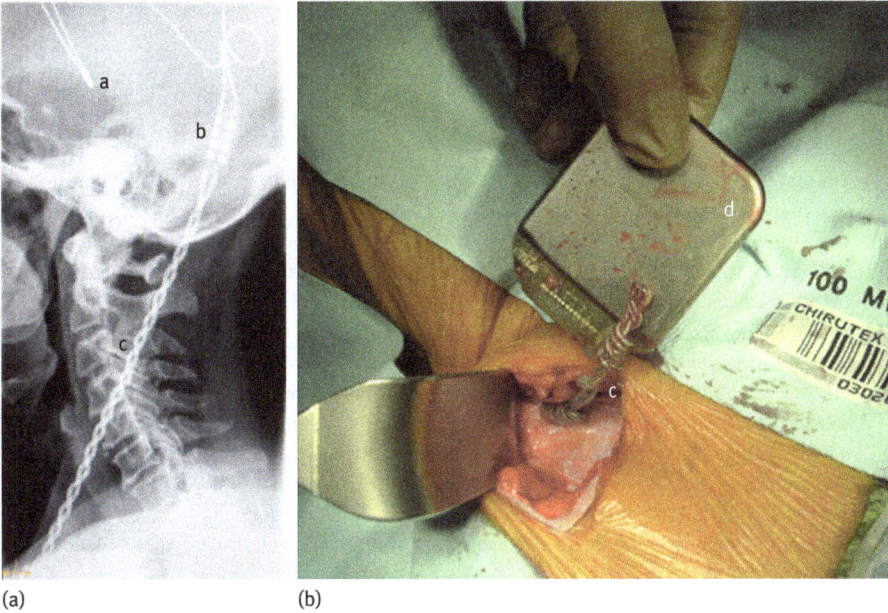

Abb. 14.1: (a) Röntgenbild einer Patientin nach manueller Manipulation des Impulsgebers durch die Haut. Die Verbindungskabel zu den Hirnelektroden weisen danach eine Vielzahl von Windungen auf. (b) intraoperativer Befund bei Revision. a: Hirnelektroden; b: Kontaktstecker der Hirnelektroden mit dem Verbindungskabel; c: Verbindungskabel; d: Impulsgeber.

implantation eines THS-Systems und Folgeoperation wurde mit 0,5–118 Monaten angegeben [27, 29, 30]. Als Risikofaktoren wurden Dyskinesien, Dystonie und psychiatrische Erkrankungen diskutiert. Möglicherweise kann durch eine geeignete Implantationstechnik mit einem Kabelverlauf über dem medialen Drittel (Implantation in Richtung der Fossa jugularis sternalis) und nicht über der lateral dazu gelegenen Konvexität der Klavikula diese Form der Narbenbildung verhindert werden [29].

Der Begriff „Twiddler-Syndrome" beschreibt die Folgen einer vom Patienten wiederholt und zwanghaft durchgeführten manuellen Manipulation des Impulsgebers durch die Haut. Mehrfache Drehungen des Impulsgebers meist nach Abreißen der fazialen Haltefäden mit Verwindung der Verlängerungskabel und Verkürzung der Kabellänge können Ursache für einen Bruch des Kabels und/oder Dislokation der Hirnelektroden sein [31, 32]. Da nicht jeder Fall publiziert wird (Abb. 14.1 zeigt z. B. den nicht veröffentlichten Lokalbefund einer Patientin aus der eigenen Klinik) kann die Inzidenz nicht sicher beziffert werden. Eine 2015 publizierte Übersichtsarbeit identifizierte insgesamt zehn Fallberichte [33].

Referenzen

[1] Voges J, Hilker R, Botzel K, Kiening KL, Kloss M, Kupsch A, et al. Thirty days complication rate following surgery performed for deep-brain-stimulation. Mov Disord. 2007;22(10):1486–9.

[2] Deuschl G, Schade-Brittinger C, Krack P, Volkmann J, Schafer H, Botzel K, et al. A randomized trial of deep-brain stimulation for Parkinson's disease. N Engl J Med. 2006;355(9):896–908.

[3] Weaver FM, Follett K, Stern M, Hur K, Harris C, Marks WJ, Jr., et al. Bilateral deep brain stimulation vs best medical therapy for patients with advanced Parkinson disease: a randomized controlled trial. JAMA. 2009;301(1):63–73.

[4] Williams A, Gill S, Varma T, Jenkinson C, Quinn N, Mitchell R, et al. Deep brain stimulation plus best medical therapy versus best medical therapy alone for advanced Parkinson's disease (PD SURG trial): a randomised, open-label trial. Lancet neurology. 2010;9(6):581–91.

[5] Odekerken VJ, van Laar T, Staal MJ, Mosch A, Hoffmann CF, Nijssen PC, et al. Subthalamic nucleus versus globus pallidus bilateral deep brain stimulation for advanced Parkinson's disease (NSTAPS study): a randomised controlled trial. Lancet neurology. 2013;12(1):37–44.

[6] Schuepbach WM, Rau J, Knudsen K, Volkmann J, Krack P, Timmermann L, et al. Neurostimulation for Parkinson's disease with early motor complications. N Engl J Med. 2013;368(7):610–22.

[7] Timmermann L, Jain R, Chen L, Maarouf M, Barbe MT, Allert N, et al. Multiple-source current steering in subthalamic nucleus deep brain stimulation for Parkinson's disease (the VANTAGE study): a non-randomised, prospective, multicentre, open-label study. Lancet neurology. 2015;14(7):693–701.

[8] Vidailhet M, Vercueil L, Houeto JL, Krystkowiak P, Benabid AL, Cornu P, et al. Bilateral deep-brain stimulation of the globus pallidus in primary generalized dystonia. N Engl J Med. 2005;352(5):459–67.

[9] Kupsch A, Benecke R, Muller J, Trottenberg T, Schneider GH, Poewe W, et al. Pallidal deep-brain stimulation in primary generalized or segmental dystonia. N Engl J Med. 2006;355(19):1978–90.

[10] Volkmann J, Mueller J, Deuschl G, Kuhn AA, Krauss JK, Poewe W, et al. Pallidal neurostimulation in patients with medication-refractory cervical dystonia: a randomised, sham-controlled trial. Lancet neurology. 2014;13(9):875–84.

[11] Voges JP, MO. Neue Daten zur Sicherheit der Operation bei der tiefen Hirnstimulation. Akt Neurol. 2009;36:S27–S31.

[12] Volkmann J, Daniels C, Witt K. Neuropsychiatric effects of subthalamic neurostimulation in Parkinson disease. Nat Rev Neurol. 2010;6(9):487–98.

[13] Rughani AI, Hodaie M, Lozano AM. Acute complications of movement disorders surgery: effects of age and comorbidities. Mov Disord. 2013;28(12):1661–7.

[14] Voges J, Waerzeggers Y, Maarouf M, Lehrke R, Koulousakis A, Lenartz D, et al. Deep-brain stimulation: long-term analysis of complications caused by hardware and surgery – experiences from a single centre. J Neurol Neurosurg Psychiatry. 2006;77(7):868–72.

[15] Goodman RR, Kim B, McClelland S 3rd, Senatus PB, Winfield LM, Pullman SL, et al. Operative techniques and morbidity with subthalamic nucleus deep brain stimulation in 100 consecutive patients with advanced Parkinson's disease. J Neurol Neurosurg Psychiatry. 2006;77(1):12–7.

[16] Sansur CA, Frysinger RC, Pouratian N, Fu KM, Bittl M, Oskouian RJ, et al. Incidence of symptomatic hemorrhage after stereotactic electrode placement. J Neurosurg. 2007;107(5):998–1003.

[17] Seijo FJ, Alvarez-Vega MA, Gutierrez JC, Fdez-Glez F, Lozano B. Complications in subthalamic nucleus stimulation surgery for treatment of Parkinson's disease. Review of 272 procedures. Acta Neurochir (Wien). 2007;149(9):867–75; discussion 76.

[18] Umemura A, Jaggi JL, Hurtig HI, Siderowf AD, Colcher A, Stern MB, et al. Deep brain stimulation for movement disorders: morbidity and mortality in 109 patients. J Neurosurg. 2003;98(4):779–84.

[19] Gorgulho A, De Salles AA, Frighetto L, Behnke E. Incidence of hemorrhage associated with electrophysiological studies performed using macroelectrodes and microelectrodes in functional neurosurgery. J Neurosurg. 2005;102(5):888–96.

[20] Binder DK, Rau GM, Starr PA. Risk factors for hemorrhage during microelectrode-guided deep brain stimulator implantation for movement disorders. Neurosurgery. 2005;56(4):722–32; discussion 32.

[21] Temel Y, Wilbrink P, Duits A, Boon P, Tromp S, Ackermans L, et al. Single electrode and multiple electrode guided electrical stimulation of the subthalamic nucleus in advanced Parkinson's disease. Neurosurgery. 2007;61(5 Suppl 2):346–55; discussion 55–7.

[22] Hariz MI. Safety and risk of microelectrode recording in surgery for movement disorders. Stereotact Funct Neurosurg. 2002;78(3–4):146–57.

[23] Falowski SM, Ooi YC, Bakay RA. Long-Term Evaluation of Changes in Operative Technique and Hardware-Related Complications With Deep Brain Stimulation. Neuromodulation. 2015;18(8):670–7.

[24] Sillay KA, Larson PS, Starr PA. Deep brain stimulator hardware-related infections: incidence and management in a large series. Neurosurgery. 2008;62(2):360–6; discussion 6–7.

[25] Voges J, Krauss JK. [Neurological and technical aspects of deep brain stimulation]. Nervenarzt. 2010;81(6):702–10.

[26] Hamani C, Lozano AM. Hardware-related complications of deep brain stimulation: a review of the published literature. Stereotact Funct Neurosurg. 2006;84(5–6):248–51.

[27] Miller PM, Gross RE. Wire tethering or 'bowstringing' as a long-term hardware-related complication of deep brain stimulation. Stereotact Funct Neurosurg. 2009;87(6):353–9.

[28] Falowski S, Ooi YC, Smith A, Verhargen Metman L, Bakay RA. An evaluation of hardware and surgical complications with deep brain stimulation based on diagnosis and lead location. Stereotact Funct Neurosurg. 2012;90(3):173–80.

[29] Akram H, Limousin P, Hyam J, Hariz MI, Zrinzo L. Aim for the Suprasternal Notch: Technical Note to Avoid Bowstringing after Deep Brain Stimulation. Stereotact Funct Neurosurg. 2015;93(4):227–30.

[30] Janson C, Maxwell R, Gupte AA, Abosch A. Bowstringing as a complication of deep brain stimulation: case report. Neurosurgery. 2010;66(6):E1205; discussion E.

[31] Geissinger G, Neal JH. Spontaneous twiddler's syndrome in a patient with a deep brain stimulator. Surg Neurol. 2007;68(4):454–6; discussion 6.

[32] Israel Z, Spivak A. A tremulous twiddler. Stereotact Funct Neurosurg. 2008;86(5):297–9.

[33] Sobstyl M, Zabek M, Gorecki W, Brzuszkiewicz-Kuzmicka G. Twiddler syndrome in a patient with tremor dominant Parkinson's disease. A case report and literature review. Neurol Neurochir Pol. 2015;49(6):467–71.

S. E. Thanarajah, P. Reker

15 THS-assoziierte Komplikationen

15.1 Akute Nebenwirkungen

Die akuten Nebenwirkungen treten rasch nach Einstellen der Stimulationsparameter auf und sind nach Deaktivierung der THS reversibel. Sie werden unmittelbar durch Stimulation der Zielstruktur und benachbarter Strukturen ausgelöst.

15.1.1 Nucleus subthalamicus (STN) bei Morbus Parkinson

Die Stimulation im STN kann bereits intraoperativ zu Hyperkinesien führen. In der postoperativen Phase können Setzeffekt und dopaminerge Therapie additiv Hyperkinesien verursachen. Insgesamt sind stimulationsabhängige Hyperkinesien jedoch ein Zeichen guter Wirksamkeit und korrekter Elektrodenlage. Bei Stimulationsanpassung treten Überbewegungen unmittelbar oder deutlich verzögert auf [1]. Seltenere Probleme sind eine muskuläre Hypotonie durch übermäßige Rigorsuppression [2] oder eine konjugierte Blickdeviation, möglicherweise durch Stimulation okulomotorischer Anteile des STN [3].

Lateral des STN verläuft die Capsula interna. Reizung vor allem der kortikobulbären Bahnen verursacht tetanische Muskelkontraktionen der ipsi- und/oder kontralateralen oberen Gesichtsmuskulatur bzw. der kontralateralen unteren Gesichtsmuskulatur. Zusätzlich oder isoliert kann eine spasmodische Dysarthrie auftreten [4]. Im Falle einer Lidöffnungsapraxie muss zwischen einer Nebenwirkung der THS durch laterale Ausbreitung des Feldes, fazialen Hyperkinesien und einer vorbestehenden Off-Dystonie differenziert werden [5]. An den Extremitäten kann die Stimulation kortikospinaler Fasern ebenfalls Muskelkontraktionen hervorrufen. Differentialdiagnostisch müssen diese abgegrenzt werden von Dystonien durch eine übermäßige Stimulation im STN und von vorbestehenden dystonen Symptomen im Rahmen der Parkinsonerkrankung [2]. Eine unterschwellige Affektion dieser Bahnen mit einer Verschlechterung der Feinmotorik oder scheinbarer Verschlechterung der Kinese darf nicht mit krankheitsbedingten Defiziten verwechselt werden. Als seltenere stimulationsbedingte Phänomene sind lokalisierte Dystonien der Rachen- und Schlundmuskulatur mit Stridor und Dysphagie beschrieben [6, 7].

Bei einer medialen Ausbreitung des Stimulationsfeldes kann es zur einer Affektion des III. Hirnnerven mit Verschwommensehen, Doppelbildern und Schwindelgefühl kommen. Bei weiterer Erhöhung der Amplitude ist oft eine Bulbusdeviation zu erkennen [8]. Eine Reizung der medial und posterior des STN verlaufenden sympathischen Fasern führt zu ipsilateraler Mydriasis und Schwitzen [8].

Posterior des STN ziehen Afferenzen des sensorischen Thalamus im Lemniscus medialis vorbei. Kontralaterale Parästhesien habituieren oft rasch, können aber im Falle eines Persistierens unangenehm und therapielimitierend sein [2].

https://doi.org/10.1515/9783110459715-015

Eine weitere Ursache stimulationsinduzierter Dysarthrie ist die Affektion zerebellothalamischer Afferenzen [9]. Gelegentlich treten begleitend Gleichgewichts- und Koordinationsstörungen auf. Eine Unterscheidung zwischen kapsulärer, zerebellothalamischer oder erkrankungsbedingt vorbestehender Dysarthrie ist entscheidend, um die Stimulationsparameter gezielt optimieren zu können.

Ventral des STN kann durch Stimulation in der Substantia nigra zwar der Rigor, nicht aber die Bradykinese gebessert werden.

Dorsal und dorsomedial des STN befinden sich die Zona incerta und der pallidothalamische Trakt. Hier lassen sich zwar Rigor und Hyperkinesien positiv beeinflussen, die Bradykinese kann sich aber verschlechtern [2].

Auch akute neuropsychiatrische Komplikationen stellen häufig ein Problem bei STN-Stimulation dar. Postoperativ kann das Zusammenwirken mit vorbestehender Medikation und Setzeffekt zu einem hyperdopaminergen Syndrom mit euphorischer Stimmungslage, Enthemmung, gesteigertem Antrieb, Impulskontrollstörungen und Hypomanie führen [10–14]. Akute neuropsychiatrische Nebenwirkungen sind im weiteren Verlauf am häufigsten bei höheren Stimulationsamplituden und Ansteuerung des ventralsten Kontaktes zu beobachten. Zugrunde liegt eine Stimulation des ventromedial gelegenen limbischen Anteils des STN [12, 15, 16] sowie möglicherweise der Substantia nigra pars reticulata [17] und des medialen Vorderhirnbündels [18].

Akute depressive Stimmungslagen wurden bei Stimulation der Substantia nigra [19] und der Zona incerta [4] berichtet. Bei der Unterscheidung von depressiven Symptomen im Rahmen eines L-Dopa-Entzugssyndroms hilft der zeitliche Zusammenhang zur Änderung der Stimulationsparameter.

15.1.2 Globus pallidus pars interna (GPi) bei Morbus Parkinson

Die Stimulation im ventralen GPi kann den Rigor und die Dyskinesien deutlich mildern, die Akinese allerdings verstärken. Möglicherweise ist eine Inhibition der Wirkung von Levodopa durch die GPi-Stimulation für eine Verschlechterung der Kinese verantwortlich. Die Ausbreitung des Stimulationsfeldes an den dorsalen Rand des GPi mit Übergang zur pars externa hat eine gegensätzliche Wirkung. Es werden Dyskinesien induziert und die Kinese verbessert [20]. Während die antidyskinetische Wirkung der Stimulation im GPi stabil zu sein scheint, kann die Wirkung auf die Kinese über die Jahre abnehmen [21].

Die Capsula interna verläuft medial und posterior des GPi. Die Nebenwirkungen entsprechen denen bei STN-Stimulation. Im ventral des GPi gelegenen Tractus opticus wird die Wahrnehmung von Lichtblitzen, sogenannten Phosphenen, ausgelöst. Diese adaptieren häufig schnell und treten meist passager beim Anschalten der Stimulation oder bei Amplitudenerhöhung auf. Eine darüber hinaus gehende ventrale Ausbreitung des Stimulationsfeldes kann ein diffuses Schwindelgefühl und Übelkeit hervorrufen [20].

Neuropsychiatrische Nebenwirkungen sind im GPi deutlich seltener als im STN.

15.1.3 Globus pallidus pars interna (GPi) bei Dystonie

Zusätzlich zu den oben beschriebenen Nebenwirkungen können bei verschiedenen Formen der Dystonie parkinsonoide Symptome wie Bradykinese [22] oder hypokinetische Gangstörungen mit Freezing durch Stimulation im GPi selbst hervorgerufen werden [23]. Auch neu auftretendes Stottern ist als Komplikation der GPi-Stimulation bei Dystonie beschrieben [24].

15.1.4 Nucleus ventralis intermedius thalami (Vim) bei Morbus Parkinson und Tremorsyndromen

Ein häufiges Problem ist eine gelegentlich therapielimitierende Dysarthrie. Ursächlich kann sowohl die Stimulation zerebellärer, dentato-thalamischer Afferenzen zum Vim als auch die Affektion der lateral verlaufenden Capsula interna sein. Eine Differenzierung ist oft schwierig, weil beide Mechanismen auch parallel vorliegen können [25]. Durch Störung der dentato-thalamischen Afferenzen an der ventralen Grenze des Vim kann es zu amplitudenabhängiger Extremitäten- und Gangataxie und zerebellären Okulomotorikstörungen kommen [26]. Dies gilt auch für das weiter ventral liegende, posteriore subthalamische Areal, das als alternative Zielregion zur Tremorsuppression genutzt wird [27]. Das Dilemma in diesem Zielbereich liegt darin, dass dieselbe Struktur für den therapeutischen Effekt und für die Nebenwirkung verantwortlich ist. Komplizierend kommt hinzu, dass zerebelläre Symptome selbst Teil vieler Tremorsyndrome sind.

Posterior des Vim liegt der Nucleus ventrocaudalis thalami, der über den Lemniscus medialis sensorische Afferenzen erhält. Häufig habituieren Parästhesien rasch, können aber bei zu posteriorer Ausbreitung des elektrischen Feldes andauern oder gar schmerzhaft sein. Lateral des Vim verläuft die Capsula interna, es können hier die schon für den STN beschriebenen Komplikationen auftreten. Als unspezifische Nebenwirkungen sind ein Benommenheitsgefühl und ein milder Hemineglect beschrieben [2].

15.2 Subakute und chronische Komplikationen

Die THS führt zunächst zur Symptomlinderung und zu einem reduzierten Bedarf an medikamentöser Therapie. Im weiteren Verlauf können beim Morbus Parkinson jedoch axiale Symptome und nicht-motorische Symptome in den Vordergrund treten und die Lebensqualität beeinträchtigen.

Die Langzeitnebenwirkungen bei Tremor und Dystonie sind weniger erforscht. Beim Essentiellen Tremor stellt das Nachlassen der Stimulationswirkung im Vim die bedeutendste Langzeitkomplikation dar. Neben einer Krankheitsprogression scheint eine Habituation einzutreten, deren Ursache noch unklar ist [28]. Auch bei der Dystonie zeigt ein Teil der Patienten nach einigen Jahren eine Wirkungsminderung; die Ursachensuche wird hier durch die vielfältigen Dystonieformen erschwert.

15.2.1 Axiale Symptome bei Morbus Parkinson

15.2.1.1 Axiale Symptome bei STN-Stimulation

Zu den axialen Symptomen zählen posturale Instabilität, Gangstörung mit oder ohne Freezing of Gait (FoG), Fehlhaltungen sowie Dysarthrie. Unabhängig von der THS treten diese Probleme im Krankheitsverlauf auf und stehen dann häufig im Vordergrund der Beschwerden [29]. Die Linderung von Tremor, Rigor und Akinese der Extremitäten durch THS führt dann auch zu einer phänotypischen Betonung der axialen Beschwerden. Hinzu kommen stimulations- oder medikamenteninduzierte Dyskinesien und Dystonien, die im Krankheitsverlauf zunehmen können. Zur ätiologischen Zuordnung und zur Therapie ist es erforderlich, die einzelnen Symptomkomplexe und ihren zeitlichen Zusammenhang zur THS genau zu erfassen.

Die Wirkung der THS im STN gleicht in vielen Aspekten den Effekten der dopaminergen Therapie, die ebenfalls bei fortschreitender Erkrankung ihre Wirkung auf axiale Symptome verliert. Präoperativ Dopa-responsive axiale Symptome können daher eine temporäre Verbesserung bei STN-Stimulation zeigen. Bezüglich des langfristigen Verlaufs hat das präoperative Dopa-Ansprechen jedoch keinen prädiktiven Wert [30, 31].

Bei THS im STN kann eine unzureichend behandelte Hypokinese zu Gangstörungen und posturalen Fehlhaltungen führen. Eine Ausbreitung des elektrischen Feldes in die Zona incerta kann zudem die Bradykinese und damit axiale Symptome verschlechtern [32]. Im Falle von FoG muss zwischen On- und Off-FoG unterschieden werden. Während ein Teil der Patienten durch die STN-Stimulation eine Verbesserung erfährt, entwickeln Andere ein FoG erst unter THS.

Neben der Kinese ist die Koordination der asymmetrisch betroffenen Extremitäten für das Gangbild wichtig. Eine gestörte Koordination der Beine durch STN-Stimulation kann ein FoG begünstigen. In diesem Fall stabilisiert eine Reduktion der Stimulationsamplitude kontralateral zum Bein mit der größeren Schrittlänge das Gangbild („Best side reduction") [33].

Für eine langfristige Verschlechterung der axialen Symptome wird auch der Verlust kognitiver Kompensationsmechanismen diskutiert. Bei Nachlassen der gerichteten Aufmerksamkeit können Dysarthrie und Gangstörung deutlicher in den Vordergrund treten [34].

15.2.1.2 Axiale Symptome bei Vim-Stimulation

Dysarthrie und Gangstörung treten unmittelbar als stimulationsabhängige Nebenwirkungen bei der Stimulation im Vim auf. Darüber hinaus ergaben Langzeitstudien eine Zunahme der axialen Symptome im Verlauf [35, 36] [37], am ehesten im Rahmen einer Krankheitsprogression.

15.2.1.3 Axiale Symptome bei GPi-Stimulation

Die Datenlage zu Langzeitnebenwirkungen bei GPi-Stimulation ist begrenzt und widersprüchlich. Ergebnisse aus Langzeitstudien mit einer Beobachtungsdauer von maximal fünf Jahren reichen von einer passageren Verbesserung [21] bis hin zu einer Befundkonstanz axialer Symptome [38].

15.2.2 Neuropsychiatrische Symptome bei Morbus Parkinson

Die Literatur zu psychiatrischen Symptomen nach THS ist inkonsistent. Die Berichte reichen von einer Verschlechterung vorbestehender bis hin zum Auftreten neuer psychiatrischer Symptome nach STN-THS. Zudem liegen bisher nur wenige kontrollierte Vergleichsstudien mit GPi-THS und Best Medical Treatment (BMT) vor. Unterschiede in der Studiendurchführung und Symptomerfassung erschweren eindeutige Schlüsse.

Es scheint sich insgesamt eine höhere Wahrscheinlichkeit von kognitiven und behavioralen Veränderungen nach STN-THS abzuzeichnen [39–42]. Daher wird diskutiert, ob bei Patienten mit einem Risikoprofil für psychiatrische Nebenwirkungen der GPi als Zielregion ausgewählt werden sollte [43]. Bei GPi-Stimulation kann die Medikation jedoch kaum reduziert werden. Ob daher der GPi in Anbetracht der häufigen dopaminerg induzierten psychiatrischen Probleme immer die bessere Alternative darstellt, bleibt unklar.

Der STN ist in assoziative und limbische Kreisläufe eingeschlossen, sodass seine Bedeutung für emotionale und kognitive Prozesse naheliegt. Die Ätiologie THS-assoziierter psychiatrischer Symptome ist multifaktoriell. Zur Differenzierung der beitragenden Faktoren ist der zeitliche Bezug zu Krankheitsdauer und THS-Implantation wegweisend:

1. **Akute Stimulationseffekte:** Diese sind auf eine Ausbreitung des elektrischen Feldes in das limbische Netzwerk zurückzuführen und werden durch Stimulationsänderung moduliert.
2. **Medikamenten-THS-Interaktion:** Die additive Wirkung der Medikation und der THS kann ein hyperdopaminerges Syndrom mit Enthemmung und euphorischer Stimmungslage auslösen. Im weiteren Verlauf kann eine zu schnelle Reduktion der Medikation zu einem hypodopaminergen Syndrom mit depressiver Stimmungslage, Antriebsminderung und Angst führen.
3. **Exazerbration präexistenter psychiatrischer Symptome:** Präoperativ vorhandene psychiatrische Störungen wie depressive Symptome oder Angststörungen können durch den operativen Eingriff dekompensieren [44].

4. **Krankheitsprogression:** Schlafstörungen, depressive Syndrome oder Angststörungen stellen Teil des Krankheitsbildes dar und können im Verlauf unabhängig von der THS auftreten.

5. **Anpassungsprobleme:** Die Besserung motorischer Defizite führt zu Veränderungen im Alltag. Die Anpassung an die neue Situation ist oft eine Herausforderung für Patienten und ihr Umfeld. Aufgaben- und Rollenverteilungen müssen neu bedacht werden. Zudem verliert der Patient teilweise den primären und sekundären Krankheitsgewinn [21, 44]. Diese Schwierigkeiten führen zu psychischen Belastungen, die in Form von depressiven Symptomen und Angst zum Ausdruck kommen können – nicht nur bei Patienten selbst, sondern auch bei engen Angehörigen [45].

6. **Unrealistische Erwartungen:** Werden zu hohe Erwartungen an die THS gestellt, kann das postoperativ Frustration und Stimmungsveränderungen nach sich ziehen [44, 46]. Es ist die Aufgabe des interdiziplinären Teams, den Patienten präoperativ wiederholt auf realistische Veränderungen durch die THS hinzuweisen. Insbesondere ist es notwendig, die Patienten aufzuklären, dass der Setzeffekt mit oft drastischer Reduktion motorischer Symptome ein passageres Phänomen darstellt und eine erfolgreiche Behandlung eine fortlaufende Stimulationsoptimierung erfordert.

15.2.2.1 Depression und Apathie

Das Erkennen und Behandeln einer postoperativen Depression ist von erheblicher Bedeutung für den Behandlungserfolg, da diese einen größeren Einfluss auf die Lebensqualität des Patienten hat als das motorische Ansprechen [46, 47]. Kontrollierte Studien sprechen zwar für ein erhöhtes Auftreten depressiver Symptome nach STN-THS im Vergleich zu BMT und GPi-THS [13, 48], gegenteilige Daten zeigen jedoch auch Stimmungsstabilität [49] oder gar eine Verbesserung der depressiven Stimmungslage [50]. Einen wesentlichen Beitrag zu depressiven Symptomen leistet der Dopaminentzug bei zu schneller Medikamentenreduktion. Weitere wichtige Komponenten sind eine Dekompensation einer präoperativen Depression oder eine postoperative Anpassungsstörung.

Als Apathie wird ein Mangel an Antrieb, Interesse, Motivation und Initiative bezeichnet und ist eine der häufigsten psychiatrischen Nebenwirkungen nach THS in STN [51]. In einer Langzeitstudie ohne Kontrollgruppe konnte eine Verschlechterung der Apathie nach drei Jahren festgestellt werden [52]. Als prädiktiver Faktor wurde bislang allein die präoperative Fluktuation nicht-motorischer Symptome identifiziert. Neben dem Dopaminentzug [52] ist die Krankheitsprogression der wichtigste ätiologische Faktor. Später im Krankheitsverlauf auftretende kognitive Störungen gehen häufig mit einer Apathie einher. Ob die THS selbst die Entstehung von Apathie fördert, wird kontrovers diskutiert.

Bei depressiven und apathischen Symptomen unter THS sollte die Behandlung mit Dopaminagonisten evaluiert werden. Bei vorbestehenden kognitiven Defiziten steigt allerdings das Risiko einer dopaminerg induzierten Verschlechterung bis hin zum klinischen Vollbild eines Delirs oder einer Psychose.

15.2.2.2 Suizidalität

Eine große retrospektive, multizentrische Studie [53] stellte eine erhöhte Suizidrate nach STN-THS fest und erregte großes Aufsehen. 0,45 % der Patienten verstarben durch Suizid und 0,9 % unternahmen einen Suizidversuch. Diese Werte waren im Vergleich zur geschlechts- und alterskorrigierten Suizidrate der Allgemeinbevölkerung im jeweiligen Land erhöht. Besonders im ersten postoperativen Jahr war die Suizidrate mit 0,26 % zwölfmal höher als in der Allgemeinbevölkerung, obwohl die allgemeine Suizidrate von Parkinson-Patienten deutlich niedriger ist als die der Allgemeinbevölkerung [54]. Als Risikofaktoren wurden postoperative Depression, Impulskontrollstörungen, präoperativ zwanghafte Medikamenteneinnahme und Familienstand „ledig" identifiziert.

Bei kritischer Bewertung dieser Ergebnisse ist zu beachten, dass lebensverändernde Operationen häufig mit einer erhöhten Suizidrate einhergehen [55]. Auch nach GPi-THS ist eine erhöhte Suizidrate dokumentiert [56]. Zudem stellen Parkinson-Patienten, die eine THS anstreben, ein besonderes Kollektiv dar. Sie leiden an einem fortgeschrittenen, stigmatisierenden, neurodegenerativen Krankheitsbild und haben hohe, gelegentlich unrealistische Erwartungen an die Operation. Passend dazu weisen Patienten auf der Warteliste für die THS bereits eine erhöhte Suizidrate auf [53]. Daher lässt sich kaum differenzieren, ob die STN-THS selbst durch Modulation limbischer Netzwerke oder vorbestehende psychische Belastungsfaktoren und die lebensverändernde Situation für die erhöhte Suizidrate verantwortlich sind. Zur Prävention sind neben sorgfältiger Auswahl der Patienten vor allem wiederholte Aufklärung und die regelmäßige und multidisziplinäre Nachkontrolle essentiell.

15.2.2.3 Impulskontrollstörungen

Ein erhöhtes Auftreten von Impulskontrollstörungen nach STN-THS ist in Fallberichten und kleinen retrospektiven Studien beschrieben, insbesondere Hypersexualität und Spielsucht [57] werden berichtet. Häufig treten diese Störungen nur passager auf und sind mit einer schnellen Erhöhung der Stimulationsparameter bei noch nicht ausreichend reduzierter dopaminerger Medikation assoziiert. Dennoch können sie durchaus belastend und im Extremfall gar gefährlich werden, bedürfen also einer zügigen Behandlung.

Im Gegensatz zu frühen Studien, die präoperative, meist medikamentös induzierte Impulskontrollstörungen als klare Kontraindikation für die THS sahen, werden nun medikamentöse psychiatrische Nebenwirkungen sogar als mögliche Indikation zur THS diskutiert [58]. Passend dazu belegen Studien [59] [60] eine Reduktion von zwanghafter Dopamineinnahme und Impulskontrollstörungen nach Beginn der THS. Einige Patienten entwickelten jedoch anschließend eine depressive Symptomatik. Es ist außerdem wichtig zu berücksichtigen, dass präoperative Impulskontrollstörungen mit postoperativen psychiatrischen Nebenwirkungen und erhöhter Suizidalität assoziiert sind.

15.2.2.4 Kognition

Die Befunde hierzu sind teilweise widersprüchlich. Die am häufigsten beschriebene kognitive Einschränkung nach STN-THS ist eine Reduktion der Wortflüssigkeit. Diese verschlechterte sich drei Monate nach Implantation der STN-Elektroden allerdings sowohl bei stimulierten Patienten als auch bei nicht-stimulierten Kontroll-Patienten [61]. Auch bei bereits stimulierten Patienten führt das An- und Ausschalten der Stimulation nicht immer zu reproduzierbaren Veränderungen. Somit scheint allein die operative Läsion einen wichtigen Beitrag zu leisten. Longitudinalstudien belegen jedoch eine weitere Verschlechterung der Wortflüssigkeit über einen Beobachtungszeitraum von 5 und 8 Jahren [31, 62].

Darüber hinaus wurden Einschränkungen des Kurzzeitgedächtnisses sowie exekutiver Funktionen beobachtet [31, 42], zu denen Problemlösung, Entscheidungsfindung, selektive Unterdrückung von automatisierten Verhaltensmustern und bewusste Aufmerksamkeitssteuerung zählen. Die Patienten zeigten nach STN-Stimulation auch eine Abnahme der Verarbeitungsgeschwindigkeit für neue Informationen [63]. Während Studien mit kleinen Stichproben Hinweise für eine Abnahme der globalen kognitiven Funktion nach STN-THS zeigen, konnte dies in großen kontrollierten Studien nicht bestätigt werden [48, 64].

Die Ätiologie der neuropsychologischen Defizite ist multifaktoriell. Die Operation selbst dürfte dabei ein wichtiger Faktor sein, da bei Elektrodenimplantation der Frontallappen sowie häufig der Kopf des Ncl. caudatus passiert werden [51]. Eine Korrelation zwischen Medikamentenreduktion und dem Ausmaß kognitiver Defizite konnte bislang nicht gefunden werden [48]. Die Erkrankung selbst muss ebenfalls berücksichtigt werden, da unabhängig von der THS bei 25 % der Patienten bereits kurz nach Diagnosestellung eine Beeinträchtigung der exekutiven Funktionen festzustellen ist. Diese nimmt im Krankheitsverlauf deutlich zu, nach drei Jahren weisen bereits 50 % der Patienten eine Störung der exekutiven Funktion auf [65].

Im Hinblick auf kognitive Nebenwirkungen gilt die THS insgesamt als sichere Methode [42, 66, 67], wenn die Patienten präoperativ sorgfältig ausgewählt werden. Als prognostisch ungünstige Faktoren gelten ein hohes Alter, eine hohe Gesamtdosis der dopaminergen Therapie, vorbestehende kognitive Defizite und das Vorliegen axialer Symptome [68, 69].

15.3 Akuter Stimulationsausfall

Abhängig vom Ausmaß der Symptomkontrolle durch die THS kann ein plötzlicher Funktionsausfall zu einem medizinischen Notfall werden [70, 71]. Bei funktionierender Hardware ist der häufigste Grund für einen Funktionsverlust die Entladung der Batterie. Mit den neuen Impulsgeneratoren ist eine akzidentelle Deaktivierung z. B. durch Magnetfelder selten geworden.

Bei einem Ausfall der STN-THS bei der Parkinsonerkrankung ist gerade bei deutlicher postoperativer Medikamentenreduktion ein rasches und heftiges Wiederkehren der Beschwerden bis hin zu einer akinetischen Krise zu erwarten [71, 72]. Ein Fallbericht beschreibt gar ein letales, malignes THS-Entzugssyndrom mit zentraler Hyperthermie und Multiorganversagen [73]. Als Differenzialdiagnose kommt bei schneller und drastischer Reduktion oder Absetzen der dopaminergen Medikation vor allem perioperativ das Parkinson-Hyperpyrexie-Syndrom in Frage, das ebenfalls dem malignen neuroleptischen Syndrom ähnelt und potentiell tödlich ist [74]. Neben den motorischen Symptomen können sich auch die nicht-motorischen Symptome relevant verschlechtern [75].

Bei Stimulations-Ausfall im Vim ist ebenfalls eine rasche Rückkehr des Tremors zu erwarten, dessen Ausprägung über die präoperative Ausgangssymptomatik hinausgehen kann [36]. Dies kann im Einzelfall sehr behindernd sein.

Ein plötzliches Versagen der THS im GPi kann bei generalisierter oder axialer Dystonie in einen lebensgefährlichen Zustand münden [76]. Der Verlauf ist in Abhängigkeit des Dystoniesyndroms schwer vorherzusagen, da auch eine langfristige Symptomkontrolle nach Deaktivierung der THS im GPi beschrieben ist [77].

Referenzen

[1] Krack P, Pollak P, Limousin P, Benazzouz A, Deuschl G, Benabid AL. From off-period dystonia to peak-dose chorea. The clinical spectrum of varying subthalamic nucleus activity. Brain : a journal of neurology. 1999;122(Pt 6):1133–46.

[2] Castrioto A, Volkmann J, Krack P. Postoperative management of deep brain stimulation in Parkinson's disease. Handbook of clinical neurology. 2013;116:129–46.

[3] Sauleau P, Pollak P, Krack P, Pelisson D, Vighetto A, Benabid AL, et al. Contraversive eye deviation during stimulation of the subthalamic region. Mov Disord. 2007;22(12):1810–3.

[4] Tommasi G, Krack P, Fraix V, Le Bas JF, Chabardes S, Benabid AL, et al. Pyramidal tract side effects induced by deep brain stimulation of the subthalamic nucleus. Journal of neurology, neurosurgery, and psychiatry. 2008;79(7):813–9.

[5] Tommasi G, Krack P, Fraix V, Pollak P. Effects of varying subthalamic nucleus stimulation on apraxia of lid opening in Parkinson's disease. Journal of neurology. 2012;259(9):1944–50.

[6] Fagbami OY, Donato AA. Stridor and dysphagia associated with subthalamic nucleus stimulation in Parkinson disease. Journal of neurosurgery. 2011;115(5):1005–6.

[7] Yanase M, Kataoka H, Kawahara M, Hirabayashi H, Yamanaka T, Hirano M, et al. Fixed epiglottis associated with subthalamic nucleus stimulation in Parkinson's disease. Journal of neurology, neurosurgery, and psychiatry. 2008;79(3):332–3.

[8] Krack P, Fraix V, Mendes A, Benabid AL, Pollak P. Postoperative management of subthalamic nucleus stimulation for Parkinson's disease. Mov Disord. 2002;17 Suppl 3:S188–97.

[9] Tripoliti E, Zrinzo L, Martinez-Torres I, Tisch S, Frost E, Borrell E, et al. Effects of contact location and voltage amplitude on speech and movement in bilateral subthalamic nucleus deep brain stimulation. Mov Disord. 2008;23(16):2377–83.

[10] Funkiewiez A, Ardouin C, Krack P, Fraix V, Van Blercom N, Xie J, et al. Acute psychotropic effects of bilateral subthalamic nucleus stimulation and levodopa in Parkinson's disease. Mov Disord. 2003;18(5):524–30.

[11] Romito LM, Raja M, Daniele A, Contarino MF, Bentivoglio AR, Barbier A, et al. Transient mania with hypersexuality after surgery for high frequency stimulation of the subthalamic nucleus in Parkinson's disease. Mov Disord. 2002;17(6):1371–4.

[12] Sensi M, Eleopra R, Cavallo MA, Sette E, Milani P, Quatrale R, et al. Explosive-aggressive behavior related to bilateral subthalamic stimulation. Parkinsonism & related disorders. 2004;10(4):247–51.

[13] Castrioto A, Lhommee E, Moro E, Krack P. Mood and behavioural effects of subthalamic stimulation in Parkinson's disease. The Lancet Neurology. 2014;13(3):287–305.

[14] Herzog J, Reiff J, Krack P, Witt K, Schrader B, Muller D, et al. Manic episode with psychotic symptoms induced by subthalamic nucleus stimulation in a patient with Parkinson's disease. Mov Disord. 2003;18(11):1382–4.

[15] Mallet L, Schupbach M, N'Diaye K, Remy P, Bardinet E, Czernecki V, et al. Stimulation of subterritories of the subthalamic nucleus reveals its role in the integration of the emotional and motor aspects of behavior. Proceedings of the National Academy of Sciences of the United States of America. 2007;104(25):10661–6.

[16] Krack P, Kumar R, Ardouin C, Dowsey PL, McVicker JM, Benabid AL, et al. Mirthful laughter induced by subthalamic nucleus stimulation. Mov Disord. 2001;16(5):867–75.

[17] Ulla M, Thobois S, Lemaire JJ, Schmitt A, Derost P, Broussolle E, et al. Manic behaviour induced by deep-brain stimulation in Parkinson's disease: evidence of substantia nigra implication? Journal of neurology, neurosurgery, and psychiatry. 2006;77(12):1363–6.

[18] Coenen VA, Honey CR, Hurwitz T, Rahman AA, McMaster J, Burgel U, et al. Medial forebrain bundle stimulation as a pathophysiological mechanism for hypomania in subthalamic nucleus deep brain stimulation for Parkinson's disease. Neurosurgery. 2009;64(6):1106–14; discussion 14–5.

[19] Sekhar LN, Bejjani G, Nora P, Vera PL. Neurophysiologic monitoring during cranial base surgery: is it necessary? Clinical neurosurgery. 1995;42:180–202.

[20] Krack P, Pollak P, Limousin P, Hoffmann D, Benazzouz A, Le Bas JF, et al. Opposite motor effects of pallidal stimulation in Parkinson's disease. Annals of neurology. 1998;43(2):180–92.

[21] Volkmann J, Allert N, Voges J, Sturm V, Schnitzler A, Freund HJ. Long-term results of bilateral pallidal stimulation in Parkinson's disease. Annals of neurology. 2004;55(6):871–5.

[22] Berman BD, Starr PA, Marks WJ, Jr., Ostrem JL. Induction of bradykinesia with pallidal deep brain stimulation in patients with cranial-cervical dystonia. Stereotactic and functional neurosurgery. 2009;87(1):37–44.

[23] Schrader C, Capelle HH, Kinfe TM, Blahak C, Bazner H, Lutjens G, et al. GPi-DBS may induce a hypokinetic gait disorder with freezing of gait in patients with dystonia. Neurology. 2011;77(5):483–8.

[24] Nebel A, Reese R, Deuschl G, Mehdorn HM, Volkmann J. Acquired stuttering after pallidal deep brain stimulation for dystonia. J Neural Transm (Vienna). 2009;116(2):167–9.

[25] Mucke D, Becker J, Barbe MT, Meister I, Liebhart L, Roettger TB, et al. The effect of deep brain stimulation on the speech motor system. Journal of speech, language, and hearing research : JSLHR. 2014;57(4):1206–18.

[26] Fasano A, Herzog J, Raethjen J, Rose FE, Muthuraman M, Volkmann J, et al. Gait ataxia in essential tremor is differentially modulated by thalamic stimulation. Brain : a journal of neurology. 2010;133(Pt 12):3635–48.

[27] Barbe MT, Liebhart L, Runge M, Deyng J, Florin E, Wojtecki L, et al. Deep brain stimulation of the ventral intermediate nucleus in patients with essential tremor: stimulation below

intercommissural line is more efficient but equally effective as stimulation above. Experimental neurology. 2011;230(1):131–7.

[28] Barbe MT, Liebhart L, Runge M, Pauls KA, Wojtecki L, Schnitzler A, et al. Deep brain stimulation in the nucleus ventralis intermedius in patients with essential tremor: habituation of tremor suppression. Journal of neurology. 2011;258(3):434–9.

[29] Hely MA, Morris JG, Reid WG, Trafficante R. Sydney Multicenter Study of Parkinson's disease: non-L-dopa-responsive problems dominate at 15 years. Mov Disord. 2005;20(2):190–9.

[30] Piboolnurak P, Lang AE, Lozano AM, Miyasaki JM, Saint-Cyr JA, Poon YY, et al. Levodopa response in long-term bilateral subthalamic stimulation for Parkinson's disease. Mov Disord. 2007;22(7):990–7.

[31] Fasano A, Romito LM, Daniele A, Piano C, Zinno M, Bentivoglio AR, et al. Motor and cognitive outcome in patients with Parkinson's disease 8 years after subthalamic implants. Brain : a journal of neurology. 2010;133(9):2664–76.

[32] Moreau C, Defebvre L, Destee A, Bleuse S, Clement F, Blatt JL, et al. STN-DBS frequency effects on freezing of gait in advanced Parkinson disease. Neurology. 2008;71(2):80–4.

[33] Fasano A, Herzog J, Seifert E, Stolze H, Falk D, Reese R, et al. Modulation of gait coordination by subthalamic stimulation improves freezing of gait. Mov Disord. 2011;26(5):844–51.

[34] Morris M, Iansek R, Smithson F, Huxham F. Postural instability in Parkinson's disease: a comparison with and without a concurrent task. Gait & posture. 2000;12(3):205–16.

[35] Kumar R, Lozano AM, Sime E, Lang AE. Long-term follow-up of thalamic deep brain stimulation for essential and parkinsonian tremor. Neurology. 2003;61(11):1601–4.

[36] Hariz MI, Shamsgovara P, Johansson F, Hariz G, Fodstad H. Tolerance and tremor rebound following long-term chronic thalamic stimulation for Parkinsonian and essential tremor. Stereotactic and functional neurosurgery. 1999;72(2–4):208–18.

[37] Rehncrona S, Johnels B, Widner H, Tornqvist AL, Hariz M, Sydow O. Long-term efficacy of thalamic deep brain stimulation for tremor: double-blind assessments. Mov Disord. 2003;18(2):163–70.

[38] Moro E, Lozano AM, Pollak P, Agid Y, Rehncrona S, Volkmann J, et al. Long-term results of a multicenter study on subthalamic and pallidal stimulation in Parkinson's disease. Mov Disord. 2010;25(5):578–86.

[39] Anderson VC, Burchiel KJ, Hogarth P, Favre J, Hammerstad JP. Pallidal vs subthalamic nucleus deep brain stimulation in Parkinson disease. Archives of neurology. 2005;62(4):554–60.

[40] Rodriguez-Oroz MC, Obeso JA, Lang AE, Houeto JL, Pollak P, Rehncrona S, et al. Bilateral deep brain stimulation in Parkinson's disease: a multicentre study with 4 years follow-up. Brain : a journal of neurology. 2005;128(Pt 10):2240–9.

[41] Volkmann J, Allert N, Voges J, Weiss PH, Freund HJ, Sturm V. Safety and efficacy of pallidal or subthalamic nucleus stimulation in advanced PD. Neurology. 2001;56(4):548–51.

[42] Parsons TD, Rogers SA, Braaten AJ, Woods SP, Troster AI. Cognitive sequelae of subthalamic nucleus deep brain stimulation in Parkinson's disease: a meta-analysis. The Lancet Neurology. 2006;5(7):578–88.

[43] Cyron D. Mental Side Effects of Deep Brain Stimulation (DBS) for Movement Disorders: The Futility of Denial. Frontiers in integrative neuroscience. 2016;10:17.

[44] Houeto JL, Mesnage V, Mallet L, Pillon B, Gargiulo M, du Moncel ST, et al. Behavioural disorders, Parkinson's disease and subthalamic stimulation. Journal of neurology, neurosurgery, and psychiatry. 2002;72(6):701–7.

[45] Lewis CJ, Maier F, Horstkotter N, Eggers C, Visser-Vandewalle V, Moro E, et al. The impact of subthalamic deep brain stimulation on caregivers of Parkinson's disease patients: an exploratory study. Journal of neurology. 2015;262(2):337–45.

[46] Maier F, Lewis CJ, Horstkoetter N, Eggers C, Kalbe E, Maarouf M, et al. Patients' expectations of deep brain stimulation, and subjective perceived outcome related to clinical measures in

Parkinson's disease: a mixed-method approach. Journal of neurology, neurosurgery, and psychiatry. 2013;84(11):1273–81.

[47] Troster AI, Fields JA, Wilkinson S, Pahwa R, Koller WC, Lyons KE. Effect of motor improvement on quality of life following subthalamic stimulation is mediated by changes in depressive symptomatology. Stereotactic and functional neurosurgery. 2003;80(1–4):43–7.

[48] Kalbe E, Calabrese P, Kohn N, Hilker R, Riedel O, Wittchen HU, et al. Screening for cognitive deficits in Parkinson's disease with the Parkinson neuropsychometric dementia assessment (PANDA) instrument. Parkinsonism & related disorders. 2008;14(2):93–101.

[49] Castelli L, Perozzo P, Zibetti M, Crivelli B, Morabito U, Lanotte M, et al. Chronic deep brain stimulation of the subthalamic nucleus for Parkinson's disease: effects on cognition, mood, anxiety and personality traits. European neurology. 2006;55(3):136–44.

[50] Deuschl G, Schade-Brittinger C, Krack P, Volkmann J, Schafer H, Botzel K, et al. A randomized trial of deep-brain stimulation for Parkinson's disease. The New England journal of medicine. 2006;355(9):896–908.

[51] Volkmann J, Daniels C, Witt K. Neuropsychiatric effects of subthalamic neurostimulation in Parkinson disease. Nature reviews Neurology. 2010;6(9):487–98.

[52] Funkiewiez A, Ardouin C, Caputo E, Krack P, Fraix V, Klinger H, et al. Long term effects of bilateral subthalamic nucleus stimulation on cognitive function, mood, and behaviour in Parkinson's disease. Journal of neurology, neurosurgery, and psychiatry. 2004;75(6):834–9.

[53] Voon V, Krack P, Lang AE, Lozano AM, Dujardin K, Schupbach M, et al. A multicentre study on suicide outcomes following subthalamic stimulation for Parkinson's disease. Brain : a journal of neurology. 2008;131(Pt 10):2720–8.

[54] Myslobodsky M, Lalonde FM, Hicks L. Are patients with Parkinson's disease suicidal? Journal of geriatric psychiatry and neurology. 2001;14(3):120–4.

[55] Pompili M, Girardi P, Tatarelli G, Angeletti G, Tatarelli R. Suicide after surgical treatment in patients with epilepsy: a meta-analytic investigation. Psychological reports. 2006;98(2):323–38.

[56] Foncke EM, Schuurman PR, Speelman JD. Suicide after deep brain stimulation of the internal globus pallidus for dystonia. Neurology. 2006;66(1):142–3.

[57] Smeding HM, Goudriaan AE, Foncke EM, Schuurman PR, Speelman JD, Schmand B. Pathological gambling after bilateral subthalamic nucleus stimulation in Parkinson disease. Journal of neurology, neurosurgery, and psychiatry. 2007;78(5):517–9.

[58] Lhommee E, Klinger H, Thobois S, Schmitt E, Ardouin C, Bichon A, et al. Subthalamic stimulation in Parkinson's disease: restoring the balance of motivated behaviours. Brain : a journal of neurology. 2012;135(Pt 5):1463–77.

[59] Eusebio A, Witjas T, Cohen J, Fluchere F, Jouve E, Regis J, et al. Subthalamic nucleus stimulation and compulsive use of dopaminergic medication in Parkinson's disease. Journal of neurology, neurosurgery, and psychiatry. 2013;84(8):868–74.

[60] Ardouin C, Voon V, Worbe Y, Abouazar N, Czernecki V, Hosseini H, et al. Pathological gambling in Parkinson's disease improves on chronic subthalamic nucleus stimulation. Mov Disord. 2006;21(11):1941–6.

[61] Okun MS, Gallo BV, Mandybur G, Jagid J, Foote KD, Revilla FJ, et al. Subthalamic deep brain stimulation with a constant-current device in Parkinson's disease: an open-label randomised controlled trial. The Lancet Neurology. 2012;11(2):140–9.

[62] Contarino MF, Daniele A, Sibilia AH, Romito LM, Bentivoglio AR, Gainotti G, et al. Cognitive outcome 5 years after bilateral chronic stimulation of subthalamic nucleus in patients with Parkinson's disease. Journal of neurology, neurosurgery, and psychiatry. 2007;78(3):248–52.

[63] Rothlind JC, York MK, Carlson K, Luo P, Marks WJ, Jr., Weaver FM, et al. Neuropsychological changes following deep brain stimulation surgery for Parkinson's disease: comparisons of treatment at pallidal and subthalamic targets versus best medical therapy. Journal of neurology, neurosurgery, and psychiatry. 2015;86(6):622–9.

[64] Weaver FM, Follett KA, Stern M, Luo P, Harris CL, Hur K, et al. Randomized trial of deep brain stimulation for Parkinson disease: thirty-six-month outcomes. Neurology. 2012;79(1):55–65.

[65] Muslimovic D, Post B, Speelman JD, De Haan RJ, Schmand B. Cognitive decline in Parkinson's disease: a prospective longitudinal study. Journal of the International Neuropsychological Society : JINS. 2009;15(3):426–37.

[66] Wu B, Han L, Sun BM, Hu XW, Wang XP. Influence of deep brain stimulation of the subthalamic nucleus on cognitive function in patients with Parkinson's disease. Neuroscience bulletin. 2014;30(1):153–61.

[67] Xie Y, Meng X, Xiao J, Zhang J, Zhang J. Cognitive Changes following Bilateral Deep Brain Stimulation of Subthalamic Nucleus in Parkinson's Disease: A Meta-Analysis. BioMed research international. 2016;2016:Arcticle ID 3596415, 6 pages, 2016. doi 10.1155/2016/3596415

[68] Daniels C, Krack P, Volkmann J, Pinsker MO, Krause M, Tronnier V, et al. Risk factors for executive dysfunction after subthalamic nucleus stimulation in Parkinson's disease. Mov Disord. 2010;25(11):1583–9.

[69] Smeding HM, Speelman JD, Huizenga HM, Schuurman PR, Schmand B. Predictors of cognitive and psychosocial outcome after STN DBS in Parkinson's Disease. Journal of neurology, neurosurgery, and psychiatry. 2011;82(7):754–60.

[70] Hariz GM, Blomstedt P, Koskinen LO. Long-term effect of deep brain stimulation for essential tremor on activities of daily living and health-related quality of life. Acta neurologica Scandinavica. 2008;118(6):387–94.

[71] Hariz MI, Johansson F. Hardware failure in parkinsonian patients with chronic subthalamic nucleus stimulation is a medical emergency. Mov Disord. 2001;16(1):166–8.

[72] Chou KL, Siderowf AD, Jaggi JL, Liang GS, Baltuch GH. Unilateral battery depletion in Parkinson's disease patients treated with bilateral subthalamic nucleus deep brain stimulation may require urgent surgical replacement. Stereotactic and functional neurosurgery. 2004;82(4):153–5.

[73] Neuneier J, Barbe MT, Dohmen C, Maarouf M, Wirths J, Fink GR, et al. Malignant deep brain stimulation-withdrawal syndrome in a patient with Parkinson's disease. Movement disorders : official journal of the Movement Disorder Society. 2013;28(12):1640–1.

[74] Urasaki E, Fukudome T, Hirose M, Nakane S, Matsuo H, Yamakawa Y. Neuroleptic malignant syndrome (parkinsonism-hyperpyrexia syndrome) after deep brain stimulation of the subthalamic nucleus. Journal of clinical neuroscience : official journal of the Neurosurgical Society of Australasia. 2013;20(5):740–1.

[75] Morishita T, Foote KD, Burdick AP, Katayama Y, Yamamoto T, Frucht SJ, et al. Identification and management of deep brain stimulation intra- and postoperative urgencies and emergencies. Parkinsonism & related disorders. 2010;16(3):153–62.

[76] Tagliati M, Krack P, Volkmann J, Aziz T, Krauss JK, Kupsch A, et al. Long-Term management of DBS in dystonia: response to stimulation, adverse events, battery changes, and special considerations. Mov Disord. 2011;26 Suppl 1:S54–62.

[77] Ruge D, Cif L, Limousin P, Gonzalez V, Vasques X, Coubes P, et al. Longterm deep brain stimulation withdrawal: clinical stability despite electrophysiological instability. Journal of the neurological sciences. 2014;342(1–2):197–9.

G Postoperative Betreuung

T. A. Dembek

16 IPG-Programmierung

16.1 Postoperative Ersteinstellung

16.1.1 Zeitpunkt

Nach Implantation der Elektroden und des Generators gilt es, zunächst den Zeitpunkt der Ersteinstellung des Stimulators festzulegen. Direkt nach der Implantation kommt es bei einem Großteil der Patienten zu einem teils ausgeprägten Setzeffekt, der mit einer akuten Verbesserung der jeweiligen Symptomatik einhergeht. Vor der Ersteinstellung sollte daher sichergestellt sein, dass ein ausreichendes Maß an Symptomatik für eine klinische Bewertung der Stimulationswirkung vorhanden ist. Bei Parkinson-Patienten kann hier insbesondere eine Untersuchung nach Absetzen der Medikation (medikamentöses Off) sinnvoll sein. Je nach Zentrum findet die Ersteinstellung 7 bis 14 Tage nach Elektrodenimplantation oder aber in den ersten 5 Wochen statt [1].

16.1.2 Monopolare Austestung

Zur Bestimmung der optimalen Ersteinstellung wird meist mit einer sogenannten monopolaren Austestung (engl. monopolar review) begonnen. Hierbei werden standardmäßig alle verfügbaren Elektrodenkontakte in verschiedenen Amplituden ausgetestet, um den Kontakt mit dem besten klinischen Effekt herauszufinden. Impulsbreite und Frequenz werden auf den Standardwerten 60 µs beziehungsweise 130 Hz belassen.

16.1.2.1 Klassischer Algorithmus

Der klassische Algorithmus zur monopolaren Austestung ist in Abb. 16.1a dargestellt [2].

Als bester Kontakt gilt in der Regel der, welcher den besten Effekt auf die vorherrschende Symptomatik bei gleichzeitiger Abwesenheit stimulationsinduzierter Nebenwirkungen zeigt. Als konkrete Vergleichswerte zwischen den Kontakten gibt es den Amplitudenwert, bei dem der bestmögliche Stimulationseffekt erreicht wird und die Amplitudenschwelle ab der es zu stimulationsinduzierten Nebenwirkungen kommt. Die Differenz dieser beiden Werte wird oft auch als therapeutisches Fenster eines Kontaktes bezeichnet und sollte möglichst groß sein.

https://doi.org/10.1515/9783110459715-016

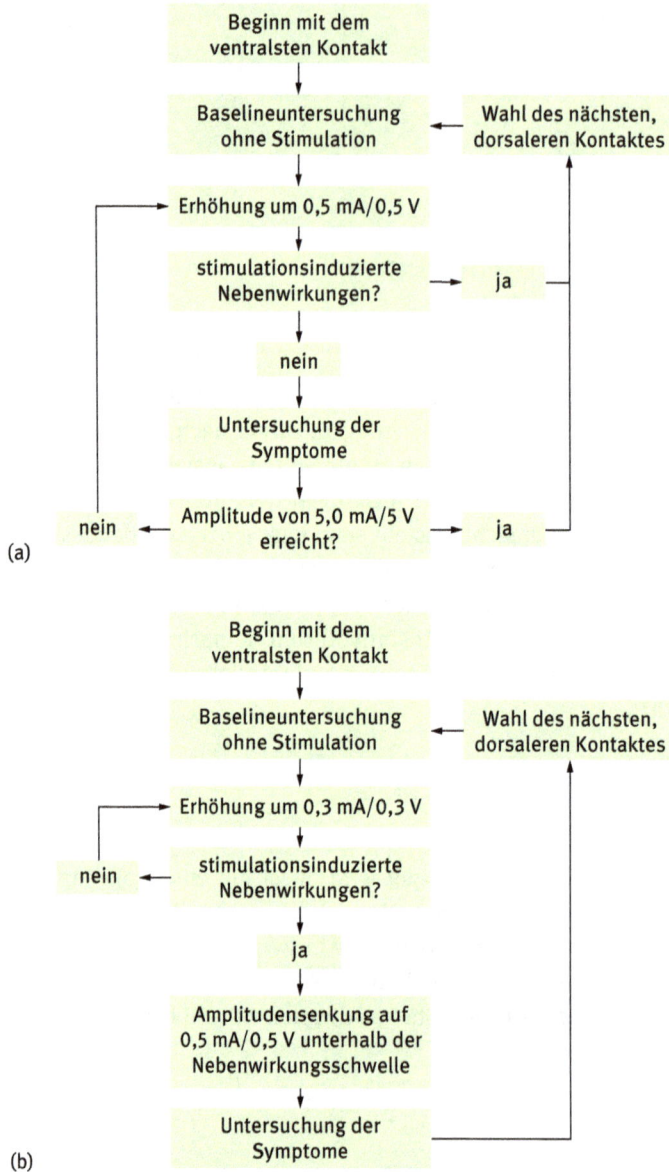

Abb. 16.1: (a) Klassischer Algorithmus der monopolaren Austestung. (b) Verkürzerter Algorithmus der monopolaren Austestung.

Da der klassische Algorithmus mit einem nicht unerheblichen Zeitaufwand einhergeht, ist er oft nur schwer mit dem Stationsalltag in Einklang zu bringen. Es gibt daher verschiedene alternative Ansätze zu einer beschleunigten monopolaren Austestung.

16.1.2.2 Verkürzter Algorithmus

Ein verkürzter Algorithmus zur monopolaren Untersuchung, welcher einen stärkeren Fokus auf die Nebenwirkungsschwellen eines Kontaktes legt, ist in Abb. 16.1b dargestellt. Bei diesem wird auf eine kleinschrittige Untersuchung der Stimulationswirkung verzichtet. Stattdessen wird für jeden Kontakt zunächst die Nebenwirkungsschwelle bestimmt und anschließend nur einmal der Stimulationseffekt, bei einer Amplitude deutlich unterhalb der Nebenwirkungsschwelle, untersucht. Alternativ kann der Effekt auch bei einer festgesetzten Amplitude (z. B. 1,5 mA oder 2,0 mA) untersucht werden, was einen direkten Vergleich der Effektstärken verschiedener Kontakte ermöglicht.

16.1.2.3 Integrierung von a priori Informationen

Auch der verkürzte Algorithmus geht durch die konsequente Austestung aller verfügbaren Kontakte noch mit einem ausgeprägten Arbeitsaufwand einher. Auch ist zu erwarten, dass sich die Anzahl der Kontakte (derzeit meist vier bis acht pro Hemisphäre) in absehbarer Zukunft weiter erhöhen wird. Zur Verringerung des Arbeitsaufwandes können a priori Informationen verwendet werden, um die Anzahl der zu untersuchenden Kontakte zu verringern. Sollte eine intraoperative klinische Austestung erfolgt sein (s. Kap. 13), können die dort protokollierten Informationen genutzt werden um eine a priori Annahme über den Kontakt mit dem zu erwartenden besten Effekt zu treffen. Auch besteht die Möglichkeit, Informationen über die neuroanatomische Lage der Kontakte (beispielsweise durch postoperative Bildgebung) bei der Hypothesengenerierung zu berücksichtigen [3]. Sobald eine Annahme über den vermeintlich besten Kontakt besteht, kann zunächst lediglich dieser Kontakt hinsichtlich des Wirkungs- und Nebenwirkungsprofils untersucht werden. Im Falle eines nicht zufriedenstellenden Ergebnisses kann dann auf die angrenzenden Kontakte zurückgegriffen werden.

16.1.3 Ersteinstellung und Titrierung

Wenn auf jeder Hemisphäre der initial beste Kontakt identifiziert wurde, kann die Ersteinstellung der Stimulation erfolgen. Die Ersteinstellung sollte nach Möglichkeit früh am Tag und nicht vor einem Wochenende erfolgen, um eine adäquate Betreuung des Patienten bei Auftreten möglicher unerwarteter Wirkungen zu gewährleisten. Begonnen wird mit einer monopolaren Stimulation des besten Kontaktes, welcher als Kathode fungiert. Bei Parkinson-Patienten, welche im Nucleus subthalamicus implantiert wurden, empfiehlt sich der Beginn mit einer niedrigen Amplitude von 0,3–0,5 mA/V, einer Impulsbreite von 60 µs und einer Frequenz von 130 Hz [2]. In den Folgetagen kann die Amplitude in Schritten à 0,3–0,5 mA/V erhöht werden, bis eine adäquate Symptomkontrolle erreicht wird. Gleichzeitig kann eine schrittweise Anpassung der Medikation erfolgen (s. Kap. 17). Bei der Stimulation anderer Zielpunkte, beispielsweise dem Nucleus ventralis intermedius des Thalamus oder dem Globus pallidus pars internus kann aufgrund des günstigeren Nebenwirkungsprofils auch eine schnelle Erhöhung der Stimulation erfolgen [4].

16.2 Stimulationsparameter

Die Applikation der Tiefen Hirnstimulation erfolgt nicht kontinuierlich, sondern in Form repetitiver elektrischer Pulse. Diese Pulse sind im Kern durch drei Variablen definiert. Die Amplitude, welche entweder als Spannungsamplitude in Volt (V) oder als Stromstärke in Milliampere (mA) angegeben wird, definiert die Stärke des Impulses. Die Impulsbreite in Mikrosekunden (µs) gibt die zeitliche Dauer eines einzelnen Impulses an. Die Frequenz in Hertz (Hz) gibt an, wie viele Einzelimpulse pro Sekunde abgegeben werden (Abb. 16.2). Die abgegebenen Pulse werden in der Regel als Rechteckpulse dargestellt, wobei die tatsächlichen vom jeweiligen Generator abgegeben Pulse von dieser idealisierten Form abweichen können [5].

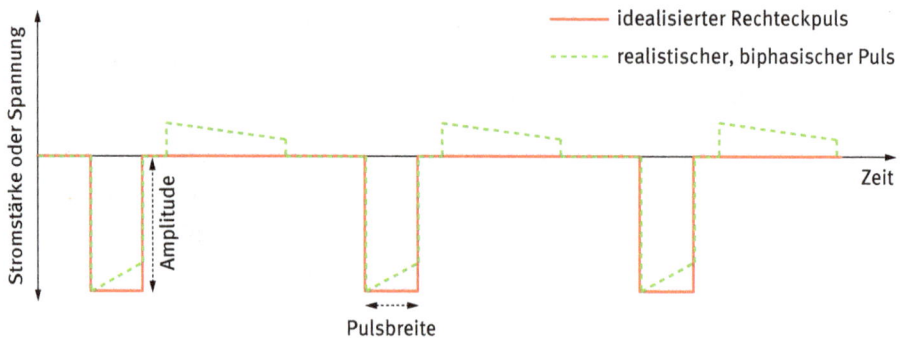

Abb. 16.2: Beispielhafte Darstellung einer Serie von Stimulationsimpulsen als idealisierter Rechteckpuls (rot) und realistischer, biphasischer Puls (blau).

16.2.1 Amplitude

Die Amplitude ist neben der Kontaktwahl der grundlegendste Parameter der Stimulationseinstellung. Sie bestimmt, wie viel elektrische Energie während jedes Stimulationspulses an das Gewebe abgegeben wird. Damit hat sie eine direkte Wirkung auf die Reichweite des Stimulationsfeldes (eng. ,volume of tissue activated', kurz VTA). Eine Erhöhung der Amplitude führt zu einer Vergrößerung des elektrisch stimulierten Volumens, was zu einer Steigerung der gewünschten Wirkung führen kann. Durch Ausbreitung des Stimulationsfeldes in Nachbarstrukturen des Zielgebietes können jedoch auch ungewollte Nebenwirkungen auftreten, so dass eine vorsichtige Amplitudentitration wichtig ist. Je nach implantiertem Generatortyp wird die Amplitude entweder über die angelegte Spannung in V (sog. Constant-Voltage Stimulation, CVS) oder die abgegebene Stromstärke in mA (sog. Constant-Current Stimulation, CCS) definiert. Bisher ist die Frage nach möglichen Vor- oder Nachteilen der CCS gegenüber der CVS nicht abschließend beantwortet. Ein Vorteil der stromstärkegesteuerten CCS liegt vermutlich in der geringeren Anfälligkeit gegenüber Fluktuationen des Gewebewiderstandes, welche vor allem in den ersten Monaten nach der Implantation auftreten. Bei CVS könnten diese eine häufigere Anpassung der Stimulationsamplituden nötig machen, während bei CCS unabhängig vom Gewebewiderstand immer eine konstante Menge elektrischen Stromes in das Gewebe abgegeben wird. Weitere Unterschiede zwischen CCS und CVS bestehen bei der gleichzeitigen Stimulation mehrerer Kontakte (s. u.).

16.2.2 Impulsbreite

Die Wirkung der Impulsbreite auf neuronales Gewebe ist komplexer als die der Amplitude. Eine Verlängerung der Impulsbreite führt zunächst zu einer linearen Erhöhung der abgegebenen Energie und damit zu einer Erhöhung der Reichweite des Stimulationsfeldes. Zusätzlich ändert sich jedoch die zeitliche Charakteristik des Stimulationspulses, was insbesondere für die elektrische Erregbarkeit von Axonen eine Bedeutung hat, welche einer jeweils charakteristischen Relation aus Reizstärke und Reizdauer unterliegt (s. Kap. 5). Fraglich ist, inwieweit Änderungen der Impulsbreite dazu dienen können, eine selektive Stimulation verschiedener neuronaler Elemente zu erreichen. Standardmäßig hat sich eine Impulsbreite zwischen 60 und 90 µs durchgesetzt. Neuere Stimulatoren können auch Pulse mit einer Dauer von weniger als 60 µs abgeben welche versuchsweise eingesetzt werden, falls bei höheren Impulsbreiten Nebenwirkungen auftreten. Nach Senkung der Impulsbreite ist jedoch in der Regel ein Anheben der Amplitude nötig, um den gleichen klinischen Benefit zu erreichen [6].

16.2.3 Frequenz

Die genaue Wirkweise unterschiedlicher Stimulationsfrequenzen der Tiefen Hirnstimulation ist bisher nur unzureichend erforscht. Im Gegensatz zu Amplitude und Impulsbreite wirkt sich die Frequenz nicht auf die Reichweite der Stimulation ins Gewebe aus. In den meisten Fällen hat sich ein Wert von 130 Hz für die Frequenz durchgesetzt [1, 2]. In den ersten Fallserien mit Tiefer Hirnstimulation wurde gezeigt, dass bei Erhöhung bis zu dieser Frequenz eine Besserung der Symptomkontrolle auftritt, eine weitere Erhöhung jedoch keinen zusätzlichen klinischen Benefit bringt [7, 8]. Verschiedene Symptome können einen Therapieversuch mit anderen Frequenzen erfordern. Im Falle von persistierendem Tremor, kann eine Erhöhung der Frequenz (z. B. auf 180 bis 200 Hz) erwogen werden [4, 7]. Im Falle einer ausgeprägten Gangstörung bei Parkinson kann eine versuchsweise Senkung auf 60–80 Hz erfolgen [1].

16.3 Stimulationstechniken und Elektrodenkonfigurationen

Neben der Justierung der Stimulationspulse, charakterisiert durch Amplitude, Pulsbreite und Frequenz, spielt die Elektrodenkonfiguration eine wichtige Rolle bei der Einstellung der Tiefen Hirnstimulation. Hier entscheidet sich primär, an welcher Stelle der Elektrode die Stimulation appliziert wird. Bestimmte Konfigurationen (z. B. bipolare oder Interleaving Stimulation) können jedoch weitergehende Effekte mit sich bringen, die teils noch nicht vollends bekannt sind.

16.3.1 Monopolare Stimulation

Monopolare Stimulation ist die am meisten genutzte Stimulationsart. Bei fast allen Patienten wird im Anschluss an die monopolare Austestung zunächst mit einer monopolaren Stimulation auf dem besten Kontakt begonnen. Bei der monopolaren Stimulation wird die Kathode (der „Minus-Pol") auf einen Elektrodenkontakt gelegt, die Anode (der „Plus-Pol") dagegen auf das Generatorgehäuse. Dadurch sind beide Pole nahezu „unendlich" voneinander entfernt. Die Ausbreitung des kathodalen Feldes wird folglich kaum durch die Anode beeinflusst, so dass sich das Feld annähernd radial ausbreiten kann (Abb. 16.4).

16.3.2 Bipolare Stimulation

Bei der bipolaren Stimulation wird die Anode nicht auf das Stimulatorgehäuse, sondern auf einen anderen Elektrodenkontakt als die Kathode gelegt. Die genauen Auswirkungen der bipolaren Stimulation sind bisher nicht eindeutig charakterisiert worden. Aus Computermodellen kann abgeleitet werden, dass die bipolare Stimulation zu einer Reduzierung des kathodalen Feldes, insbesondere in Richtung der Anode, führt. Gleichzeitig kann das anodale Feld jedoch auch selbst zu einer Depolarisation von ihm beeinflusster Axone führen – dies jedoch erst in deutlich höheren Amplituden als bei kathodaler Stimulation. Die bipolare Stimulation wird in der Regel versuchsweise eingesetzt, falls bei monopolarer Stimulation Nebenwirkungen auftreten. Meist sind bei bipolarer Stimulation im Vergleich höhere Stimulationsamplituden nötig, um den gleichen klinischen Effekt zu erzielen.

16.3.3 Stimulation mehrerer Kontakte

Zusätzlich zur klassischen monopolaren Stimulation eines Elektrodenkontaktes oder der bipolaren Stimulation über zwei Elektrodenkontakte bieten alle derzeit

Tab. 16.1: Übersicht über die Verfügbarkeit verschiedener Programmiermöglichkeiten bei aktuell erhältlichen THS-Generatoren.

	Herstellerfirma (Modelle)		
	Medtronic (Activa® RC/PC)	St. Jude Medical (Brio™, Libra™, Infinity™)	Boston Scientific (Vercise™ RC/PC)
Constant-Voltage Stimulation (CVS)	Ja	Nein	Nein
Constant-Current Stimulation (CCS)	Ja	Ja	Ja
Bipolare Stimulation	Ja	Ja	Ja
Monopolare Mehr-Kontakt-Stimulation	Ja (nur bei CVS)	Ja	Ja
Multiple Independent Current Control (MICC)	Nein	Nein	Ja
Interleaving Stimulation	Ja	Nein	Ja

Abkürzungen: CVS – Constant Voltage Stimulation; CCS – Constant Current Stimulation; MICC – Multiple Independent Current Control.

verfügbaren Impulsgeneratoren die Möglichkeit, die Stimulation auf eine größere Anzahl an Elektrodenkontakten auszuweiten. Zu Therapiebeginn ist meist die Stimulation eines Elektrodenkontaktes ausreichend. Im mittel- bis längerfristigen Verlauf kann es jedoch dazu kommen, dass entweder auch bei starker Stimulation eines Kontaktes keine adäquate Symptomkontrolle mehr erreicht werden kann oder dass Nebenwirkungen eine Erhöhung der Amplitude zur adäquaten Symptomkontrolle einschränken. In diesem Falle kann es sinnvoll sein, die Stimulation auf mehrere Kontakte zu verteilen. Die technischen Möglichkeiten und Strategien der Mehrkontaktstimulation unterscheiden sich hierbei sehr stark zwischen den Generatoren verschiedener Hersteller (Tab. 16.1).

16.3.3.1 Monopolare Mehr-Kontakt-Stimulation

Bei der monopolaren Mehr-Kontakt-Stimulation wird zeitgleich eine Stimulationsamplitude über mehrere Kathoden appliziert (Abb. 16.4). Technisch entspricht dies einer Parallelschaltung, mit den sich daraus ergebenden Konsequenzen. Bei der Mehr-Kontakt-Stimulation zeigen sich die Unterschiede zwischen CVS und CCS besonders deutlich (Abb. 16.3). Während bei der CCS durch die Hinzunahme eines Kontaktes die Gesamtmenge des ins Gewebe abgegebenen Stromes gleichbleibt, die Stimulation auf den Einzelkontakten also geringer wird, so erhöht sich die Gesamtmenge des Stroms bei der CVS durch jeden weiteren hinzugenommenen Kontakt, da auf jedem Kontakt die volle Spannungsamplitude mit den daraus resultierenden Strömen appliziert wird. Zusätzlich variieren die tatsächlich ans Gewebe abgegebenen Amplituden stark, wenn sich Kontakte in ihren Impedanzen unterscheiden. Durch die zeitgleiche Applikation des Stromes über mehrere Kontakte addieren sich die elektrischen Felder verschiedener Kontakte im Gewebe.

16.3.3.2 Multiple Independent Current Control

Multiple Independent Current Control (MICC) ist eine Unterform der monopolaren Mehr-Kontakt-Stimulation. Diese ermöglicht die gezielte Aufteilung der Gesamtamplitude auf die verschiedenen, aktiven Kontakte. Hierdurch lassen sich Probleme vermeiden, welche beispielsweise durch Unterschiede der Impedanzen auftreten können (Abb. 16.3).

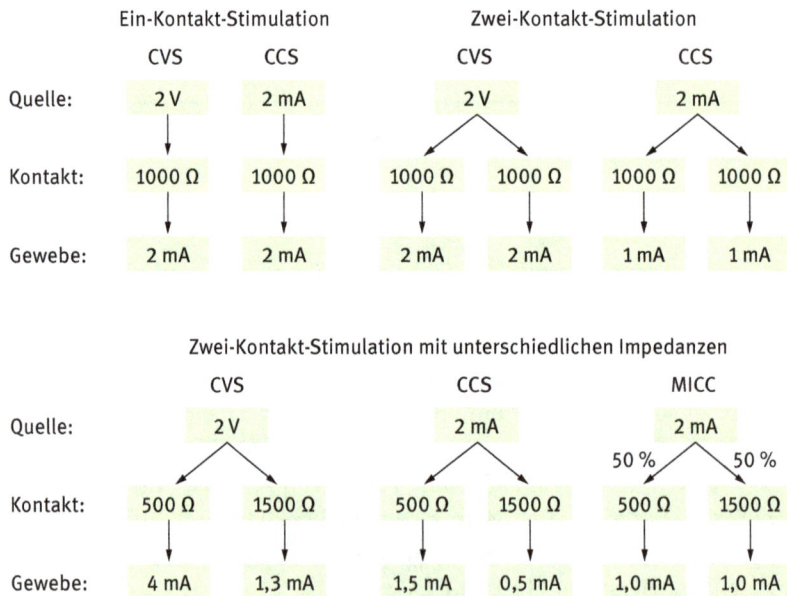

	Ein-Kontakt-Stimulation		Zwei-Kontakt-Stimulation	
	CVS	CCS	CVS	CCS
Quelle:	2 V	2 mA	2 V	2 mA
Kontakt:	1000 Ω	1000 Ω	1000 Ω 1000 Ω	1000 Ω 1000 Ω
Gewebe:	2 mA	2 mA	2 mA 2 mA	1 mA 1 mA

	Zwei-Kontakt-Stimulation mit unterschiedlichen Impedanzen		
	CVS	CCS	MICC
Quelle:	2 V	2 mA	2 mA 50 % ╱╲ 50 %
Kontakt:	500 Ω 1500 Ω	500 Ω 1500 Ω	500 Ω 1500 Ω
Gewebe:	4 mA 1,3 mA	1,5 mA 0,5 mA	1,0 mA 1,0 mA

Abb. 16.3: Beispielhafte Darstellung der Unterschiede zwischen Constant Voltage Stimulation (CVS), Constant Current Stimulation (CCS) und Multiple Independent Current Control (MICC) in verschiedenen Stimulationskonfigurationen, abhängig von den Widerständen der stimulierten Kontakte.

16.3.3.3 Interleaving Stimulation

Bei der Interleaving Stimulation werden mehrere Kontakte auf derselben Elektrode abwechselnd angesteuert. Hierdurch können die unterschiedlichen Kontakte mit eigenen Amplituden, Impulsbreiten und teilweise auch Frequenzen programmiert werden. Da viele Generatoren jedoch eine zulässige Gesamtfrequenz der Stimula-

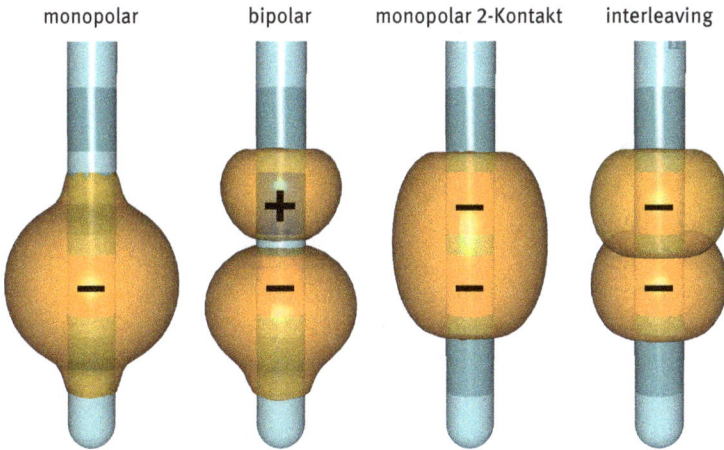

Abb. 16.4: Beispielhafte Darstellung von Stimulationsfeldern verschiedener Elektroden-konfigurationen. (a) Monopolare Stimulation mit 2 mA und 60 μs; (b) bipolare Stimulation mit 2 mA und 60 μs; (c) monopolare 2-Kontakt-Stimulation mit 2 mA und 60 μs (1 mA pro Kontakt); (d) Interleaving Stimulation mit 1 mA und 60 μs pro Kontakt. Bei der Interleaving Stimulation werden überlappende Bereiche der Stimulationsfelder mit doppelter Frequenz der Einzelkontakte stimuliert. Kathoden sind mit „–", Anoden mit „+" gekennzeichnet. Erstellung der Stimulations-felder mit SureTune-Software (mit freundlicher Genehmigung von Medtronic Design Center Eindhoven, Eindhoven, Niederlande).

tion auf einer Hemisphäre (z. B. 250 Hz) haben, kann die bei der Interleaving Stim-ulation für jeden einzelnen Kontakt nutzbare Maximalfrequenz verringert sein (z. B. auf 125 Hz). Da die verschiedenen Kontakte im Wechsel stimuliert werden, addie-ren sich die elektrischen Felder bei der Interleaving Stimulation nicht. Allerdings wird Gewebe, welches von mehreren Feldern erreicht wird, dadurch mit einer hö-heren Frequenz stimuliert.

16.3.3.4 Direktionale Elektroden

Eine der jüngsten technischen Entwicklungen auf dem Gebiet der Tiefen Hirnsti-mulation ist die Markteinführung sogenannter direktionaler Elektroden. Im Gegen-satz zu den bisherigen Elektroden, welche über ringförmige Kontakte verfügten, haben direktionale Elektroden Kontakte, welche beispielsweise nur einen Winkel von 90° der Elektrodenoberfläche umfassen. Hierdurch soll der über diese Kontak-te abgegebene Strom gezielt in eine bestimmte Richtung fokussiert werden, anstatt der sonst üblichen radialen Stromausbreitung. Die bei der direktionalen Stimula-tion verwendeten Stimulationstechniken unterscheiden sich prinzipiell nicht von denen der konventionellen Stimulation. Die zusätzlichen Möglichkeiten zur direkti-onalen Fokussierung setzen jedoch ein gutes neuroanatomisches Grundwissen vo-raus. Auch profitiert die direktionale Stimulation in besonderem Maße von MICC, da die im Vergleich kleineren Kontakte oft deutlich höhere Widerstände aufweisen und für eine gezielte Fokussierung des Stromes eine unabhängige Ansteuerung der einzelnen direktionalen Kontakte bedeutend ist.

16.4 Allgemeine Strategien bei der Programmierung

Primär zwei Gründe können im Verlauf zu einer Anpassung der Stimulatoreinstellungen führen. Zum einen eine mangelnde Symptomkontrolle, zum anderen das Auftreten Stimulations-induzierter Nebenwirkungen. Da prinzipiell jede Umstellung der Stimulationsparameter mit unerwünschten Folgeerscheinungen einhergehen kann, welche teils erst verzögert auftreten, sollten einige Grundsätze beachtet werden. Generell sollten Stimulationsparameter kleinschrittig angepasst werden. Dies ist insbesondere bei Patienten mit idiopathischem Parkinsonsyndrom und Stimulation im Nucleus subthalamicus zu beachten, bei denen größere Umstellungen teils gravierende Effekte, sowohl auf die Wirkung, als auch auf zum Beispiel limbische Nebenwirkungen, haben können. Auch muss eine Stimulationsanpassung bei Parkinson-Patienten oft mit einer schrittweisen Anpassung der Medikation einhergehen. Bei anderen Indikationen und anderen Zielpunkten können Stimulationsänderungen dagegen oft großzügiger angegangen werden. Im stationären Rahmen sollten Patienten nach Möglichkeit vormittags umgestellt werden, um das Risiko nächtlich auftretender Nebenwirkungen zu verringern. Umstellungen im ambulanten Rahmen sind immer mit dem Risiko einer verzögert auftretenden Verschlechterung verbunden, weswegen die Einstellung hier konservativer erfolgen sollte. Wichtig ist die konsequente Aufklärung der Patienten über möglicherweise auftretende Effekte und die Möglichkeit zur akuten Wiedervorstellung. Falls möglich ist besonders im ambulanten Rahmen eine Einbindung der Patienten in die Stimulatoreinstellung sinnvoll (s. u.).

16.4.1 Mangelnde Symptomkontrolle

Sollte sich ein Patient mit mangelnder Symptomkontrolle vorstellen, gilt es zunächst zu evaluieren, ob sich die beschriebene Symptomatik als Zielsymptom der Tiefen Hirnstimulation eignet. Falls Zweifel bestehen, ob ein bestimmtes Zielsymptom auf die Stimulation reagiert, kann ein versuchsweises Abschalten der Stimulation erfolgen. Sollte es hierunter zu einer Verschlechterung des Zielsymptoms kommen, kann eine Verbesserung der Symptomatik durch die Stimulation angenommen werden und eine weitere Optimierung der Stimulation zur Verbesserung sinnvoll sein. Bei mangelnder Symptomkontrolle sollte zunächst eine schrittweise (0,3–0,5 mA/V) Erhöhung der Stimulationsamplitude erfolgen. Sollte auch eine mehrfache Erhöhung der Amplitude keine ausreichende Kontrolle der Zielsymptome zeigen oder mit Nebenwirkungen einhergehen, können weitere Stimulationsparameter modifiziert werden. Leider existieren insgesamt nur wenige Studien, welche die Wirkung von Frequenz- oder Impulsbreitenänderungen auf die Stimulationswirkung untersucht haben. So kann bei Tremor eine Steigerung der Stimulationsfrequenz, bei Parkinsongangstörung dagegen eine Senkung der Frequenz auf 60–80 Hz versucht werden [1]. Sollte auf diese Weise keine gute Symptomkontrolle erreicht werden, ist eine Änderung der Elektrodenkonfiguration nötig. Naheliegend ist beispielsweise die Hinzunahme eines benachbarten Kontaktes. Mittels Interleaving Stimulation oder MICC kann die dortige Stimulation zusätzlich zur Stimulation auf dem bestehenden Kontakt wieder kleinschrittig eindosiert werden.

16.4.2 Stimulationsinduzierte Nebenwirkungen

Berichtet ein Patient unerwünschte Effekte, muss zunächst eine Assoziation zur Stimulation nachgewiesen werden. Neben einer genauen Anamnese empfiehlt sich ein versuchsweises Abschalten der Stimulation. Dies dient dem Nachweis des allgemeinen Zusammenhangs zwischen Nebenwirkung und Stimulation – durch ein gezieltes Abschalten einzelner Kontakte kann aber auch direkt nachgewiesen werden ob nur bestimmte Anteile der Stimulation, beispielsweise nur die Stimulation einer Hemisphäre, für die Nebenwirkung verantwortlich sind. Ist der Zusammenhang zur Stimulation nachgewiesen, sollte als Erstes eine Reduktion der Amplitude bis zum Verschwinden der Nebenwirkung versucht werden. Da dadurch die Zielsymptomatik wieder stärker hervortreten kann, werden oft weitere Anpassungsschritte nötig (s. o.). Gegebenenfalls kann auch eine Senkung der Frequenz oder der Impulsbreite versucht werden [6]. Sollte keine Einstellung mit adäquater Symptomkontrolle ohne gleichzeitige Nebenwirkungen möglich sein, gilt es, gemeinsam mit dem Patienten den individuell besten Mittelweg zu finden. Abhilfe kann hier beispielsweise das Anlegen verschiedener Stimulationsprogramme schaffen, zwischen denen der Patient situationsabhängig wählen kann (s. u.).

16.4.3 Delegierung der Stimulatoreinstellung an den Patienten

Alle derzeit erhältlichen Generatoren bieten die Möglichkeit der Programmierung mittels eines Handgerätes, welches den Patienten ausgehändigt wird. In der Regel unterliegt die Nutzbarkeit dieses Handgerätes der Kontrolle der behandelnden Ärzte, welche diese im Rahmen einstellbarer Freigrenzen erlauben oder einschränken können. Primär stehen den Patienten zwei Funktionen zur Verfügung. Zum einen erlauben die Geräte eine Regulierung der Amplituden im Rahmen der Freigrenzen. Zum anderen können auf den meisten Generatoren mehrere Stimulationsprogramme abgelegt werden, zwischen denen der Patient selbstständig wechseln kann. Bevor man über eine Freischaltung dieser Funktionen nachdenkt sollte man sich vergewissern, dass der Patient (gegebenenfalls auch die Angehörigen) in der Lage ist das Patientenprogrammiergerät zu bedienen. Auch sollte der Patient explizit gefragt werden, ob er die selbstständige Kontrolle über seine Stimulationsparameter überhaupt möchte. Wenn beides sichergestellt ist, muss eine ausführliche Einweisung des Patienten in die Bedienung erfolgen. Diese wird teils auch von den Herstellerfirmen angeboten. Durch die Freigabe der Amplitudensteuerung können geringgradige Anpassungen eigenständig durch den Patienten durchgeführt werden, was sowohl den Patienten als auch den behandelnden Arzt entlastet. Allerdings sollte der Arzt vor der Freigabe sichergestellt haben, dass innerhalb des freigegebenen Bereiches keine stimulationsinduzierten Nebenwirkungen zu erwarten sind. Die Nutzung mehrerer Programme empfiehlt sich vor allem nach ambulanten Umstellungen. So ermöglicht das Ablegen der geänderten Einstellungen in einem neuen Programm dem Patienten die sofortige Rückkehr in die vorangegangene Einstellung, falls es in der neuen Einstellung zu Problemen kommt. Weiterhin können bei Patienten, bei denen sich keine optimale Symptomkontrolle ohne das gleichzeitige Auftreten von Nebenwirkungen erreichen kann, Stimulationsprogramme mit verschiedener Zielsetzung angelegt werden. So kann ein Patient beispielsweise je nach Situation zwischen einem Programm mit optimaler Tremorkontrolle mit stimulationsinduzierter Gangataxie oder einem Programm mit normalem Gangbild und residuellem Tremor wählen.

Referenzen

[1] Picillo M, Lozano AM, Kou N, et al. Programming Deep Brain Stimulation for Parkinson's Disease: The Toronto Western Hospital Algorithms. Brain Stimulation. 2016;9:425–37. doi:10.1016/j.brs.2016.02.004

[2] Volkmann J, Herzog J, Kopper F, et al. Introduction to the programming of deep brain stimulators. Movement Disorders. 2002;17:S181–S187. doi:10.1002/mds.10162

[3] Butson CR, Tamm G, Jain S, et al. Evaluation of Interactive Visualization on Mobile Computing Platforms for Selection of Deep Brain Stimulation Parameters. IEEE Trans Vis Comput Graph. Published Online First: 20 March 2012. doi:10.1109/TVCG.2012.92

[4] Picillo M, Lozano AM, Kou N, et al. Programming Deep Brain Stimulation for Tremor and Dystonia: The Toronto Western Hospital Algorithms. Brain Stimulation. 2016;9:438–52. doi:10.1016/j.brs.2016.02.003

[5] Butson CR, McIntyre CC. Differences among implanted pulse generator waveforms cause variations in the neural response to deep brain stimulation. Clinical Neurophysiology. 2007;118:1889–94. doi:10.1016/j.clinph.2007.05.061

[6] Reich MM, Steigerwald F, Sawalhe AD, et al. Short pulse width widens the therapeutic window of subthalamic neurostimulation. Ann Clin Transl Neurol. 2015;2:427–32. doi:10.1002/acn3.168

[7] Benabid AL, Pollak P, Hoffmann D, et al. Long-term suppression of tremor by chronic stimulation of the ventral intermediate thalamic nucleus. The Lancet. 1991;337:403–6. doi:10.1016/0140-6736(91)91175-T

[8] Limousin P, Pollak P, Benazzouz A, et al. Effect on parkinsonian signs and symptoms of bilateral subthalamic nucleus stimulation. The Lancet. 1995;345:91–5. doi:10.1016/S0140-6736(95)90062-4

H. S. Dafsari, M. Barbe

17 Umstellung der medikamentösen Therapie

Die postoperative Umstellung der medikamentösen Therapie nimmt insbesondere bei Patienten mit M. Parkinson einen hohen Stellenwert ein. Bei Patienten mit Essentiellem Tremor und Dystonie ist sie zu vernachlässigen, da die Medikamente im Regelfall präoperativ keinen ausreichenden Effekt erzielt haben und daher oft bereits vor der Operation abgesetzt werden. Bei M. Parkinson hängt es vom anatomischen Zielpunkt ab, wie stark die dopaminergen Medikamente eingespart werden können. Wohingegen bei der STN-Stimulation rund 60 % der LEDD eingespart werden kann, bleibt die LEDD bei Stimulation im GPI postoperativ nahezu unverändert [1–3]. Die medikamentöse Umstellung sollte stationär erfolgen. Die folgenden Ausführungen beziehen sich auf die STN-Stimulation bei Patienten mit M. Parkinson.

In den ersten Tagen nach der Operation bestehen zwei Stellgrößen, die die Medikamentenumstellung beeinflussen. Zum einen ist der Setzeffekt in Abhängigkeit vom Stimulationsort zu nennen. Bei Tiefer Hirnstimulation im Bereich des Nucleus subthalamicus können auch Dyskinesien entstehen, die eine raschere Reduktion der dopaminergen Medikation notwendig machen. Im Globus pallidus pars interna ist ein vergleichbarer Setzeffekt in der Regel nicht zu beobachten. Zum anderen ist die steigende Ladungsmenge der Tiefen Hirnstimulation zu beachten. Nach Auswahl des aktiven Kontakts wird dieser in der Regel am 3–5 postoperativen Tag angeschaltet und die Stimulationsamplitude je nach Verträglichkeit langsam über Tage gesteigert (s. Kap. 16). Bei gutem Ansprechen auf die THS können die Medikamente entsprechend reduziert werden.

Das Leitprinzip der medikamentösen Umstellung ist die graduelle, symptomorientierte Anpassung der Medikation. Das Ausmaß der Dosisreduktion ist abhängig vom individuellen motorischen Tagesprofil, der in Bewegungsbögen vom Patienten dokumentiert werden sollte. Bei der STN-THS hat sich eine Reduktion um etwa 25 % und im Verlauf von 3–6 Monaten um ca. 50 % bewährt. Das Ziel für eine Reduktion der dopaminergen Medikation wird jedoch unter Berücksichtigung der o. a. Punkte individuell angepasst. Ein vollständiges Absetzen oder zu rasches Reduzieren der dopaminergen Medikation wird generell nicht empfohlen, da es zu Symptomen führen kann, die mit einem Dopaminentzug assoziiert sind. Diese können sich als Apathie, depressive Stimmungslage, Anhedonie oder Angst manifestieren [4–6]. Besonderes Augenmerk sollte darauf gerichtet werden, dass sich ein L-Dopa-Entzugssyndrom auch mit einer zeitlichen Latenz von Tagen bis wenigen Wochen entwickeln kann [5].

Parkinson-Patienten, die sich einer THS-Operation unterziehen, werden in diesem Kankheitsstadium oft mit zahlreichen Medikamenten aus unterschiedlichen Wirkstoffgruppen behandelt. Welches Medikament zuerst reduziert oder abgesetzt werden sollte muss im Einzelfall entschieden werden. Wenn bei einem Patienten

https://doi.org/10.1515/9783110459715-017

bereits präoperativ eine klinisch relevante Nebenwirkung wie z. B. eine Impuls-kontrollstörung vorgelegen hat oder sich postoperativ ein Delir oder neuropsychi-atrische Auffälligkeiten im Sinne eines hyperdopaminergen pathologischen Verhal-tens entwickeln, sollte zuerst eine Reduktion der Dopaminagonisten und erst im zweiten Schritt eine Reduktion von L-Dopa erfolgen [7]. Wenn dagegen präoperativ ON/OFF Fluktuationen und Dyskinesien im Vordergrund standen, sollte das L-Dopa primär reduziert werden [8, 9] und ein retardierter Dopaminagonist beibehal-ten werden. Aufgrund der aktuellen Studienlage sollte aus unserer Sicht auch post-operativ eine L-Dopa Gesamttagesdosis von 4–5 mg/kg Körpergewicht nicht über-schritten werden, da bei dieser Dosierung die Gefahr von Dyskinesien reduziert ist [10]. Bei beiden Strategien sollte angestrebt werden die Einnahmezeitpunkte zu reduzieren. *Amantadin* sollte langsam reduziert werden (alle 3–7 Tage 50 mg/d) da ein zu rasches Absetzen ein Delir auslösen kann. *Anticholinergika*, die präoperativ z. B. aufgrund eines therapierefraktären Tremors eingesetzt wurden, sollten bei gu-tem Ansprechen auf die THS immer reduziert werden, um kognitive Nebenwirkun-gen zu vermeiden. Sollte präoperativ aufgrund eines hohen Bedarfs an dopaminer-gen Medikamenten eine Neigung zu Halluzinationen und Impulskontrollstörungen bestanden haben, die mit Neuroleptika wie *Quetiapin* oder *Clozapin* behandelt wur-den, so sollte postoperativ eine Dosisreduktion dieser Präparate parallel nach Abti-trierung der dopaminergen Medikation geprüft werden.

Referenzen

[1] Anderson VC, Burchiel KJ, Hogarth P, Favre J, Hammerstad JP. Pallidal vs subthalamic nucleus deep brain stimulation in Parkinson disease. Archives of neurology. 2005;62(4):554–60.
[2] Follett KA, Weaver FM, Stern M, Hur K, Harris CL, Luo P, et al. Pallidal versus Subthalamic Deep-Brain Stimulation for Parkinson's Disease. New England Journal of Medicine. 2010;362(22):2077–91.
[3] Odekerken VJ, van Laar T, Staal MJ, Mosch A, Hoffmann CF, Nijssen PC, et al. Subthalamic nucleus versus globus pallidus bilateral deep brain stimulation for advanced Parkinson's disease (NSTAPS study): a randomised controlled trial. The Lancet Neurology. 2013;12(1):37–44.
[4] Czernecki V, Schupbach M, Yaici S, Levy R, Bardinet E, Yelnik J, et al. Apathy following subthalamic stimulation in Parkinson disease: a dopamine responsive symptom. Mov Disord. 2008;23(7):964–9.
[5] Thobois S, Ardouin C, Lhommee E, Klinger H, Lagrange C, Xie J, et al. Non-motor dopamine withdrawal syndrome after surgery for Parkinson's disease: predictors and underlying mesolimbic denervation. Brain : a journal of neurology. 2010;133(Pt 4):1111–27.
[6] Witt K, Daniels C, Herzog J, Lorenz D, Volkmann J, Reiff J, et al. Differential effects of L-dopa and subthalamic stimulation on depressive symptoms and hedonic tone in Parkinson's disease. The Journal of neuropsychiatry and clinical neurosciences. 2006;18(3):397–401.
[7] Lhommee E, Klinger H, Thobois S, Schmitt E, Ardouin C, Bichon A, et al. Subthalamic stimulation in Parkinson's disease: restoring the balance of motivated behaviours. Brain : a journal of neurology. 2012;135(Pt 5):1463–77.

[8] Moro E, Esselink RJ, Benabid AL, Pollak P. Response to levodopa in parkinsonian patients with bilateral subthalamic nucleus stimulation. Brain : a journal of neurology. 2002;125(Pt 11):2408–17.

[9] Russmann H, Ghika J, Combrement P, Villemure JG, Bogousslavsky J, Burkhard PR, et al. l-Dopa-induced dyskinesia improvement after STN-DBS depends upon medication reduction. Neurology. 2004;63(1):153–5.

[10] Warren Olanow C, Kieburtz K, Rascol O, Poewe W, Schapira AH, Emre M, et al. Factors predictive of the development of Levodopa-induced dyskinesia and wearing-off in Parkinson's disease. Mov Disord. 2013;28(8):1064–71.

M. Barbe, H. S. Dafsari, F. Maier

18 Lösungsvorschläge bei Problemen

18.1 Kasuistik 1: Postoperative Sprechstörung bei ET mit VIM-THS

„Ein 66-jähriger Patient mit ET stellt sich 3 Monate nach der beidseitigen Implantation von THS-Elektroden im Bereich des VIM in der Ambulanz vor. Er gibt an, hinsichtlich des Tremors gut profitiert zu haben. Er könne wieder ein Glas Wasser zum Mund führen ohne den Inhalt zu verschütten. Es sei allerdings nach der letzten Umstellung des Stimulators eine undeutliche Sprache aufgefallen. Er sei von seinem Umfeld bereits öfter darauf angesprochen worden und wurde mehrfach im Gespräch gebeten, sich zu wiederholen. Er selbst habe auch eine vermehrte Anstrengung beim Sprechen bemerkt."

18.1.1 Hintergrund

Die stimulationsinduzierte Dysarthrie ist eine häufige Nebenwirkung der VIM-THS [1] (s. Kap. 15). Laut einer Meta-Analyse tritt sie in fast 10 % der Fälle auf [2], allerdings wurden auch höhere Raten von 21 % [3] und sogar 75 % [4] berichtet. Die Patienten haben im Gegensatz zu Parkinson-Patienten präoperativ keine klinisch relevante Dysarthrie, was das Ausmaß und die Auswirkungen dieser Nebenwirkung auf die Lebensqualität der Patienten unterstreicht. Die Ursache der stimulationsinduzierten Dysarthrie ist bislang nicht vollständig geklärt. Man geht davon aus, dass sich der Strom auf benachbarte Hirnareale auswirkt (sog. Current-Spread). Einige Autoren gehen – ähnlich wie bei der STN-DBS-induzierten Dysarthrie – entweder von einer Affektion der motorischen Fasern der Capsula interna [5] oder von einer Affektion zerebellärer Faserbahnen aus [6].

18.1.2 Prozedere

Zunächst wurde das THS-System kurzzeitig deaktiviert, um zu zeigen, dass es sich tatsächlich um eine stimulationsbedingte Dysarthrie handelt (Mitunter muss das Stimulationssystem bis zu 3 Tage ausgeschaltet werden, um länger anhaltende Sprach- und Gangstörungen zu erkennen.). Anschließend wurden die Elektroden nacheinander aktiviert. Hierdurch ließ sich in diesem Fall zeigen, dass die Dysarthrie im Wesentlichen von der rechten Elektrode ausging (die Schwere der Dysarthrie ist zwar unter der bilateralen Stimulation am größten, in der Regel lässt sich aber eine Elektrode als wesentlicher Auslöser der Dysarthrie identifizieren). Nach Reduktion der Stimulationsamplitude auf dieser Elektrode war die Dysarthrie zwar deutlich gebessert, der Tremor zeigte sich allerdings verstärkt. Durch Zunahme ei-

https://doi.org/10.1515/9783110459715-018

nes weiteren, weiter dorsal gelegenen Kontakts, konnte dann aber die vorherige Wirkung auf den Tremor wieder erreicht werden, ohne eine Zunahme der Dysarthrie zu bewirken. Durch Umverteilung des Stroms auf verschiedene Kontakte und die individuelle Einstellung der Stimulationsamplitude (auf jedem Kontakt gerade unterhalb der Nebenwirkungsschwelle), konnte eine gleichermaßen effektive dafür aber nebenwirkungsärmere Einstellung gefunden werden [7] (sog. Current-Shaping). Alternativ kann der Patient mit seinem Handgerät zwischen verschieden, voreingestellten Stimulationsprogrammen wählen, die dann entweder eine optimale Tremorkontrolle mit Beeinträchtigung der Sprache oder aber eine suboptimale Tremorkontrolle mit unveränderter Sprache erzielen können [8] (s. Kap. 16). Durch den zukünftig vermehrten Einsatz direktionaler Elektroden [9] oder THS-System, bei denen kurze Impulsbreiten von unter 60 µs abgegeben werden können [10], könnten Nebenwirkungen wie die stimulationsinduzierte Dysarthrie zukünftig ggf. besser kontrolliert werden.

18.1.3 Fazit

Stimulationsinduzierte Dysarthrie ist eine häufige Nebenwirkung bei VIM THS. In der Regel lohnt es sich die erweiterten Freiheitsgrade in der Programmierung der neuen THS-Systemen zu nutzen, um die Stromabgabe individuell anzupassen.

18.2 Kasuistik 2: Postoperative Gangstörung mit Freezing of Gait bei IPS mit STN-THS

„Ein 55-jähriger Patient stellt sich 3 Jahre nach beidseitiger Implantation von Elektroden zur THS im Bereich des STN in der Ambulanz vor. Er gibt an, von der THS hinsichtlich des Tremors und der allgemeinen Unterbeweglichkeit weiter gut zu profitieren. Es habe sich allerdings in der letzten Zeit ein zunehmendes ‚Freezing of Gait' gezeigt [11], welches zuletzt vor der Implantation der Elektroden aufgetreten war. Er gibt weiter an, dass er insbesondere beim Durchschreiten einer Tür oder in engen Räumen vermehrt Freezing Episoden von bis zu einer Minute habe. Insbesondere nach dem Aufstehen sei das Freezing sehr häufig, im Verlauf bessere sich die Symptomatik."

18.2.1 Hintergrund

Freezing of Gait (FOG) ist eine Gangstörung, die bei der Hälfte der Parkinson-Patienten nach einer durchschnittlichen Krankheitsdauer von 5 Jahren auftritt [12]. Die Patienten beschreiben FOG oft mit dem Gefühl, dass ihre „Füße am Boden festkleben" würden [13]. FOG ist mit Stürzen und einer deutlichen Reduktion der

Lebensqualität verbunden [14]. Je nach Abhängigkeit der Auswirkung von L-Dopa wird zwischen Off-Freezing und ON-Freezing unterschieden [15]. Ob die THS FOG langfristig verbessert, ist momentan umstritten, so dass die THS zur Behandlung von FOG nur eine Level-C-Empfehlung erhält [16]. Einige Studien zeigen gute Effekte in den ersten Jahren, wobei in den Verlaufsbeobachtungen über Jahre die Wirkung nachzulassen scheint. Ebenso liegen Fallberichte vor, in denen die STN-THS FOG induziert [17].

18.2.2 Prozedere

Der Patient wurde stationär aufgenommen. Nach Ausschalten des THS-Systems zeigte sich in einem standardisierten Gangtest, der FOG provoziert [18], eine Zunahme des FOG. Hierdurch konnte ausgeschlossen werden, dass es sich um ein THS-induziertes FOG handelt. Nach Umstellung von einer 130-Hz-Stimulation auf eine niederfrequente 60-Hz-Stimulation und entsprechende Steigerung der Stimulationsamplitude, die laut aktueller Studienlage in einigen Fällen zu einer Reduktion des FOG führen kann [19], zeigte sich hier keine wesentliche Besserung im Gangtest. In einem zweiten Ansatz wurden zunächst die ursprünglichen THS-Parameter eingestellt, dann aber die Stimulationsamplitude der Elektrode kontralateral zur Seite mit der größeren Schrittlänge um die Hälfte reduziert [20]. Ebenfalls zeigte sich hierbei keine durchgreifende Besserung, so dass nur die im letzten Schritt empfohlene Erhöhung der morgendlichen dopaminergen Medikation eine durchgreifende Besserung des FOG erbrachte.

18.2.3 Fazit

FOG spricht wie andere axiale Symptome oft nur unzureichend auf die STN-DBS an. Insbesondere im Verlauf scheint ein initial positiver Effekt oft nachzulassen. Durch einige spezifische Umstellungen der Stimulationsparameter (60 Hz, einseitige Reduktion der Amplitude um 50 % auf der Elektrode kontralateral zu besseren Seite) lässt sich in Einzelfällen eine Verbesserung erzielen. Oft sind die Symptome aber postoperativ nur durch eine Anpassung der dopaminergen Medikation zu erreichen.

18.3 Kasuistik 3: Postoperative Dyskinesien bei IPS mit STN-THS

„Die 57-jährige Frau G. stellt sich vier Wochen nach Implantation von Stimulationselektroden in den STN vor. Die Patientin klagt über Überbeweglichkeit, die sich etwa 30 Minuten nach Einnahme von L-Dopa entwickelt und für etwa 1,5 Stunden bestünde. Postoperativ sei die L-Dopa-Gesamttagesdosis von 1200 mg auf 900 mg reduziert worden bei nach wie vor bestehenden fünf Einnahmezeitpunkten am Tag. Amantadin sei ausgeschlichen (Gesamttagesdosis präoperativ 200 mg) und Pramipexol reduziert worden (Gesamttagesdosis von präoperativ 1,8 mg auf postoperativ 1,05 mg). Rasagilin werde unverändert eingenommen (Gesamttagesdosis 1 mg). In den letzten Wochen sei die Stimulation graduell gesteigert worden. Die Beweglichkeit sei in den 30 Minuten vor und nach Einnahme des L-Dopa zufriedenstellend."

18.3.1 Hintergrund

Die motorischen Symptome des IPS werden nach Implantation von Stimulationselektroden zur THS von drei Einflussfaktoren bestimmt: der pharmakologischen Therapie, der Neurostimulation und dem Setzeffekt. Der Setzeffekt kann primär bei dem Zielpunkt STN klinisch relevante Hyperkinesien hervorrufen, die dann im Verlauf von Tagen bis Wochen, jedoch auch bis zu wenigen Monaten nach der Operation, abklingen [21]. Parallel erfolgt eine Aktivierung der Neurostimulation und eine graduelle symptomorientierte Anpassung der Stimulationsparameter. Während der Auftitrierung der Tiefen Hirnstimulation, wird die pharmakologische Therapie reduziert. Im klinischen Alltag ist die Führung von Bewegungsbögen zur Erfassung des tageszeitlichen Bewegungsprofils notwendig. Große Studien zeigen, dass im Durchschnitt eine etwa 50–60 % Reduktion der L-Dopa Äquivalenzdosis möglich ist [22, 23]. Bei klinisch relevanten Hyperkinesien sollten insbesondere schnell anflutende Medikamente (L-Dopa-Präparate) reduziert werden. Die dopaminerge Medikation sollte aufgrund der Gefahr eines dopaminergen Entzugssyndroms (Apathie, Depression, Angst) nicht vollständig abgesetzt werden, insbesondere da sich dieses mit einer Latenz von bis zu zwei Wochen entwickeln kann [24]. Im Falle von Patienten mit Hyperkinesien bei ausgeprägtem Setzeffekts ist in diesem Zusammenhang besondere Vorsicht geboten: Wenn Hyperkinesien bereits ohne Neurostimulation und Pharmakotherapie nur durch den Setzeffekt bestehen, sollte wenn möglich eine niedrigdosierte dopaminerge Medikation beibehalten werden, damit sich kein dopaminerges Entzugssyndrom entwickeln kann.

18.3.2 Prozedere

Bei der Patientin mit Hyperkinesien erfolgte eine weitere Reduktion der L-Dopa-Gesamttagesdosis (von präoperativ 1200 mg auf 500 mg verteilt auf vier Einnahmezeitpunkte) und des Pramipexols (von präoperativ 1,8 mg auf 0,7 mg). Statt des Rasagilin wurde Safinamid eindosiert. Eventuell wäre das Absetzen des MAO B-Hemmers ebenfalls eine gute Option gewesen. Im weiteren Verlauf erfolgte eine symptomorientierte Erhöhung der Stimulationsparameter. Die vom Patienten ausgefüllten Bewegungsbögen zeigten eine gute Kontrolle der motorischen Symptome ohne Überbeweglichkeit.

18.3.3 Fazit

Postoperativ können klinisch relevante Hyperkinesien aufgrund hoher Dosierungen rasch anflutender dopaminerger Medikamente und eines ausgeprägten Setzeffekts bei Tiefer Hirnstimulation im Nucleus subthalamicus auftreten. Eine symptomorientierte Anpassung der dopaminergen Medikation und der Stimulationsparameter sollte nach individuellen tageszeitlichen Bewegungsprofilen („Bewegungsbögen") erfolgen.

18.4 Kasuistik 4: Postoperative Apathie bei IPS mit STN-THS

„Der 64-jährige Herr M. stellt sich in Begleitung seiner Ehefrau vor. Diese klagt darüber, dass sich ihr Mann seit der Operation verändert habe. Obwohl er sich besser bewegen könne, sitze er den ganzen Tag in seinem Sessel vor dem Fernseher und würde sich nicht mehr im Haushalt engagieren. Auf Nachfrage beim Patienten äußert dieser, dass er einfach keine Lust habe etwas zu tun und dass er keine große Veränderung im Vergleich zu vor der Operation verspüre."

18.4.1 Hintergrund

Postoperative Apathie ist eine häufiges Symptom unter THS und hängt zum Teil mit der postoperativen Medikamentenreduktion, zum Teil aber auch mit der Stimulation selbst zusammen [24, 25]. Als prädiktive Faktoren für die Entwicklung einer postoperativen Apathie gelten präoperative nicht-motorische Fluktuationen, Ängste, jüngeres Alter und mesolimbische Degeneration [26]. Typischerweise fällt Apathie zuerst den Angehörigen auf, da sich diese über den fehlenden Antrieb der Patienten häufig wundern und zum Teil ärgern [26]. So kann es nicht selten aufgrund von Apathie zu zwischenmenschlichen Konflikten und sozialem Rückzug kommen. Detaillierte Ausführungen finden sich in Kapitel 15.

18.4.2 Prozedere

Zunächst sollten der Patient und seine Angehörigen über die Situation aufgeklärt werden. In einem ausführlichen Gespräch sollte erläutert werden, worum es sich handelt und dass Apathie ein häufiges Symptom nach THS darstellt. Weiterhin sollte der Patient im Rahmen eines stationären Aufenthaltes untersucht werden. Dabei muss sowohl die dopaminerge Medikation als auch die Stimulation in Augenschein genommen werden. Durch eine Reduktion bzw. Ausschalten der Stimulation können kurzfristige Veränderungen bezüglich der Apathie geprüft werden. Oftmals findet sich hier jedoch kein unmittelbarer Effekt. Im nächsten Schritt ist die Medikation zu überprüfen. Ein postoperativ zu schnelles Ausschleichen der dopaminergen Therapie, vor allem der Dopaminagonisten, hängt im Kontext eines Dopaminagonisten Entzugssyndroms (*engl*. Dopamine agonist withdrawal syndrome, DAWS) mit der Entstehung von Apathie zusammen [27]. Dies betrifft vor allem die am D2/D3 Rezeptor wirksamen Agonisten, sodass bspw. eine Eindosierung bzw. Erhöhung von Pramipexol den Antrieb verbessern könnte [28]. Bei Erhöhung der dopaminergen Medikation muss gleichzeitig eventuell eine Anpassung der Stimulationsparameter erfolgen, sodass der Patient keine Nebenwirkungen in Form von bspw. Dyskinesien erfährt. In Zusammenhang mit Apathie sollte auch immer nach Hinweisen auf Depression geachtet werden, da beide psychiatrischen Symptome häufig koexistieren und sich inhaltlich zum Teil überlappen. Beide Symptome haben ausgeprägten Einfluss auf die vom Patienten wahrgenommene Lebensqualität und können trotz objektiver motorischer Verbesserung, postoperativ dazu führen, dass sich die Lebensqualität der Patienten nicht verbessert [29]. Sollte es trotz Änderung der Medikation und/oder Stimulation nicht zu einer Besserung der Apathie kommen, so ist ein antriebssteigerndes Antidepressivum in Erwägung zu ziehen. Auch psychotherapeutische Maßnahmen sollten optimaler Weise ergänzt werden. Schließlich profitieren viele Patienten und Angehörige davon, sich einer Selbsthilfegruppe anzuschließen und sich so über Probleme und Sorgen sowie den Umgang mit Verhaltensänderungen nach THS auszutauschen. Langfristig sollten alle THS-Patienten, insbesondere aber auch jene mit neuropsychiatrischen Schwierigkeiten, eng an die Klinik angebunden sein und zu regelmäßigen Kontrollbesuchen vorbeikommen.

18.4.3 Fazit

Die Apathie ist ein häufiges aber oft gut behandelbares Symptom unter THS. Aufgrund der Verringerung der Lebensqualität bei apathischen Patienten sollte sie frühzeitig erkannt werden und mittels dopaminergen Medikamenten und Anpassung der Stimulation, ggf. unter Hinzunahme eines Antidepressivums, therapiert werden.

18.5 Kasuistik 5: Postoperative Hypomanie bei IPS mit STN-THS

„Der 61-jährige Herr W. kommt in Begleitung seiner Ehefrau. Er berichtet, dass es ihm sehr gut gehen würde und er nun wieder voller Elan den Alltag meistern könne. Seine Frau bewertet dies eher kritisch. Sie erzählt, dass er sich seit der Operation wie ein Teenager verhalten würde. Er hätte keine Geduld mehr und müsse alle Ideen sofort in die Tat umsetzen. Es würde häufiger zu Streitigkeiten kommen und sie bemerke eine Veränderung in seinem Sozialverhalten. Herr W. kommentiert diese Aussagen mit einem Abwinken und dem Hinweis darauf, dass seine Frau schon immer alles übertrieben darstellen würde."

18.5.1 Hintergrund

Bei vielen Patienten ist die Stimmung in den ersten Tagen und Wochen unter STN-THS gehoben, oft bedingt durch eine Mischung aus Setzeffekt, Stimulation, medikamentöser Therapie und der Erleichterung, die Operation hinter sich gebracht zu haben. In der Regel legt sich diese erste Phase der Euphorie in den ersten 3–4 Monaten wieder. Bei einigen Patienten kann es jedoch aufgrund der Mitstimulation limbischer Areale zu einer dauerhaften aber reversiblen hypomanen Stimmungslage kommen [30] (s. Kap. 15).

18.5.2 Prozedere

Auch hier ist es notwendig Patienten und Angehörige über die Ursachen der Verhaltensänderung aufzuklären. Am besten erfolgte dies auch schon vor der Operation, sodass Angehörige von der plötzlichen Veränderung nicht überrascht werden. Patienten, die unter STN-THS eine Hypomanie entwickeln sollten unbedingt in einem stationären Setting untersucht werden, da es im Alltag des Patienten zu mitunter weitreichenden psychosozialen Konsequenzen kommen kann [31]. Ein wichtiger Schritt bei der Untersuchung ist die Ausschaltung der Stimulation, da es hier zu einer unmittelbaren Änderung der Stimmungslage kommen kann [30]. Sollte ein Elektrodenkontakt-abhängiges Phänomen vorliegen, so ist der Kontakt, welcher unter Stimulation die Hypomanie auslöst (in der Regel ventrale Kontakte bei medialer Elektrodenlage), zu vermeiden. Dies sollte unbedingt in Arztbriefen dokumentiert werden. Wie eine Austestung der Elektrodenkontakte erfolgt, ist detailliert in Kapitel 16 dargelegt. Auch die kritische Überprüfung der dopaminergen Medikation hilft, die Entstehung von hypomanen Phasen zu erklären, da sehr hohe Dopamindosen mit Manie und Hypomanie zusammenhängen [32].

18.5.3 Fazit

Aufgrund der mitunter weitreichenden Folgen für das psychosoziale Umfeld des Patienten sollte schon vor der Operation eine Aufklärung des Patienten und seiner Angehörigen bzgl. Hypomanie erfolgen. In der Regel kann durch eine Reduktion bzw. Umstellung der Stimulation der hypomanen Phase entgegengewirkt werden.

Referenzen

[1]   Mucke D, Becker J, Barbe MT, Meister I, Liebhart L, Roettger TB, et al. The effect of deep brain stimulation on the speech motor system. Journal of speech, language, and hearing research: JSLHR. 2014;57(4):1206–18.

[2] Flora ED, Perera CL, Cameron AL, Maddern GJ. Deep brain stimulation for essential tremor: a systematic review. Mov Disord. 2010;25(11):1550–9.

[3] Sydow O, Thobois S, Alesch F, Speelman JD. Multicentre European study of thalamic stimulation in essential tremor: a six year follow up. Journal of neurology, neurosurgery, and psychiatry. 2003;74(10):1387–91.

[4] Pahwa R, Lyons KE, Wilkinson SB, Simpson RK, Jr., Ondo WG, Tarsy D, et al. Long-term evaluation of deep brain stimulation of the thalamus. Journal of neurosurgery. 2006;104(4):506–12.

[5] Krack P, Dostrovsky J, Ilinsky I, Kultas-Ilinsky K, Lenz F, Lozano A, et al. Surgery of the motor thalamus: problems with the present nomenclatures. Mov Disord. 2002;17 Suppl 3:S2–8.

[6] Astrom M, Tripoliti E, Hariz MI, Zrinzo LU, Martinez-Torres I, Limousin P, et al. Patient-specific model-based investigation of speech intelligibility and movement during deep brain stimulation. Stereotactic and functional neurosurgery. 2010;88(4):224–33.

[7] Barbe MT, Dembek TA, Becker J, Raethjen J, Hartinger M, Meister IG, et al. Individualized current-shaping reduces DBS-induced dysarthria in patients with essential tremor. Neurology. 2014;82(7):614–9.

[8] Barbe MT, Pochmann J, Lewis CJ, Allert N, Wirths J, Visser-Vandewalle V, et al. Utilization of predefined stimulation groups by essential tremor patients treated with VIM-DBS. Parkinsonism & related disorders. 2014;20(12):1415–8.

[9] Pollo C, Kaelin-Lang A, Oertel MF, Stieglitz L, Taub E, Fuhr P, et al. Directional deep brain stimulation: an intraoperative double-blind pilot study. Brain : a journal of neurology. 2014;137(Pt 7):2015–26.

[10] Reich MM, Steigerwald F, Sawalhe AD, Reese R, Gunalan K, Johannes S, et al. Short pulse width widens the therapeutic window of subthalamic neurostimulation. Annals of clinical and translational neurology. 2015;2(4):427–32.

[11] Amarell M, Cepuran F, Timmermann L, Allert N, Barbe MT. [Diagnostics and therapy of „freezing of gait" in patients with Parkinson's disease]. Fortschritte der Neurologie-Psychiatrie. 2014;82(10):593–605.

[12] Giladi N, McDermott MP, Fahn S, Przedborski S, Jankovic J, Stern M, et al. Freezing of gait in PD: prospective assessment in the DATATOP cohort. Neurology. 2001;56(12):1712–21.

[13] Nutt JG, Bloem BR, Giladi N, Hallett M, Horak FB, Nieuwboer A. Freezing of gait: moving forward on a mysterious clinical phenomenon. The Lancet Neurology. 2011;10(8):734–44.

[14] Moore O, Peretz C, Giladi N. Freezing of gait affects quality of life of peoples with Parkinson's disease beyond its relationships with mobility and gait. Mov Disord. 2007;22(15):2192–5.

[15] Espay AJ, Fasano A, van Nuenen BF, Payne MM, Snijders AH, Bloem BR. „On" state freezing of gait in Parkinson disease: a paradoxical levodopa-induced complication. Neurology. 2012;78(7):454–7.

[16] Nonnekes J, Snijders AH, Nutt JG, Deuschl G, Giladi N, Bloem BR. Freezing of gait: a practical approach to management. The Lancet Neurology. 2015;14(7):768–78.

[17] Xie T, Vigil J, MacCracken E, Gasparaitis A, Young J, Kang W, et al. Low-frequency stimulation of STN-DBS reduces aspiration and freezing of gait in patients with PD. Neurology. 2015;84(4):415–20.

[18] Schaafsma JD, Balash Y, Gurevich T, Bartels AL, Hausdorff JM, Giladi N. Characterization of freezing of gait subtypes and the response of each to levodopa in Parkinson's disease. European journal of neurology. 2003;10(4):391–8.

[19] Moreau C, Defebvre L, Destee A, Bleuse S, Clement F, Blatt JL, et al. STN-DBS frequency effects on freezing of gait in advanced Parkinson disease. Neurology. 2008;71(2):80–4.

[20] Fasano A, Herzog J, Seifert E, Stolze H, Falk D, Reese R, et al. Modulation of gait coordination by subthalamic stimulation improves freezing of gait. Mov Disord. 2011;26(5):844–51.

[21] Mann JM, Foote KD, Garvan CW, Fernandez HH, Jacobson CEt, Rodriguez RL, et al. Brain penetration effects of microelectrodes and DBS leads in STN or GPi. Journal of neurology, neurosurgery, and psychiatry. 2009;80(7):794–7.

[22] Krack P, Batir A, Van Blercom N, Chabardes S, Fraix V, Ardouin C, et al. Five-year follow-up of bilateral stimulation of the subthalamic nucleus in advanced Parkinson's disease. The New England journal of medicine. 2003;349(20):1925–34.

[23] Deuschl G, Schade-Brittinger C, Krack P, Volkmann J, Schafer H, Botzel K, et al. A randomized trial of deep-brain stimulation for Parkinson's disease. The New England journal of medicine. 2006;355(9):896–908.

[24] Thobois S, Ardouin C, Lhommee E, Klinger H, Lagrange C, Xie J, et al. Non-motor dopamine withdrawal syndrome after surgery for Parkinson's disease: predictors and underlying mesolimbic denervation. Brain : a journal of neurology. 2010;133(Pt 4):1111–27.

[25] Robert GH, Le Jeune F, Lozachmeur C, Drapier S, Dondaine T, Peron J, et al. Preoperative factors of apathy in subthalamic stimulated Parkinson disease: a PET study. Neurology. 2014;83(18):1620–6.

[26] Voon V, Howell NA, Krack P. Psychiatric considerations in deep brain stimulation for Parkinson's disease. Handbook of clinical neurology. 2013;116:147–54.

[27] Rabinak CA, Nirenberg MJ. Dopamine agonist withdrawal syndrome in Parkinson disease. Archives of neurology. 2010;67(1):58–63.

[28] Thobois S, Lhommee E, Klinger H, Ardouin C, Schmitt E, Bichon A, et al. Parkinsonian apathy responds to dopaminergic stimulation of D2/D3 receptors with piribedil. Brain : a journal of neurology. 2013;136(Pt 5):1568–77.

[29] Maier F, Lewis CJ, Horstkoetter N, Eggers C, Kalbe E, Maarouf M, et al. Patients' expectations of deep brain stimulation, and subjective perceived outcome related to clinical measures in Parkinson's disease: a mixed-method approach. Journal of neurology, neurosurgery, and psychiatry. 2013;84(11):1273–81.

[30] Mallet L, Schupbach M, N'Diaye K, Remy P, Bardinet E, Czernecki V, et al. Stimulation of subterritories of the subthalamic nucleus reveals its role in the integration of the emotional and motor aspects of behavior. Proceedings of the National Academy of Sciences of the United States of America. 2007;104(25):10661–6.

[31] Lewis CJ, Maier F, Horstkotter N, Zywczok A, Witt K, Eggers C, et al. Subjectively perceived personality and mood changes associated with subthalamic stimulation in patients with Parkinson's disease. Psychological medicine. 2015;45(1):73–85.

[32] Maier F, Merkl J, Ellereit AL, Lewis CJ, Eggers C, Pedrosa DJ, et al. Hypomania and mania related to dopamine replacement therapy in Parkinson's disease. Parkinsonism & related disorders. 2014;20(4):421–7.

H Wirtschaftliche Aspekte

R. Dodel, J. Dams, J.-P. Reese

19 Kosten-Nutzen-Analysen zur tiefen Hirnstimulation bei Patienten mit idiopathischem Parkinson-Syndrom

19.1 Einleitung

Die medikamentöse Therapie ist weiterhin die Grundlage für die Behandlung der motorischen Symptome des idiopathischen Parkinson-Syndroms. Neben der medikamentösen Behandlung hat die elektrische Stimulation von intrazerebralen Strukturen (Tiefe Hirnstimulation, THS) inzwischen einen festen Platz als Therapieoption motorischer Symptome des idiopathischen Parkinson-Syndroms, insbesondere nach dem Auftreten von motorischen Komplikationen, erhalten. Sie ist bei einer stringenten Patientenselektion effektiv, sicher und führt zur Verbesserung der Motorik, zur Reduktion der L-DOPA Äquivalenzdosis (abhängig vom Zielgebiet der Stimulation), zur Verringerung der Off-Zeiten und zu einer Verbesserung der gesundheitsbezogenen Lebensqualität dieser Patienten [1]. Als Nachteile der THS werden im Vergleich zur besten medikamentösen Behandlung („Best Medical Treatment", BMT) operative Komplikationen, Komplikationen der elektrischen Stimulation im weiteren Sinne (z. B. Dislokation der Elektroden, Einstellungsschwierigkeiten, Depressionen), die Zurückhaltung („Reluctance") der Patienten als auch die erhöhten Kosten des Verfahrens aufgeführt [2, 3]. Dem letzteren widmet sich dieses Kapitel. Ziel dieses Kapitels ist es, die für das deutsche Gesundheitssystem relevanten Studien im Detail darzustellen und zu bewerten. Internationale Studien sollen hingegen nur, wenn sie für das deutsche Gesundheitssystem relevante Ergebnisse beinhalten, einbezogen werden, ansonsten sind diese Studien kurz in der Tabelle 19.1 zusammengefasst.

https://doi.org/10.1515/9783110459715-019

Tab. 19.1: Gesundheitsökonomische Studien zur THS (nach [7]/[8]).

Autor/Land	Studien-typ	Kosten der Intervention	QALYs Intervention	Vergleichstherapie	Kosten Vergleichstherapie	QALYs Vergleichstherapie	ICUR
Tomaszewski* USA [25]	CUA	425.000	7,8	BMT	417.000	7,08	49.194
Meissner G [9]	COI (3 Patienten)	€218,67	–	Apomorphin	€390,33	–	–
Gerzeli*[1] I [26]	COI	20.033	NA	BMT	8.976	NA	NS
Spottke*[1] G [10, 21, 27]	COI	€20.410	–	Standard Behandlung	6.970	–	–
D'Ausilio*[1] I [27]	COI	€41.379	–	Standard Behandlung Apomorphin	Standard Behandlung: €58.065 Apomorphine: €56.489	–	–
McIntosh*[1] UK [28]	COI	£32.526	–	–	–	–	–
Meissner*[1] G [11]	CEA	28.305	NA	BMT	15.991	NA	NS
Fraix*[1] F [29]	COI	€36.904	–	–	–	–	–
Royal College*[1] UK [30]	CUA	£42.145					£28.066
Valldeoriola*[1] E [20]	CEA	€18.456					€34.389

Valldeoriola*1 E [31]	CE	103.730	NA	CDLCI/CSAI	CDLCI: 247.918 CSAI: 160.150	NA	NS
Dams*1 G [12]	CUA	133.174	11,62	BMT	126.180	10,58	6.677
Stroupe* USA [22]	CUA	167.706	1,153	THS, GPi	171.061	1,215	NA
Zhu* HK [19]	CUA	398.110	0,855	BMT	107.258	0,5	24.868
Eggington*2 UK [32]	CUA	68.970	2,21	BMT	48.243	1,21	20.678
Walter G/UK [14]	CUA	€105.737 (£87.730)	2,85 (2,75)	CSAI/CDLCI/SOC	CSAI: €104.500 (£78.251) CDLCI: €175.004 (£130.011) SOC: €90.011 (£76.793)	CSAI: 2,92 (2,85) CDLCI: 3,18 (3,06) SOC: 2,73 (2,62)	CSAI: €1.237 €9.479 CDLCI: −€69.267 (−£42.281)
Dams G [15]	CUA	€151.800	13,85	BMT	€115.400	12,25	€22.700
Fundament UK [33]	CUA	£73.077	6,69	BMT	£46.278	5,35	£26.799
Kawamoto J [23]	CUA	Frühes Stadium: $142.900 Mittleres Stadium: $144.600 Spätes Stadium: $145.400	Frühes Stadium: 8,6 Mittleres Stadium: 6,7 Spätes Stadium: 3,5	Medikamentöse Therapie	Frühes Stadium: $59.500 Mittleres Stadium: $59.500 Spätes Stadium: $59.000	Frühes Stadium: 7,4 Mittleres Stadium: 3,5 Spätes Stadium: 0,4	Frühes Stadium: $83.400 Mittleres Stadium: $85.100 Spätes Stadium: $85.900

Autor/Land	Studien-typ	Kosten der Intervention	QALYs Intervention	Vergleichstherapie	Kosten Vergleichstherapie	QALYs Vergleichstherapie	ICUR
McIntosh UK [21]	CUA	£19.069	0,56	BMT	£9.813	0,50	£9.256
Pietzsch USA [34]	CUA	$130.510	3,19	BMT	$91.026	1,50	$39.484

CDLCI, kontinuierliche duodenale Levodopa Carbidopa Infusion; CEA, Kosteneffizienz-Analyse; COI: Kostenstudie; CSAI, kontinuierliche subkutane Apomorphin Infusion; SOC: Standard of care; CUA, Kosten-Nutzen-Analyse; THS, Tiefe Hirn Stimulation; GPi, globus pallidus internus; ICUR, inkrementelles Kosten-Nutzen-Verhältnis; NA, nicht zutreffend; NS, keine Angabe; QALY, Qualitätsadjustierte Lebensjahre. * Kosten in US-Dollar ($); *¹ Kosten in Euro (€); *² Kosten in Britischen Pfund (£).

19.2 Stellenwert gesundheitsökonomischer Betrachtungen

Die THS für die Parkinson-Erkrankung ist **kein** Arzneimittel und fällt als Medizinprodukt unter das Medizinproduktegesetz (Klasse III) [4]. Es unterliegt – somit vom Arzneimittel verschieden – anderen Gesetzesvoraussetzungen. Auch der Gemeinsame Bundesausschuss (G-BA) und das IQWiG (Institut für Qualität und Wirtschaftlichkeit im Gesundheitswesen) ordnen die Nutzenbewertung für Medizinprodukte anders als für Arzneimittel ein. Für die Bewertung des Nutzens sieht das IQWIG die prioritäre Berücksichtigung von Ergebnissen aus randomisierten kontrollierten klinischen Studien vor, unabhängig vom Typ der zu evaluierenden Maßnahme. Im Gegensatz zur Nutzenbewertung von Arzneimitteln wird jedoch für Medizinprodukte nicht die randomisierte kontrollierte Studie als prioritäres Studiendesign a priori vorausgesetzt, „allerdings muss die Wahl des Designs überhaupt begründet sein" [5]. Für eine Kosten-Nutzen-Bewertung (KNB) im Falle eines Medizinproduktes finden sich in dem Methodenpapier des IQWIG keine expliziten Angaben oder Aussagen; es ist aber davon auszugehen, dass entsprechend der Nutzenbewertung („... es dennoch keinen Grund gibt, an die Bewertung von Nutzen und Schaden einen bezüglich der Ergebnissicherheit prinzipiell anderen Maßstab anzulegen") eine analoge Analyse zur KNB herangezogen werden wird. Die Frage allerdings, ob Medizinprodukte einem HTA (d. h. einer methodisch standardisierten, u. a. medizinischen und ökonomischen Bewertung) analog der Bewertung von Arzneimittel zu unterwerfen sind, wird in der Literatur kontrovers diskutiert. In anderen europäischen und nicht europäischen Ländern werden KNB für die THS gefordert ([6]; s. www.ispor.org/HTARoadMaps/).

19.3 Kosten-Nutzen-Bewertung der Tiefen Hirnstimulation

Für die KNB der THS wurde eine systematische Literaturrecherche durchgeführt, um möglichst alle zur Verfügung stehenden gesundheitsökonomischen Studien identifizieren zu können. Insgesamt wurden 21 Artikel für die KNB identifiziert; davon befassen sich sechs Arbeiten mit der gesundheitsökonomischen Evaluation der THS im deutschen Gesundheitssystem. Neben einigen narrativen Übersichtsartikeln, die sich mit speziellen Problemen der Modellierung bzw. Datenerhebung befassen, stehen zwei Übersichtsartikel zur Verfügung, die die gesundheitsökonomische Evidenz aus den publizierten Studien zusammengetragen haben [7, 8]. Die Ergebnisse der Studien, die außerhalb des deutschen Gesundheitssystems durchgeführt wurden, sind u. a. basierend auf den beiden Übersichtsartikeln in der Tabelle 19.1 zusammengefasst. Die Studien für das deutsche Gesundheitssystem werden im Folgenden kurz besprochen.

Meissner et al. 2001 [9]. Anhand von drei Fallberichten von Patienten, die zunächst auf einer subkutanen Apomorphintherapie (Pumpe/Pen) eingestellt waren und dann eine STN-THS erhalten haben, haben die Autoren die direkten Kosten der STN-THS für das deutsche Gesundheitssystem über einen Zeitraum von jeweils 12 Monaten retrospektiv (Referenzjahr 2000) berechnet. Sie konnten zeigen, dass die Kosten nach Behandlung mit THS auf ca. 56 % reduziert wurden im Vergleich zu einer Behandlung mit s.c.-Anwendung von Apomorphin; Tagestherapiekosten in Höhe von DM 390 für die Apomorphintherapie vs. DM 219 für die STN-THS wurden berechnet.

Spottke et al. 2002 [10]. 16 Parkinson-Patienten wurden in zwei deutschen Zentren rekrutiert und vor THS sowie 1, 6, 12 Monate nach der Operation untersucht. Die direkten Kosten wurden aus der Sicht der Krankenkassen für das Jahr 1999 berechnet. Als Outcomes wurden einerseits das Sickness Impact Profile (SIP) zur Bewertung des Gesundheitsstatus (zu baseline und sechs Monaten) sowie die UPDRS zu allen Zeitpunkten verwendet. Der SIP-Gesamtwert war signifikant gebessert nach der THS; auch die UPDRS verbesserte sich (Gesamtwert baseline: 48,7; 12 Monate nach THS: 21,1). Die Medikamentenkosten konnten nach 12 Monaten im Vergleich zur baseline-Datenerhebung deutlich gesenkt werden. Die Kosten betrugen aufgrund unterschiedlicher Kostenerstattungen in Zentrum 1 (Zentrum 2) DM 32.500 ± 10.020 (24.140 ± 11.380) für die Neurologie und DM 15.930 ± 4.320 (7.460 ± 1.480) für die Neurochirurgie. Pro Punkt Verbesserung in der UPDRS wurden Kosten von DM 1.800 berechnet.

Meissner et al. 2005 [11]. 46 konsekutive Patienten mit idiopathischem Parkinson-Syndrom, die an ausgeprägten motorischen Komplikationen litten, wurden in drei deutschen Zentren eingeschlossen. Direkte Gesundheitskosten aus der Perspektive der Krankenkassen wurden berechnet. Der klinische Nutzen wurde anhand der Verbesserungen in der UPDRS evaluiert. Die Gesamt-Jahreskosten (Medikamente: Tagestherapiekosten) beliefen sich vor THS im Mittel auf € 4.676 ± 698 (€ 30,8 ± 6,6) und erhöhten sich aufgrund der Operationskosten auf € 17.231 ± 1.337 (€ 10,3 ± 1,1) im ersten Jahr bzw. € 2.689 ± 513 (€ 12,2 ± 1,2) im zweiten Jahr. Die mittleren Ergebnisse in der UPDRS besserten sich von 18,5 ± 1,5 vor THS auf 13,3 ± 1,3 im ersten Jahr und 14,5 ± 1,6 im zweiten Jahr. Für das erste Jahr nach Operation wurde ein ICUR (incremental cost-utility ratio) für eine Besserung pro UPDRS-Punkt von € 979 angegeben. Auch wenn diese Studie noch keine detaillierte KNB darstellt, gehen die Autoren von einer positiven KNB für die THS aus.

Dams et al. 2013 [12]. Im Gegensatz zu den vorgenannten Studien wurde in dieser Arbeit eine Modellierung als Basis für die KNB durchgeführt. Anhand eines Markov-Modells galt es, die ICUR der THS im Vergleich zur BMT zu untersuchen. Die klinischen Daten stammten aus einer verblindeten randomisierten Studie, zur Verfügung gestellt und direkt ins Modell implementiert [13]. Als Nutzen-Zielparameter wurden sowohl QALYs als auch die Änderung in der UPDRS herangezogen. Die Kosten wurden aus der Perspektive der gesetzlichen Krankenkassen in Deutschland für das Jahr 2010 erhoben. Es wurden die folgenden ICURs berechnet: Die THS führt im Vergleich zu BMT zu ca. € 6.700 mehr Kosten pro gewonnenem

QALY, bzw. € 9.800 für einen gewonnen UPDRSII-Punkt bzw. € 2.500 pro gewonnenem UPDRSIII-Punkt. Sensitivitätsanalysen zeigten einen großen Einfluss für den Batteriewechsel des Schrittmachers. Im Ergebnis zeigte die THS ein ICUR, das vergleichbar ist mit anderen, von der Krankenkasse erstatteten Behandlungsmethoden. Eine Analyse von „Effizienzgrenzen", wie sie vom IQWIG im Methodenpapier für die Bewertung von Verhältnissen zwischen Nutzen und Kosten gefordert wird, wurden in der Arbeit nicht durchgeführt.

Walter et al. 2014 [14]. Das Ziel dieser Analyse war es, das ICUR von verschiedenen Therapieoptionen für Patienten im fortgeschrittenen Stadium für das deutsche und britische Gesundheitssystem zu berechnen. Evaluiert wurden die kontinuierliche subkutane Apomorphingabe im Vergleich zur kontinuierlichen jejunalen Levodopa Infusion, der THS und „Standard-of-Care". Mittels eines Markov-Modells wurden die langfristigen Konsequenzen der verschiedenen Therapieoptionen über die Restlebenszeit simuliert. Die Lebenszeitkosten für die THS beliefen sich auf € 105.737, während 2,85 QALYs gewonnen wurden. Die kontinuierliche subkutane Apomorphingabe wurde gegenüber der THS als dominant beschrieben.

Dams et al. 2016 [15]. In einer verblindeten randomisierten Studie konnte bei Parkinson-Patienten mit motorischen Komplikationen in frühen Krankheitsstadien ein positiver Effekt auf die Bewegungseinschränkung nachgewiesen werden [16]. Basierend auf dem vorbeschriebenen Markov-Modell von Dams und Mitarbeitern wurden Kosten und die Nutzen für diese Patientengruppe evaluiert (Referenzjahr 2013). Es wurde ein ICUR von € 22.700 pro QALY und € 9.800 (€ 2.500) pro Punkt in der UPDRSII (UPDRSIII) berechnet. Die Autoren schlussfolgerten internationalen Kriterien folgend, dass die THS im Vergleich zur BMT Kosten-effektiv ist.

19.3.1 Nutzwert-Bewertungen der Tiefen Hirnstimulation

Aus klinischen Studien mit THS-stimulierten Parkinson-Patienten liegen nur sehr vereinzelt Daten vor, die eine Nutzwertmessung vorgenommen haben; in den derzeit publizierten Studien wurden überwiegend krankheitsspezifische Lebensqualitätsfragebögen verwendet, die u. a. auch als primärer Outcome in klinischen Studien mit THS zur Anwendung kamen; anhand des PDQ-39 konnte im Mittel eine Verbesserung um 34,5 % ± 15,3 % bzw. 33,8 % ± 15,4 % nach THS bei den Patienten beobachtet werden [1, 18].

Bezüglich einer Nutzwertmessung stehen entweder Arbeiten zur Verfügung, die nur eine geringe Anzahl an Patienten (n = 18/14/13) evaluiert haben [17, 19, 20] oder es stehen Studien mit größeren Patientenzahlen mit einer nur kurzen Evaluationszeit (≤ 12 Monate) zur Verfügung [21, 22]. Die Therapieeffekte, die sich in den Nutzwertmessungen in den entsprechenden Studien fanden, sind in Tabelle 19.2 zusammengetragen.

Tab. 19.2: Studien zum Effekt der THS auf die Lebensqualität und Nutzwerte.

Autor/Land	Stimulations-stelle	PDQ-39		EQ-5D		QWB			
		THS baseline (1 Jahr)	BMT baseline (1 Jahr)	THS baseline (1 Jahr)	BMT baseline (1 Jahr)	THS baseline STN	nach Stimulation STN 12M/24M/36M	THS baseline GPi	nach Stimulation GPi 12M/24M/36M
McIntosh/ UK [21]	STN; GPi	37,5 ± 14,6 (32,5 ± 15,8)	38,7 ± 13,7 (38,1 ± 13,5)	0,49 ± 0,26 (0,56 ± 0,27)	0,48 ± 0,25 (0,50 ± 0,26)	–	–	–	–
Valldeoriola/ E [20]	STN	–	–	(0,76 ± 0,03)	(0,54 ± 0,06)	–	–	–	–
Dams/G [35]	STN	–	–	(0,44)	(0,37)	–	–	–	–
Zhu/HK [19]	STN	39 ± 13 (26 ± 11)	–	0,5 ± 0,24 (0,71 ± 0,14)	–	–	–	–	–
Stroupe/ USA [22]	GPi/STN	–	–	–	–	0,42	0,45/0,43/ 0,41	0,45	0,47/0,45/ 0,45

PDQ-39: Mittelwerte ± SD. PDQ-39 zählt von 0–100. Je höher der Wert, umso schlechter die gesundheitsbezogene Lebensqualität. EQ-5D: Ein höherer Wert zeigt eine höhere Lebensqualität an. QWB (Quality of Well-Being Scale): Ein höherer Wert zeigt eine höhere Lebensqualität an. Es sind jeweils Mittelwerte ± SD angegeben.

Aufgrund dieser Datenlage, die sich nur bedingt für einen sinnvollen Einsatz in Modellierungsansätzen eignet, haben die Autoren von Kosten-Nutzwert-Modellierungsanalysen alternative Wege eingeschlagen: in einer Kosten-Nutzwert-Studie wurden Nutzwerte mittels Befragung von gesunden Freiwilligen auf der Basis des EQ-5D erhoben und auf die Patienten mit THS bezogen [23]. Ein weiterer Ansatz zielte darauf aus, der UPDRS oder dem PDQ-8/PDQ-39 durch mathematische Prädiktion Nutzwerte (z. B. den EQ-5D) zu berechnen und diese dann für die Modellierung bzw. für die Sensitivitätsanalysen einzusetzen. Die drei deutschen Kosten-Nutzwert-Modellierungsanalysen verwendeten Daten aus einer englischen Studie oder publizierte Daten aus der Arbeit von Valldeoriola bzw. transformierte Nutzwerte [20, 21]. Da die Patientenpräferenz in Kosten-Nutzwert-Studien im Nenner erfasst wird, liegt hier in den meisten gesundheitsökonomischen Studien eine schwerwiegende Limitation vor, die zu erhöhter Unsicherheit in den Analysen führt. Hier wäre durch entsprechend angelegte klinische Studien, die Nutzwerte über einen längeren Zeitraum prä- und postoperativ bei THS erheben, eine wichtige Lücke zu schließen, um zukünftige gesundheitsökonomische Evaluationen in ihren Aussagen zuverlässiger zu machen.

19.4 Kodierung und Erstattung im ambulanten und stationären Bereich in Deutschland

Mit der Einführung des DRG-Systems in Deutschland spielt die sachgerechte Kodierung für die Vergütung im deutschen Gesundheitssystem eine wesentliche Rolle. Eine detaillierte Darstellung der entsprechenden Kodierungen (DRG/OPS) und die Leistungen für die einzelnen involvierten Fächer zu erörtern, würde den Rahmen dieses Artikels sprengen, so dass wir auf entsprechende Veröffentlichungen verweisen dürfen. Die in diesem Bereich arbeitenden Firmen haben zu diesem Thema Publikationen für Fachkreise zur Verfügung gestellt (z. B. Fa. Medtronic; www.medtronic.de-reimbursement)); hier sind die notwendigen Informationen für eine adäquate Kodierung ausgeführt und werden regelmäßig dem neuesten Stand angepasst (zuletzt im Jahr 2016).

19.5 Zusammenfassung und Ausblick

Die bisher vorliegenden deutschen Evaluationen zeigen für das deutsche Gesundheitssystem ein positives ICUR nach internationalen Kriterien auf [24]. Nach den Vorgaben aus Kanada, nach denen eine erstattungsfähige Grenze mit Can-$ 50.000 pro QALY und aus England mit £ 20.000–30.000 pro QALY angegeben wird, befinden sich die Kosten in den publizierten Arbeiten nach dem 5ten Jahr in den entsprechenden Bereichen. Die WHO schlägt eine Grenze vor, die sich im Bereich des ein- bis dreifachen des mittleren Pro-Kopf-Einkommen des entsprechenden Landes befinden soll (www.who.int/choice/en/). Für Deutschland berechnen sich entsprechend Kosten in Höhe von € 26.000–€ 79.000 pro QALY für das Jahr 2010. In Deutschland schlägt das IQWIG eine Orientierung an den Effizienzgrenzen vor [5]. Eine detaillierte Analyse der THS diesbezüglich ist bisher noch nicht durchgeführt worden, auch liegen keine Budget-Impact-Analysen vor. Hier sind entsprechende Analysen vordringlich notwendig, um die weitere Kostenerstattung dieser effektiven therapeutischen Option für Patienten mit Parkinson-Krankheit nicht zu gefährden. Zusammenfassend kann aber aufgrund der vorliegenden Evidenz konstatiert werden, dass es sich bei der STN-THS nach internationalen Kriterien um eine kosteneffektive Therapieoption handelt.

Referenzen

[1] Martinez-Martin P, Deuschl G. Effect of medical and surgical interventions on health-related quality of life in Parkinson's disease. Mov Disord. 2007;22:757–65

[2] Kim M, Yun JY, Jeon B, et al. Patients' reluctance to undergo deep brain stimulation for Parkinson's disease. Parkinsonism Relat Disord 2016;23:91–4

[3] Kocabicak E, Temel Y. Deep brain stimulation of the subthalamic nucleus in Parkinson's disease: surgical technique, tips, tricks and complications. Clin Neurol Neurosurg. 2013;115:2318–23

[4] Becker K, Börger S, Frankenberger H, et al. Regulatorische Anforderungen an Medizinprodukte: Einführung und Handlungshilfen ; von klinischer Bewertung bis HTA. Schriftenreihe der TMF – Technologie- und Methodenplattform für die Vernetzte Medizinische Forschung e.V, Bd. 8. Berlin: Med. Wiss. Verl.-Ges, 2011

[5] IQWIG. Allgemeine Methoden. [Internet] Köln: Institut für Qualität und Wirtschaftlickeit im Gesundheitswesen; 2015 [cited 2017 Aug 16]. Verfügbar unter: https:www.iqwig.de/download/IQWiG_methoden_version_4-2.pdf

[6] van der Linde K, Buchberger, B. Pouryamout, L., Ochs A, et al. Internationaler Überblick über Methoden und Studienkosten und Nutzenbewertung von Medizinprodukten im Rahmen des Nationalen Strategieprozesses Innovationen der Medizintechnik. 2012. Verfügbar unter: www.Strategieprozess-Medizintechnik.de

[7] Becerra JE, Zorro O, Ruiz-Gaviria R, et al. Economic Analysis of Deep Brain Stimulation in Parkinson Disease: Systematic Review of the Literature. World Neurosurg. 2016;93:44–9

[8] Puig-Junoy J, Puig Peiro R. Revision de la evidencia economica sobre el uso de la estimulacion cerebral profunda en la enfermedad de Parkinson avanzada. Neurologia. 2009;24:220–9

[9] Meissner W, Trottenberg T, Klaffke S, et al. Apomorphintherapie versus Tiefe Hirnstimulation. Klinische und okonomische Aspekte bei Patienten mit fortgeschrittenem Morbus Parkinson. Nervenarzt. 2001;72:924–7

[10] Spottke EA, Volkmann J, Lorenz D, et al. Evaluation of healthcare utilization and health status of patients with Parkinson's disease treated with deep brain stimulation of the subthalamic nucleus. J Neurol. 2002;249:759–66

[11] Meissner W, Schreiter D, Volkmann J, et al. Deep brain stimulation in late stage Parkinson's disease: a retrospective cost analysis in Germany. J Neurol. 2005;252:218–23

[12] Dams J, Siebert U, Bornschein B, et al. Cost-effectiveness of deep brain stimulation in patients with Parkinson's disease. Mov Disord. 2013;28:763–71

[13] Deuschl G, Agid Y. Subthalamic neurostimulation for Parkinson's disease with early fluctuations: balancing the risks and benefits. Lancet Neurol. 2013;12:1025–34

[14] Walter E, Odin P. Cost-effectiveness of continuous subcutaneous apomorphine in the treatment of Parkinson's disease in the UK and Germany. J Med Econ. 2015;18:155–65

[15] Dams J, Balzer-Geldsetzer M, Siebert U, et al. Cost-effectiveness of neurostimulation in Parkinson's disease with early motor complications. Mov Disord. 2016;31:1183–91

[16] Schuepbach WMM, Rau J, Knudsen K, et al. Neurostimulation for Parkinson's disease with early motor complications. N Engl J Med. 2013;368:610–22

[17] Siderowf A, Jaggi JL, Xie SX, et al. Long-term effects of bilateral subthalamic nucleus stimulation on health-related quality of life in advanced Parkinson's disease. Mov Disord. 2006;21:746–53

[18] Kleiner-Fisman G, Herzog J, Fisman DN, et al. Subthalamic nucleus deep brain stimulation: summary and meta-analysis of outcomes. Mov Disord. 2006;21 Suppl 14:S290–304

[19] Zhu XL, Chan DTM, Lau CKY, et al. Cost-effectiveness of subthalmic nucleus deep brain stimulation for the treatment of advanced Parkinson disease in Hong Kong: a prospective study. World Neurosurg. 2014;82:987–93

[20] Valldeoriola F, Morsi O, Tolosa E, Rumia J, Marti MJ, Martinez-Martin P. Prospective comparative study on cost-effectiveness of subthalamic stimulation and best medical treatment in advanced Parkinson's disease. Mov Disord. 2007;22:2183–91

[21] McIntosh E, Gray A, Daniels J, et al. Cost-utility analysis of deep brain stimulation surgery plus best medical therapy versus best medical therapy in patients with Parkinson's: Economic evaluation alongside the PD SURG trial. Mov Disord. 2016;31:1173–82

[22] Stroupe KT, Weaver FM, Cao L, et al. Cost of deep brain stimulation for the treatment of Parkinson's disease by surgical stimulation sites. Mov Disord. 2014;29:1666–74

[23] Kawamoto Y, Mouri M, Taira T, Iseki H, Masamune K. Cost-Effectiveness Analysis of Deep Brain Stimulation in Patients with Parkinson's Disease in Japan. World Neurosurg. 2016;89:628–635.e1

[24] Riedel R, Repschlager U, Griebenow R, Breitkopf S, Schmidt S, Guhl A. International standards for health economic evaluation with a focus on the German approach. J Clin Pharm Ther. 2013;38:277–85

[25] Tomaszewski KJ, Holloway RG. Deep brain stimulation in the treatment of Parkinson's disease: a cost-effectiveness analysis. Neurology. 2001;57:663–71

[26] Gerzeli S, Cavallo MC, Caprari, et al. Analysis of deep brain stimulation (DBS) costs: An observational study on Italian patients. Pharmacoeconomics-Italian Research Articles; 2002:66–79

[27] D'Ausilio A, Marconi S, Antonini A, Tamma F, Valzania F, Berto P. Analisi dei costi, in Italia, di diverse strategie per il trattamento della malattia di Parkinson in fase avanzata. Recenti Prog Med. 2003;94:484–93

[28] McIntosh E, Gray A, Aziz T. Estimating the costs of surgical innovations: the case for subthalamic nucleus stimulation in the treatment of advanced Parkinson's disease. Mov Disord. 2003;18:993–9

[29] Fraix V, Houeto J, Lagrange C, et al. Clinical and economic results of bilateral subthalamic nucleus stimulation in Parkinson's disease. J Neurol Neurosurg Psychiatry. 2006;77:443–9

[30] National Collaborating Centre for Chronic Conditions. Parkinson's Disease: National clinical guideline for diagnosis and management in primary and secondary care, Appendix F:187–193. London: Royal College of Physicians; 2006

[31] Valldeoriola F, Puig-Junoy J, Puig-Peiro R. Cost analysis of the treatments for patients with advanced Parkinson's disease: SCOPE study. J Med Econ. 2013;16:191–201

[32] Eggington S, Valldeoriola F, Chaudhuri KR, Ashkan K, Annoni E, Deuschl G. The cost-effectiveness of deep brain stimulation in combination with best medical therapy, versus best medical therapy alone, in advanced Parkinson's disease. J Neurol. 2014;261:106–16

[33] Fundament T, Eldridge PR, Green AL, et al. Deep Brain Stimulation for Parkinson's Disease with Early Motor Complications: A UK Cost-Effectiveness Analysis. PLoS One. 2016;11:e0159340

[34] Pietzsch JB, Garner AM, Marks WJ, JR. Cost-Effectiveness of Deep Brain Stimulation for Advanced Parkinson's Disease in the United States. Neuromodulation. 2016;19:689–97

[35] Dams J, Klotsche J, Bornschein B, et al. Mapping the EQ-5D index by UPDRS and PDQ-8 in patients with Parkinson's disease. Health Qual Life Outcomes. 2013;11:35

I Ausblick

L. Timmermann, J. Voges

20 Neue Indikationen der Tiefen Hirnstimulation

Die Tiefe Hirnstimulation ist bei Patienten mit Morbus Parkinson, Tremorerkrankungen und der idiopathischen Torsionsdystonie (DYT1-Dystonie) eine zunehmend etablierte Therapieoption [1–3]. Aufgrund der Studienergebnisse und Einzelbeobachtung der letzten Jahre zeichnet sich jedoch ab, dass das Indikationsspektrum der Tiefen Hirnstimulation sich in den nächsten Jahren und Jahrzehnten deutlich erweitern wird. Grundlage dieser Erweiterung ist zum einen die Möglichkeit einer gezielten Intervention in einem pathologisch regulierten Regelkreis, bei zum zweiten einer sehr niedrigen Komplikationsrate des Eingriffes zur Tiefen Hirnstimulation [4]. Hinzu kommen sicherlich die fehlenden therapeutischen Optionen bei einer ganzen Reihe von neurologischen und psychiatrischen Krankheitsbildern.

20.1 Dystonie und hyperkinetische Syndrome

Durch beeindruckende Erfolge der Tiefen Hirnstimulation bei Patienten mit generalisierten Dystonien sind erste neue Indikationen im Bereich der **sekundären und segmentalen respektive fokalen Dystonien** erfolgt. Eine große sham-kontrollierte randomisierte Multicenterstudie zur Wirksamkeit der Tiefen Hirnstimulation bei Patienten mit zervikaler Dystonie (Torticollis) ergab eine signifikante Verbesserung der stimulierten Patienten im Vergleich zu den sham-kontrollierten Patienten [5]. Ausstehend ist momentan die Frage, ob die Kombination aus Stimulation und Botulinumtoxin-Behandlung einer reinen Botulinumtoxin-Behandlung überlegen ist. Ebenso ist nicht beantwortet, ob ggf. sogar in einem früherem Stadium eine Tiefe Hirnstimulation Patienten mit einem Torticollis langfristig besser behandelt, als eine intermittierende Botoxbehandlung.

Neben den primären Dystonien wurde in den letzten Jahren deutlich, dass auch Patienten mit einer **sekundären Dystonie** von einer Tiefen Hirnstimulation profitieren, wenn auch in deutlich geringerem Maße als mit den Ergebnissen der Tiefen Hirnstimulation bei primären Dystonien. Die wohl häufigste sekundäre Dystonie ist der **frühkindliche Hirnschaden**. Diese Patienten entwickeln in etwa 10 % der Fälle eine dyston-dyskinetisch athetotische Bewegungsstörung, welche oftmals nur geringfügig durch pharmakologische Interventionen zu verbessern ist. Eine erste große Metaanalyse hatte ergeben, dass im Schnitt etwa 24 % Verbesserung bei Patienten mit tiefer Hirnstimulation nach frühkindlichem Hirnschaden und einer choreatiformen athetotischen Störung zu erwarten ist [6]. Dieses Ergebnis stimmt

https://doi.org/10.1515/9783110459715-020

überein mit der Verbesserung durch die Tiefe Hirnstimulation bei Erwachsenen nach frühkindlichem Hirnschaden [7]. Die grundsätzliche Überlegung, dass eine pathologische Interaktion innerhalb der Basalganglien-Kortexschleifen im Erwachsenenalter schwieriger zu einem physiologischen Muster zu überführen ist als im Kindesalter, führte zu der Überlegung, dass möglicherweise eine frühere Intervention hier erfolgreich sein könnte. Erste Hinweise aus kleineren Fallserien deuteten einen besseren Response von Kindern mit frühkindlichem Hirnschaden und einer choreatiformen athetotischen Bewegungsstörung an. Momentan läuft eine deutsche Multicenterstudie, die die Tiefe Hirnstimulation bei Kindern mit frühkindlichem Hirnschaden untersucht. Ferner konnten sich die deutschen Zentren zusammenschließen zu einem Forschungsverbund, in dem die einzelnen operierten Kinder mit Tiefer Hirnstimulation registriert werden (GEPEStim, Koordination Dr. Anne Koy, Prof. Dr. Lars Timmermann, Köln/Marburg).

Eine häufige Form der generalisierten Dystonie ist die **tardive Dystonie**. Diese tritt häufig nach Exposition mit Neuroleptika oder antidopaminerg wirksamer Medikation auf. Durch die Tiefe Hirnstimulation konnte eine deutliche Verbesserung erreicht werden [8]. Ebenso wie beim Dystonie-Myoklonus-Syndrom zeigen hier kleinere Fallserien signifikante Verbesserungen für die Patienten.

Ein großes neues Forschungsfeld im Bereich der hyperkinetischen Störungen mit einer progressiven Behinderung durch die Motorik ist der **Morbus Huntington**. Hier zeigen erste Pilotstudien eine deutliche Verbesserung in der Motorik der Patienten. Derzeitig läuft eine Multicenterstudie in Deutschland mit Unterstützung der Deutschen Forschungsgemeinschaft, die systematisch die Verbesserung von Patienten mit Morbus Huntington und einer dyston-dyskinetischen Störung durch Stimulation im Globus pallidus pars internus untersucht. Erste Pilotstudien hatten hier deutliche Erfolge gezeigt [9].

20.2 Epilepsie

Bei vielen unterschiedlichen Formen der Epilepsie ist von einer pathologischen Veränderung im Papezschen Regelkreis auszugehen. Diese Veränderung ist vermutlich grundlegend für die Generierung von generalisierten Anfällen und diente nach vielen tierexperimentellen Vorarbeiten als Vorlage zur Etablierung der Stimulation des Nucleus anterior des Thalamus zur Behandlung von generalisierten Anfallsleiden. Im Rahmen der Sante-Studie [10] wurde in einer Gruppe von 110 Patienten mit fokalen Epilepsien oder fokalen Epilepsien mit sekundärer Generalisierung untersucht, ob eine Tiefe Hirnstimulation effektiv ist. Insgesamt kam es hier zu keinen beeindruckenden Ergebnissen, wohl aber zu einer Reduktion der Anfälle um etwa 29 % in der aktiv stimulierten Gruppe. Zu berücksichtigen ist jedoch bei der Beurteilung dieser Ergebnisse die hohe Heterogenität des Patientenklientels, ebenso sind die exakte Lokalisation der Elektroden und die genaue Modulation einer gewissen Variabilität unterworfen gewesen. Es ist davon auszugehen, dass nur ein Teil der Epilepsien und epileptischen Syndrome auf eine Tiefe Hirnstimulation antwortet. Daraus resultiert auch, dass noch viel klinische Forschung sowie Grundlagenforschung in die Neuromodulation der Epilepsien investiert werden muss. Aufgrund des episodischen Charakters ist möglicherweise ein zentraler Durchbruch die bedarfsgesteuerte Neuromodulation im Sinne einer adaptiven Tiefen Hirnstimulation. Gerade im Bereich der Epilepsie ist vermutlich eine dauerhafte Stimulation weniger effektiv als eine blockierende Stimulation bei Generation eines Anfalls.

20.3 Schmerz

Clusterkopfschmerz: Basierend auf der Grundannahme, dass ein gewisser Triggermechanismus zu einer sekundären Ausbreitung pathologischer neuronaler Aktivität und damit der Generierung von unterschiedlichen Kopfschmerzsyndromen wie der Migräne oder dem Clusterkopfschmerz führt [11] wurde die Hypothese entwickelt, dass auch eine Tiefe Hirnstimulation einen positiven Effekt auf Kopfschmerzsyndrome entfalten könnte. Als primäres Zielgebiet wurden vor allen Dingen hypothalamische Areale identifiziert, die vorher in bildgebenden Techniken als mögliche Triggerpunkte identifiziert wurden. Die Ergebnisse erster Pilotstudien an einzelnen Patienten [12] hatten sehr ermutigende Resultate ergeben. Insgesamt wird aber deutlich, dass die experimentellen Arbeiten noch weit von einer klinisch sinnvollen Evidenz entfernt sind und damit auch die Einführung dieser Therapien in die klinische Praxis noch nicht sinnvoll ist. Ferner muss bei inkonstanten Kopfschmerzsyndromen wie beim Clusterkopfschmerz oder der Migräne ebenso wie bei den Epilepsien über eine bedarfsgesteuerte adaptive Neuromodulation noch intensiv geforscht werden, bevor hier erfolgreiche Konzepte langfristig umgesetzt werden können. Schlussendlich ist die Tiefe Hirnstimulation trotz der inzwischen in den westlichen Ländern geringen Nebenwirkung immer noch ein recht invasives Verfahren um potentiell störende, aber, quo ad vitam und Behinderung, nur eingeschränkt behindernde Syndrome wie ein Kopfschmerzsyndrom zu therapieren.

20.4 Psychiatrische Störungen

Viele der psychiatrischen Störungen brauchen trotz moderner Therapieansätze derzeitig entweder eine lange Zeit bis zur Remission oder sind bei einzelnen Patienten auch nicht responsiv auf die derzeitig erhältlichen Therapieversuche. Daraus resultiert eine erhebliche Aktivität in der Suche nach neuen erfolgreichen Therapieformen gerade für therapieresistente Syndrome. Wie in Kapitel 21 ausgeführt, sind jedoch eine Reihe von ethischen Mindestvoraussetzungen notwendig, sowie eine sinnvolle Planung von Forschungsvorhaben einschließlich tierexperimenteller Grundlagen dieser Therapieformen.

20.4.1 Depression

Die Wahl des Kortexareals Cg25 (bzw. Brodmann Area 25) für den Einsatz der Tiefen Hirnstimulation zur Verbesserung depressiver Störungen wurde wesentlich von Ergebnissen der Grundlagenforschung beeinflusst [13,14]. Im Rahmen einer ersten klinischen, nicht-kontrollierten Studie konnte bei Patienten mit einer bisherigen therapierefraktären depressiven Störung eine substantielle Verbesserung erreicht werden. Diese hielt für mehrere Monate an und war noch Jahre nach der initialen Implantation deutlich besser als bei bisherigen Therapieansätzen. Eine Reihe von anderen Zielarealen zur Behandlung der depressiven Störung wie z. B. ventrales Striatum/ventrales Caudatum bzw. der vordere Anteil der Capsula interna (ALIC) wurden getestet und brachten in einzelnen Fällen positive Wirkung. Die Weiterentwicklung insbesondere zur Verbesserung der Anhedonie (Wortlosigkeit) bei Patienten mit depressiven Störungen ist das mediale Vorderhornbündel. Dieses sehr wichtige Areal im Belohnungssystem des Menschen konnte durch die Tiefe Hirnstimulation im Rahmen einer Pilotserie von Coenen und Schläpfer innerhalb von wenigen Tagen anhaltend verbessert werden. Bei aller Vorsicht in Anbetracht der kleinen Patientenzahlen könnte möglicherweise ein schnellerer Wirkungseintritt und bessere Wirkung auf die Anhedonie vorliegen als bei Patienten mit bisher klassischen Zielpunkten wie der Cg25.

Zwei randomisierte prospektive multizentrische Studien mit doppelt-verblindetem Stimulationsprotokoll zur THS entweder im VS/VC oder in Area Cg25 konnten nicht die Wirksamkeit dieser Behandlung bei depressiven Störungen beweisen bzw. wurden abgebrochen [15]. In einer in den Niederlanden multizentrisch, prospektiv-randomisiert durchgeführten klinischen Studie waren während der verblindeten Studienphase depressive Symptome unter ALIC-THS im Vergleich zur Kontrollgruppe signifikant gebessert. Im Gegensatz zu den anderen genannten klinischen Studien wurden hier nach Implantation des THS-Systems zunächst in einer offenen Studienphase die Stimulationsparameter individuell über mehrere Wochen optimiert und erst dann die Patienten in der verblindeten Phase der Verum- oder Kontrollgruppe zugeteilt [16]. Insgesamt resultiert aus den vorliegenden Ergebnissen, dass depressive Störungen nach wie vor eine experimentelle Indikation zur Tiefen Hirnstimulation sind.

20.4.2 Zwangserkrankungen

Bei Patienten mit Zwangserkrankungen wurde während der vergangenen Jahre neben der kognitiven behavioralen Therapie und der medikamentösen Therapie die

Tiefe Hirnstimulation eine wichtige Behandlungsoption. Seit Januar 2011 ist in Europa mit einer CE-Zertifizierung bzw. in den USA als Humanitarian Device Exemption die elektrische Stimulation im VS/VC (dies inkludiert den N. accumbens) bzw. im Bereich des ALIC zugelassen. Basis dieser Zulassung sind einmal die Daten eines größeren Verbundprojektes zur ALIC-THS, an dem neben dem Zentrum in Löwen, Belgien, drei Partner in den USA beteiligt waren. Nach drei Jahren Behandlung erfüllten 61,5 % der Patienten (16/26) die Kriterien für „Response" (≥ 35 % Reduktion auf der Yale-Brown-Obsessive-Compulsive-Scale [YBOCS]). Insgesamt 73 % der Studienpatienten hatten eine Reduktion von ≥ 25 %. Zeitgleich verbesserten sich ebenfalls signifikant Komorbiditäten, d. h. Angststörungen und Depression [17]. In der von Denys et al. durchgeführten prospektiv-randomisiert und doppeltverblindet durchgeführten Studie zur bilateralen Stimulation im N. accumbens (NAc) verbesserten sich während der offenen Studienphase die Y-BOCS Werte um durchschnittlich 46 %. Neun von 16 behandelten Patienten hatten eine Reduktion um ≥ 72 %. Während der verblindeten Studienphase waren Patienten der Verumgruppe im Vergleich zur Gruppe mit Sham-THS signifikant um 25 % gebessert. Auch hier führte die NAc-THS parallel zur Besserung der Zwangssymptome und zur Reduktion der Scores für Angststörungen und Depression [18]. Interessanterweise konnte diese Arbeitsgruppe zeigen, dass kognitive Verhaltenstherapie, die zuvor ineffektiv war, zusammen mit NAc-THS die YBOCS-Werte zusätzlich reduzierte [19]. Da die Patientenkohorten, die zur Zulassung der THS geführt haben, klein sind, sollten OCD-Patienten auch weiterhin nur unter Studienbedingungen behandelt werden.

20.4.3 Abhängigkeitserkrankungen

Die Modulation von **Abhängigkeitserkrankungen** durch die Tiefe Hirnstimulation erlaubt eine direkte Intervention über die Modulation im Belohnungssystem. Eine Reihe von Abhängigkeitserkrankungen mit direkter und ausgeprägter Gefährdung des Patienten wie z. B. die Kontrolle der Nikotinabhängigkeit oder des Alkoholismus ist derzeitig auch in Deutschland in der Untersuchung. Gerade die Untersuchung von Patienten mit einem therapierefraktären Alkoholismus und dessen dramatischen Folgen für die Sozialisation und das Funktionsniveau der Patienten wird derzeitig verfolgt.

20.4.4 Schizophrenie

Eines der größten und nach wie vor klinisch problematischen psychiatrischen Krankheitsbilder ist die **Schizophrenie**. Die experimentellen Untersuchungen wiesen darauf hin, dass auch hier das ventrale Striatum eine entscheidende Rolle in pathologischen Regelkreisen führt. Aus diesen grundsätzlichen Überlegungen erfolgte die Schlussfolgerung, dass möglicherweise eine Modulation des Nucleus accumbens eine Verbesserung von schizophrenen Symptomen mit sich bringen könnte. Erste klinische Pilotserien sind international in Studienregistern angemeldet, Ergebnisse jedoch werden erst in den nächsten Jahren erwartet. Aufgrund der komplexen Krankheitssymptomatik und der schwierigen Patienten-Arzt-Konstellation ist dieses Therapieverfahren mit größter Vorsicht zu beurteilen.

20.4.5 Tourette-Syndrom

Das **Tourette-Syndrom** als klinisch recht markantes Erscheinungsbild mit spontanen Handlungen, Zuckungen und teils obszönen verbalen Äußerungen hängt in unmittelbarer Weise vom dopaminergen System ab. Bereits in den 2000er Jahren konnte von Veerle van der Walle und Kollegen gezeigt werden, dass eine thalamische Tiefe Hirnstimulation eine signifikante Verbesserung der Symptomatik mit sich bringen kann. Neben dem Thalamus als Zielpunkt wurde der Globus pallidus pars internus, externus, die Capsula interna und der Nucleus accumbens sowie der Nucleus subthalamicus in den kleineren Studien und Fallserien untersucht. Erste Multicenterstudien sind unterwegs. Eine erste doppelverblindete Studie hat eine signifikante Verbesserung durch die Tiefe Hirnstimulation im Vergleich zu sham-Stimulationen zeigen können. Insgesamt ist es in Anbetracht der Seltenheit dieses Krankheitsbildes schwierig, Evidenz für die Wirksamkeit der THS herzustellen. Trotzdem belegen eine Reihe von nicht-kontrolliert durchgeführten Studien, dass Patienten mit einem Tourette-Syndrom von der Tiefen Hirnstimulation erheblich profitieren können [20]. Wahrscheinlich handelt es sich um eines der Krankheitsbilder, für die in den nächsten Jahren eine Zulassung erteilt werden wird.

20.5 Demenz

Bei dementiellen Entwicklungen ist neben der Neurodegeneration auch eine Verschiebung von unterschiedlichen Transmittergleichgewichten und somit auch sekundär der Aktivität in verschiedenen Basalganglien-Kortexstrukturen zu verzeichnen. Patienten mit **Morbus Alzheimer** berichteten über Verbesserungen der kognitiven und mnestischen Leistungsfähigkeit sowohl unter Stimulation des Fornix-Bereiches wie auch bei Stimulation des Nucleus basalis Meynert. Trotz schwieriger Studiendesigns vor allem bei mitunter nicht aufklärungsfähigen Patienten ist eine Tiefe Hirnstimulation bei dementiellen Entwicklungen eine Option. Die differentielle Wirkung im Vergleich zur medikamentösen Therapie, Langzeitwirkung und Nebenwirkungen sind jedoch weitgehend noch unbekannt, so dass hier eher von einem experimentellen Stadium auszugehen ist.

20.6 Weitere Indikationen

Eines der Kernprobleme der nächsten Jahre in der westlichen Welt ist die Adipositas. Trotz diätetischer Maßnahmen, Verhaltenstherapie und auch medikamentösen Interventionen sind viele Patienten bei maligner Adipositas nicht dauerhaft zu verbessern. Erste einzelne Fallberichte und Pilotserien weisen auf die Möglichkeit der Modulation hin. In diesem Bereich wird jedoch umso mehr deutlich wie problematisch eine klinische Intervention ist, so lange noch keine klare pathophysiologische Zuordnung von Symptomen gelingt.

Insgesamt ist die Tiefe Hirnstimulation aufgrund des großen Erfolges bei den klassischen Indikationen Morbus Parkinson, Tremor und generalisierte Dystonie für viele andere neurologische und psychiatrische Erkrankungen in Erprobung. Wichtig erscheint hier eine systematische Erfassung von Einzelfällen, insbesondere auch Fällen bei denen unmittelbar kein Erfolg sichtbar ist. Ferner ist der hohe Forschungsbedarf offensichtlich, einschließlich der Generierung von Hypothesen, der tierexperimentellen Vorarbeiten und der systematischen klinischen Untersuchung im Rahmen von Studien. Die prinzipielle Möglichkeit der Neuromodulation bei unterschiedlichen neuropsychiatrischen Syndromen kann hier paradigmatisch als Zeichen einer individualisierten, „personalisierten Neuromodulation" verstanden werden. Ein tieferes pathophysiologisches Verständnis der meisten dieser Syndrome erscheint jedoch aus heutiger Sicht unabdingbar.

Referenzen

[1] Deuschl G, Schade-Brittinger C, Krack P, Volkmann J, Schafer H, Botzel K, et al. A randomized trial of deep-brain stimulation for Parkinson's disease. N Engl J Med. 2006;355(9):896–908.

[2] Schuurman PR, Bosch DA, Bossuyt PM, Bonsel GJ, van Someren EJ, de Bie RM, et al. A comparison of continuous thalamic stimulation and thalamotomy for suppression of severe tremor. N Engl J Med. 2000;342(7):461–8.

[3] Coubes P, Roubertie A, Vayssiere N, Hemm S, Echenne B. Treatment of DYT1-generalised dystonia by stimulation of the internal globus pallidus. Lancet. 2000;355(9222):2220–1.

[4] Voges J, Hilker R, Botzel K, Kiening KL, Kloss M, Kupsch A, et al. Thirty days complication rate following surgery performed for deep-brain-stimulation. Mov Disord. 2007;22(10):1486–9.

[5] Volkmann J, Wolters A, Kupsch A, Muller J, Kuhn AA, Schneider GH, et al. Pallidal deep brain stimulation in patients with primary generalised or segmental dystonia: 5-year follow-up of a randomised trial. Lancet Neurol. 2012;11(12):1029–38.

[6] Koy A, Hellmich M, Pauls KA, Marks W, Lin JP, Fricke O, et al. Effects of deep brain stimulation in dyskinetic cerebral palsy: a meta-analysis. Mov Disord. 2013;28(5):647–54.

[7] Vidailhet M, Yelnik J, Lagrange C, Fraix V, Grabli D, Thobois S, et al. Bilateral pallidal deep brain stimulation for the treatment of patients with dystonia-choreoathetosis cerebral palsy: a prospective pilot study. Lancet Neurol. 2009;8(8):709–17.

[8] Trottenberg T, Volkmann J, Deuschl G, Kuhn AA, Schneider GH, Muller J, et al. Treatment of severe tardive dystonia with pallidal deep brain stimulation. Neurology. 2005;64(2):344–6.

[9] Wojtecki L, Groiss SJ, Ferrea S, Elben S, Hartmann CJ, Dunnett SB, et al. A Prospective Pilot Trial for Pallidal Deep Brain Stimulation in Huntington's Disease. Frontiers in neurology. 2015;6:177.

[10] Fisher R, Salanova V, Witt T, Worth R, Henry T, Gross R, et al. Electrical stimulation of the anterior nucleus of thalamus for treatment of refractory epilepsy. Epilepsia. 2010;51(5):899–908.

[11] May A, Kaube H, Buchel C, Eichten C, Rijntjes M, Juptner M, et al. Experimental cranial pain elicited by capsaicin: a PET study. Pain. 1998;74(1):61–6.

[12] Franzini A, Ferroli P, Servello D, Broggi G. Reversal of thalamic hand syndrome by long-term motor cortex stimulation. J Neurosurg. 2000;93(5):873–5.

[13] Burton H, Abend NS, MacLeod AM, Sinclair RJ, Snyder AZ, Raichle ME. Tactile attention tasks enhance activation in somatosensory regions of parietal cortex: a positron emission tomography study. Cereb Cortex. 1999;9(7):662–74.

[14] Mayberg HS, Lozano AM, Voon V, McNeely HE, Seminowicz D, Schwalb JM, et al. Deep Brain Stimulation for treatment-resistant depression. Neuron. 2005;45(5):651–60.

[15] Denys D, Mantione M, Figee M, van den Munckhof P, Koerselman F, Westenberg H, et al. Deep brain stimulation of the nucleus accumbens for treatment-refractory obsessive-compulsive disorder. Arch Gen Psychiatry. 2010;67(10):1061–8.

J. Voges

21 Ethische Mindeststandards bei der Erarbeitung neuer THS-Indikationen

Grundlegend gelten für die Anwendung der THS in Zusammenhang mit klinischer Forschung für die Bereiche „Indikationsstellung" und „Patientenaufklärung" die gleichen ethischen Mindeststandards, die zur Therapie bereits zugelassener Indikationen eingehalten werden sollten. Darüber hinausgehend gibt es für die Anwendungsausweitung der THS auf neue Indikationen einige Aspekte, die unter Punkt drei dieses Kapitels besprochen werden.

21.1 Indikationsstellung

Therapeutische Entscheidungen beinhalten immer eine Indikationsstellung und damit eine medizinischen Nutzen-/Risikoabwägung. Dabei werden neben bestimmten Ein- und Ausschlusskriterien, Faktoren wie die Schwere der Erkrankung, möglicherweise noch vorhandene therapeutische Optionen, allgemeine und krankheitsspezifische Einschluss- und Ausschlusskriterien, oder Ähnliches berücksichtigt. Weiterhin wird die therapeutische Breite als Differenz zwischen möglichen Komplikationen der geplanten Behandlung und der Wahrscheinlichkeit für eine klinische Besserung definiert. Bei lebensbedrohlichen Erkrankungen d. h. in einer Situation, in der möglicherweise keine Behandlungsalternative zur Operation existiert, wird z. B. bei der Indikationsstellung eine vergleichsweise kleine therapeutische Breite akzeptiert.

Im Falle der THS hingegen wird die Operation – die Implantation eines Stimulationssystems – einzig mit der Absicht durchgeführt, die Voraussetzungen für eine Verbesserung der Lebensqualität eines Patienten durch Neuromodulation zu schaffen, so dass hier die Differenz zwischen der Wahrscheinlichkeit für das Auftreten operativer Komplikationen bzw. stimulationsinduzierter Nebenwirkungen und der Wahrscheinlichkeit für eine wesentliche klinische Besserung durch die THS-Therapie kritischer geprüft wird und entsprechend höhere Kriterien angesetzt werden. Bei Parkinson-Patienten wird die Entscheidung zusätzlich sehr komplex, da zwischen einer operativen und einer medikamentös-konservativen Therapie abgewogen werden muss.

Neben klassischen medizinischen Aspekten wie der Schwere von Begleiterkrankungen oder der Schwere der Erkrankung, die mittels THS behandelt werden soll, ist z. B. auch zu prüfen, ob der Patient kognitiv und emotional in der Lage ist, eine möglicherweise indizierte Wach-OP durchzustehen, postoperativen Kontrolluntersuchungen nachzukommen sowie insgesamt die Konsequenzen der Therapie zu überblicken [1]. Zur Indikationsstellung gehört streng genommen auch die

https://doi.org/10.1515/9783110459715-021

Rechtfertigung einer teuren Therapie unter Berücksichtigung der knappen finanziellen Ressourcen im Gesundheitswesen und des Lebensalters des Patienten. Dabei gilt zunächst einmal der Grundsatz, dass kein Patient alleine nur aufgrund seines Lebensalters von der THS-Therapie ausgeschlossen werden darf, es sei denn, es sind aufgrund des hohen Lebensalters nicht vertretbar hohe operative Risiken vorhanden [2].

Die Indikationsstellung erfolgt im Idealfall multidisziplinär [3]. Multidisziplinarität kann die Wahrscheinlichkeit für eine „fachliche" Fehlentscheidung bei der Indikationsstellung reduzieren. In Hinblick auf die Risikoabwägung und die Einhaltung ethischer Standards ist dieser Ansatz allerdings nur dann effektiv, wenn Normen bzw. Kriterien, die der Entscheidungsfindung zugrunde liegen, für alle Mitglieder der Gruppe gleichermaßen gültig sind.

21.2 Patientenaufklärung

Wie bei jedem anderen operativen Eingriff wird nach positiver Indikationsstellung eine THS-Operation erst dann durchgeführt, wenn eine Einverständniserklärung des Patienten bzw. im Falle von Minderjährigen eine entsprechende Erklärung des oder der Sorgeberechtigten vorliegt. Der Unterzeichnung der Einverständniserklärung sollte ein ausführliches, umfassendes und allgemeinverständliches Aufklärungsgespräch vorangegangen sein. In diesem Aufklärungsgespräch, das idealerweise im Beisein der Lebenspartners und/oder von Familienangehören geführt wird, sind auch mögliche psychosoziale Auswirkungen der THS anzusprechen.

Ein weiterer Aspekt ist die Erwartungshaltung des Patienten. Bei Patienten, die an chronischen, behandlungsrefraktären Symptomen leiden, ist naturgemäß die Erwartungshaltung an die THS hoch. Hier kommt in besonderer Weise einer realistischen und ausgewogenen Aufklärung, die dezidiert auf die Grenzen der angebotenen Behandlungen hinweist, eine wesentliche Bedeutung zu. Dabei kann es hilfreich sein die Behandlungsziele, die der Patienten bereits für sich selbst formuliert hat, nicht nur abzufragen, sondern auf dem zu unterschreibenden Aufklärungsblatt auch schriftlich zu fixieren.

21.3 Besondere Standards für eine Forschungsanwendung der THS

Bei einer Anwendung der THS an Patienten zu Forschungszwecken sind zunächst allgemein gültige Regelwerke wie das Medizinproduktegesetz oder die Deklaration von Helsinki zu berücksichtigen, in denen bereits grundlegende Handlungsanweisungen beschrieben sind. Darüber hinausgehend bedeutet in diesem Kontext „klinische Forschung" häufig eine Ausweitung der THS-Anwendung auf besonders verletzliche oder schutzbedürftige Patientengruppen wie psychiatrisch erkrankte oder demente Patienten bzw. Kinder oder Jugendliche [4].

21.3.1 Forschung und psychiatrische Erkrankungen

Mit ethischen Standards im Kontext der klinischen Forschung bei psychiatrisch erkrankten Erwachsenen haben sich in der Vergangenheit nicht nur verschiedene Einzelautoren sondern auch interdisziplinäre Expertengruppen wie z. B. die Arbeitsgruppe „Deep Brain Stimulation in Psychiatry" der „World Society for Stereotactic and Functional Neurosurgery (WSSFN)" beschäftigt [5–9]. Zusammengefasst wurden die folgenden Punkte diskutiert:

Rücksicht auf die Autonomie von und Schutz der Untersuchungspersonen: Hierzu gehören strenge Ein- und Ausschlusskriterien, die vor allem Schwere, Chronizität, Ausmaß der Behinderung und Behandlungsresistenz der zugrunde liegenden Erkrankung präzise definieren müssen. Ein weiterer Punkt, die Einwilligung zur Teilnahme an der Studie durch die Patienten, setzt generell voraus, dass die betroffenen Personen nach umfassender Aufklärung „sachverständig" sind, soweit dies bei sehr komplexen Inhalten überhaupt möglich ist. Dazu gehört bei psychiatrischen Erkrankungen die Information darüber, dass die THS nur Teil eines komplexeren Behandlungskonzeptes sein kann, das auch nach der Operation fortgeführt werden sollte und dass die THS auf keinen Fall die Grunderkrankung kausal heilen wird [7, 8]. Weiterhin ist bei psychiatrischen Patienten sehr genau die Kompetenz zur Entscheidungsfindung zu hinterfragen [10]. Letztere kann z. B. abhängig von der Grunderkrankung (z. B. schwere Depression) und/oder der medikamentösen Therapie innerhalb einer bestimmten Zeitspanne undulieren. Idealerweise sollte die Entscheidungskompetenz im Studienverlauf regelmäßig überprüft werden, so dass sichergestellt ist, dass teilnehmende Patienten ihre Zustimmung zur Teilnahme jederzeit freiwillig widerrufen können [11]. Weiterhin können chronisch kranke psychiatrische Patienten aufgrund ihrer verzweifelten Situation zu überschnellen Entscheidungen neigen und chirurgische vor anderen Maßnahmen favorisieren [12].

Auch wenn eine Studieneinwilligung durch einen kompetenten Patienten eine Unterschrift durch Dritte grundsätzlich ausschließt, sind bei Erwachsenen in besonderen Fällen Ausnahmen denkbar. Ein mögliches Szenario wäre z. B. ein Patient mit niedrigem IQ und schwerem autoaggressivem Verhalten (Gefahr der Zerstörung beider Augen, wiederholte Versuche an sich selbst eine Laparotomie durchzuführen), für den keine andere Behandlungsoption als THS existiert [5].

21.3.2 THS bei Kindern und Jugendlichen

Eine weitere Patientengruppe, bei der nach strengen Kriterien eine sachlich fundierte Zustimmung zu einer Therapie oder Studie durch die Betroffenen selbst nicht möglich ist, sind Kinder und Jugendliche. Grundvoraussetzungen für eine de jure regelkonforme Einwilligung wie ein umfassendes Verständnis für die Erkrankung, ihre Auswirkungen auf das eigene Leben sowie für die geplante chirurgische Maßnahme und möglicherweise lebenslange THS-Behandlung sind bei diesen jungen Patienten a priori nicht vorhanden [13]. Bei einigen Krankheitsbildern wie Zerebralparese kann noch erschwerend eine mentale Beeinträchtigung dazu kommen. Die Einwilligung zur Therapie oder Studienteilnahme erfolgt durch die Eltern oder andere sorgeberechtigte Personen, so dass grundlegend darauf geachtet werden muss, dass durch Dritte keine Entscheidungen mit negativen Auswirkungen für die Patienten oder gegen ihren Willen getroffen werden. Andererseits wiesen Woopen et al. im Umkehrschluss darauf hin, dass Kinder und Jugendliche auch keine rechtliche Möglichkeit haben, eine Therapie für sich einzufordern, so dass auch zu prüfen wäre, ob sorgeberechtigte Personen eine erfolgversprechende Therapie verhindern [13].

Diese Aspekte sind nicht nur dann zu berücksichtigen, wenn die Teilnahme an einer klinischen Studie geplant ist, sondern auch für eine THS-Behandlung vor Erreichen der Volljährigkeit bei Erkrankungen wie primäre Dystonie oder Gilles-de-la-Tourette-Syndrom, für die ein positiver therapeutischer Effekt bei Erwachsenen nachgewiesen wurde, der im Analogieschluss auf Kinder und Jugendliche übertragen wird. Im zuletzt genannten Fall besteht theoretisch auch die in der Vergangenheit immer wieder diskutierte Option, den Therapiebeginn bis zu einem Lebensalter zu verschieben, in dem die Betroffenen juristisch alleine eine Entscheidung treffen können. Die sich daraus im Einzelnen für die Patienten ergebenden Vor- und Nachteile werden in diesem Zusammenhang nicht detailliert besprochen [13, 14].

Woppen et al. formulierten mit Bezug auf eine Publikation von Focquaert einen Vorschlag für eine praktikable Vorgehensweise, die sowohl die formal rechtlichen Belange als auch den Aspekt der Mitentscheidung durch die betroffenen Kinder und Jugendlichen und damit ihre Selbstständigkeit als Person berücksichtigte [13, 15]. Davon ausgehend, dass Kinder altersabhängig schwierige Zusammenhänge verstehen können und mit zunehmendem Alter auch Verantwortung für das eigene Leben übernehmen, würde einer definitiven Zustimmung ein Prozess vorausgehen, bei dem parallel die Eltern oder andere sorgeberechtigte Personen und das Kind seinen Fähigkeiten entsprechend eine Entscheidung treffen. Bei Kommunikationsstörungen aufgrund krankheitsbedingt schwerer, motorischer Beeinträchtigung der Mundboden- bzw. orofazialen Muskulatur sollten unterstützend technische Hilfsmittel wie ein Computer mit Blickregistrierung verwendet werden. Bei Kindern, die sich entgegen der Meinung ihrer gesetzlichen Betreuer nicht für eine THS-Therapie entscheiden können, wäre in einem gesonderten Schritt durch eine Person des Vertrauens zu hinterfragen, ob diese Entscheidung lediglich angstbesetzt ist oder ob andere rationale Gründe vorliegen [13]. Im Einzelfall, wenn es in besonders schweren Fällen ethisch gerechtfertigt ist, könne eine THS-Behandlung auch gegen den Willen des Kindes eingeleitet werden [15].

21.3.3 Qualität der Forschung

Klinische THS-Forschung zur Behandlung psychiatrischer Erkrankungen und/oder die Anwendung des Verfahrens bei Kindern und Jugendlichen sollte nur in dafür ausgewiesenen Zentren und durch nachweislich erfahrene multidisziplinäre Gruppen durchgeführt werden. Diese sollten neben speziell stereotaktisch und funktionell ausgebildeten Neurochirurgen auch Psychiater, Neurologen und Neuropsychologen bzw. Pädiater beinhalten. Generell sollte die Gruppe auf die in der Studie untersuchten Erkrankungen und Zielregionen spezialisiert sein sowie in der Lage sein, die Studienpatienten umfassend zu behandeln [2, 9].

Weitere in diesem Kontext wichtige Punkte betreffen die Verwendung eines durch unabhängige Experten geprüften Studienprotokolls mit einem auf Hypothesen basierenden Studienansatz, die Überwachung der Studie durch ein unabhängiges Expertenkomitee und die Verwendung geeigneter Skalen und Testverfahren zur Bewertung der Ergebnisse, die auch eine umfassende Dokumentation der Lebensqualität, psychosozialer Auswirkungen und möglicher neuropsychologischer Effekte im Langzeitverlauf ermöglichen [2, 5, 16].

Forschung im Sinne prospektiv randomisierter klinischer Studien zur THS bei Kindern ist bisher die Ausnahme. Die derzeit vorliegenden Daten bzw. Erkenntnisse basieren auf kleinen Fallserien oder Einzelfallberichten, so dass man durchaus bereits zugelassene THS-Anwendungen bei Kindern als experimentell ansehen könnte, die nur durch hochspezialisierte Gruppen und wie bei Erstanwendungen im Rahmen eines unabhängig begutachteten Protokolls erfolgen sollten [2].

21.3.4 Transparenz, Gewinn für zukünftig zu behandelnde Patienten

Diese Punkte befassen sich hauptsächlich mit der Umfänglichkeit der Studiendokumentation. Da gelegentlich psychiatrische Krankheitsbilder auch außerhalb größerer Studien mittels THS behandelt werden, sollten sinnvollerweise nicht nur die Daten von Studienpatienten sondern die Daten sämtlicher Patienten, auch die von Einzelfällen, die nicht unter Studienbedingungen behandelt wurden, in einem Register zusammengeführt werden [2]. Bei Kindern und Jugendlichen, für die bisher nicht hinlänglich dokumentiert ist, ob und in welchem Ausmaß eine THS-Behandlung zu Effekten führt, die sich von denen bei Erwachsenen grundlegend unterscheiden (z. B. Effekte auf die Synapsen- bzw. Netzwerkbildung des kindlichen Gehirns), sind Langzeitbeobachtungen empfohlen [13, 17].

21.4 Persönliche Identität und THS-Behandlung

Gerade in Zusammenhang mit einer Anwendung bei psychiatrischen Erkrankungen weckt Neuromodulation immer die Befürchtung, dass diese Therapie die Persönlichkeit oder persönliche Identität der Patienten verändern könne. Im Rahmen der dadurch ausgelösten Diskussion wird eine mögliche Persönlichkeitsänderung durch THS gelegentlich auch pauschal in die Rubrik „Risiken und Nebenwirkungen" dieser Therapie eingeordnet [18]. Diese Kategorisierung ist nach Meinung vieler Autoren irreführend. Bereits bei der erfolgreichen Behandlung von Bewegungsstörungen sind nicht notwendigerweise alle Nebeneffekte der Stimulation wie z. B. eine Antriebssteigerung unerwünscht. Im Falle der Behandlung psychiatrischer Erkrankungen soll ja darüber hinausgehend bewusst eine Änderung bestimmter kognitiver und affektiver Aspekte erreicht werden [4, 19].

Die Diskussion zu dem Begriff „persönliche Identität" ist auch semantisch erheblich erschwert, da klare und unangefochtene Definitionen zentraler Konzepte wie „Persönlichkeit", „Selbstidentität" und „Authentizität" fehlen [20]. Schermer und Schechtmann schlugen eine praktische und damit hilfreiche Unterscheidung in „numerische Identität" und „narrative Identität" vor [21, 22]. Der zuerst genannte Begriff bezieht sich auf das Fortbestehen der gleichen Person über die Zeit, definiert durch biologische Kriterien wie zum Beispiel die DNA oder psychologische Kriterien wie das autobiographische Gedächtnis bzw. eine Reihe anderer grundlegender Merkmale. Würde z. B. THS das autobiographische Gedächtnis vollständig verändern oder gar ausradieren, was in der Realität aber nicht der Fall ist, dann würde sprichwörtlich eine bestimmte Person jemand Anderes sein.

Narrative Identität hingegen beinhaltet das Selbstverständnis einer Person, ihre Biographie, Wertvorstellungen und Funktionen sowie ihre psychologischen Merkmale und Ausdrucksweisen. In diesem Kontext wird eine Persönlichkeit auch durch Stimmungen, Erkenntnisse und Verhalten geprägt. Damit wird deutlich, dass sich die narrative Identität im Laufe eines Lebens verändert und z. B. chronische Erkrankungen wie M. Parkinson oder eine schwere Zwangserkrankung wesentlich zu diesen Veränderungen beitragen können. Im Umkehrschluss sind somit Therapien wie die THS, die durch Besserung bestimmter Symptome auch die narrative Identität modifizieren, per se kein ethisches Problem [2].

Synofzik und Schlaepfer bezogen sich in dieser Diskussion auf einen in der modernen Philosophie verwendeten, naturalistischen Ansatz zur Definition des „Selbst". Danach entspricht das „Selbst" am ehesten einem objektiven, biologisch-kognitiven Repräsentationssystem mit speziellen und charakteristischen Fähigkeiten zur Selbstwahrnehmung. Die fundamentalste Ebene dieses Systems besteht aus sensori-motorischen Prozessen, wohingegen die am höchsten entwickelten Ebenen konzeptionelle und Meta-Verarbeitungsprozesse beinhalten. Die Autoren schlugen deshalb vor, dass der Begriff „Persönlichkeit" im Sinne eines hochmodular aufgebauten Speicher- und Verarbeitungssystems für Bilder, Gedächtnisinhalte, Wahrnehmungen, Erfahrungen, etc. verstanden werden sollte, das sich größtenteils aus heterogenen funktionellen und das eigene Selbst repräsentierenden Ebenen zusammensetzt und nicht als ein ausschließlich mentales Selbst. Weiterhin wiesen diese Autoren darauf hin, dass es keinen Sinn mache zu fragen, ob THS die Persönlichkeit verändere, sondern zu untersuchen und zu dokumentieren, auf welchem Niveau und in welchem Maß dies stattfindet bzw. zu fragen, ob der Patient selbst eine THS-induzierte Persönlichkeitsveränderung als negativ oder positiv wahrnimmt [4].

21.5 Postoperative Betreuung von Studienpatienten

Während der ersten postoperativen Monate haben THS-Studiengruppen eine besondere Verantwortung für ihre Studienpatienten. Dabei können im Wesentlichen zwei Patientengruppen charakterisiert werden, bei denen eine über das übliche Maß hinausgehende, intensivere Nachsorge erforderlich ist:

1. Zum einen müssen die Patienten intensiver betreut werden, die trotz objektiv messbarer Verbesserungen von Zielsymptomen unglücklich und unzufrieden mit ihren neuen, aktuellen Lebensumständen sind. Bezogen auf die etablierte Indikation „M. Parkinson" zeigte z. B. eine Interviewstudie, dass sich unmittelbar postoperativ viele Patienten trotz oder möglicherweise aufgrund der signifikanten Verbesserung motorischer Störungen über eine bestimmte Zeitdauer mit Beziehungsproblemen auseinandersetzten oder ein beruflicher Neuanfang fehlschlug [23]. Gilbert erinnerte in einer 2012 erschienen Publikation daran, dass bei THS-Patienten in der Vergangenheit zu wenig auf das Phänomen „Last der Normalität" (Burden of Normality [BoN]) geachtet wurde, das für Epilepsiepatienten, die nach einer erfolgreich durchgeführten anterioren temporalen Lobektomie von einem auf den anderen Tag anfallsfrei sind, gut dokumentiert ist. Die damit einhergehenden postoperativen Komplikationen sind ganz allgemein Ausdruck einer erschwerten postoperativen psychosozialen Anpassung und betreffen u. a. die Bereiche Verhalten, Affektivität und soziale Interaktion [24].

2. Die zweite Gruppe umfasst die Patienten, bei denen die präoperativ antizipierte Verbesserung postoperativ nicht erreicht wird. Die dadurch ausgelöste Enttäuschung wird auch in der Routinenachsorge nicht immer angemessen aufgefangen. Durch die Teilnahme an einer Studie und damit an einer Therapie der „letzten Chance" kann eine Erwartungshaltung induziert werden, die sehr viel höher ist, als die vor einer THS-Behandlung bei etablierter Indikation. Dies gilt in besonderer Weise für Patienten mit psychiatrischen Erkrankungen, mit einer langen Krankheitsdauer sowie mit wiederholt fehlgeschlagenen Therapien und der damit verbundenen Erfahrung von Hoffnungslosigkeit. In dieser Patientengruppe ist im Falle eines Nichtansprechens auf THS die Enttäuschung sehr viel höher ist als bei Patienten mit Bewegungsstörungen. Bei dieser Konstellation kann es auch zu suizidalen Reaktionen kommen [25].

Deshalb wäre es günstig, wenn regelhaft d. h. nicht nur im Rahmen von Studien sondern auch für Routineanwendungen der THS während der ersten Monate nach

Aktivierung des Impulsgebers professionelle Unterstützung vorhanden wäre. Diese würde analog der Betreuung von Tumorpatienten und deren Angehörigen bzw. Bezugspersonen auch die THS-Patienten begleiten, um Anpassungsschwierigkeiten in den Bereichen Partnerschaft, Familie und Arbeitsumfeld zu vermeiden bzw. um im Bedarfsfall akut psychotherapeutische Krisenintervention durchzuführen [23].

Referenzen

[1] Bell E, Mathieu G, Racine E. Preparing the ethical future of deep brain stimulation. Surg Neurol. 2009;72(6):577–86; discussion 86.

[2] Schermer M. Ethical issues in deep brain stimulation. Front Integr Neurosci. 2011;5:17.

[3] Kubu CS, Ford PJ. Ethics in the clinical application of neural implants. Camb Q Healthc Ethics. 2007;16(3):317–21.

[4] Synofzik M, Schlaepfer TE. Stimulating personality: ethical criteria for deep brain stimulation in psychiatric patients and for enhancement purposes. Biotechnol J. 2008;3(12):1511–20.

[5] Nuttin B, Wu H, Mayberg H, Hariz M, Gabriels L, Galert T, et al. Consensus on guidelines for stereotactic neurosurgery for psychiatric disorders. J Neurol Neurosurg Psychiatry. 2014;85(9):1003–8.

[6] Kuhn J, Gaebel W, Klosterkoetter J, Woopen C. Deep brain stimulation as a new therapeutic approach in therapy-resistant mental disorders: ethical aspects of investigational treatment. Eur Arch Psychiatry Clin Neurosci. 2009;259 Suppl 2:S135–41.

[7] Rabins P, Appleby BS, Brandt J, DeLong MR, Dunn LB, Gabriels L, et al. Scientific and ethical issues related to deep brain stimulation for disorders of mood, behavior, and thought. Arch Gen Psychiatry. 2009;66(9):931–7.

[8] Clausen J. Ethical brain stimulation – neuroethics of deep brain stimulation in research and clinical practice. Eur J Neurosci. 2010;32(7):1152–62.

[9] Schlaepfer TE, Fins JJ. Deep brain stimulation and the neuroethics of responsible publishing: when one is not enough. JAMA. 2010;303(8):775–6.

[10] Skuban T, Hardenacke K, Woopen C, Kuhn J. Informed consent in deep brain stimulation – ethical considerations in a stress field of pride and prejudice. Front Integr Neurosci. 2011;5:7.

[11] Nuttin B, Gybles J, Cosyns P, Gabriels L, Meyerson B, Andreewitch S, et al. Deep brain stimulation for psychiatric disorders. Neurosurgery. 2002;51(2):519.

[12] Dunn LB, Holtzheimer PE, Hoop JG, Mayberg HS, Appelbaum PS. Ethical Issues in Deep Brain Stimulation Research for Treatment-Resistant Depression: Focus on Risk and Consent. AJOB Neurosci. 2011;2(1):29–36.

[13] Woopen C, Pauls KA, Koy A, Moro E, Timmermann L. Early application of deep brain stimulation: clinical and ethical aspects. Prog Neurobiol. 2013;110:74–88.

[14] Lipsman N, Ellis M, Lozano AM. Current and future indications for deep brain stimulation in pediatric populations. Neurosurg Focus. 2010;29(2):E2.

[15] Focquaert F. Pediatric deep brain stimulation: a cautionary approach. Front Integr Neurosci. 2011;5:9.

[16] Woopen C, Timmermann L, Kuhn J. An ethical framework for outcome assessment in psychiatric DBS. AJOB Neurosci. 2012;3(1):50–5.

[17] Fegert JM. Questions on deep brain stimulation on children and juveniles with neuropsychiatric disorders with extremely adverse course. In: Fangeraus H, Fegert, JM, Trapp T, editors. Implanted Minds: The Neuroethics of Intracerebral Stem Cell Transplantation and Deep Brain Stimulation. Bielefeld: transcript Verlag; 2011. p. 281–8.

[18] Glannon W. Stimulating brains, altering minds. J Med Ethics. 2009;35(5):289–92.
[19] Pacholczyk A. DBS Makes You Feel Good! – Why Some of the Ethical Objections to the Use of DBS for Neuropsychiatric Disorders and Enhancement are Not Convincing. Front Integr Neurosci. 2011;5:14.
[20] Merkel R, Boer G, Fegert J, Galert T, Hartmann D, Nuttin B, Rosahl S. Intervening in the Brain. Changing Psyche and Society. Berlin, Springer; 2007.
[21] Schechtman M. Philosophical reflections on narrative and deep brain stimulation. J Clin Ethics. 2010;21(2):133–9.
[22] Schermer M. Changes in the self: the need for conceptual research next to empirical research. Am J Bioeth. 2009;9(5):45–7.
[23] Schupbach M, Gargiulo M, Welter ML, Mallet L, Behar C, Houeto JL, et al. Neurosurgery in Parkinson disease: a distressed mind in a repaired body? Neurology. 2006;66(12):1811–6.
[24] Gilbert F. The burden of normality: from 'chronically ill' to 'symptom free'. New ethical challenges for deep brain stimulation postoperative treatment. J Med Ethics. 2012;38(7):408–12.
[25] Abelson JL, Curtis GC, Sagher O, Albucher RC, Harrigan M, Taylor SF, et al. Deep brain stimulation for refractory obsessive-compulsive disorder. Biol Psychiatry. 2005;57(5):510–6.

Sachregister

https://doi.org/10.1515/9783110459715-022

www.ingramcontent.com/pod-product-compliance
Lightning Source LLC
Chambersburg PA
CBHW081515190326
41458CB00015B/5372